W0191651

Christophe André

Alles über Angst

Christophe André

Alles über Angst

Wie Ängste entstehen
und wie man sie überwinden kann

Aus dem Französischen von
Ingeborg Schmutte, Maria Buchwald
und Andrea Alvermann

Kreuz

Meinem Freund Michel,
der seinen Ängsten nie gehorchte

Gekürzte Fassung der französischen Ausgabe.

Titel der französischen Originalausgabe: Psychologie de la peur.
© Odile Jacob, Paris

Bibliografische Information der Deutschen Bibliothek
Die Deutsche Bibliothek verzeichnet diese Publikation in der
Deutschen Nationalbibliografie; detaillierte bibliografische Daten
sind im Internet über http://dnb.ddb.de abrufbar.

© 2009 Verlag Kreuz GmbH
Postfach 80 06 69, 70506 Stuttgart

www.kreuzverlag.de

Umschlaggestaltung: [rincon]² medien GmbH
Satz: de·te·pe, Aalen
Druck: CPI – Clausen & Bosse, Leck

ISBN 978-3-7831-3262-5

Inhalt

Einleitung   7

1 Normale Ängste und pathologische Ängste   9

2 Woher kommen Ängste und Phobien?   27

3 Die Mechanismen von Ängsten und Phobien   56

4 Der Angst entgegentreten: erste Zugangswege   81

5 Wissenswertes zur Behandlung von Phobien   112

6 Ängste und Phobien: ein Gruppenporträt   131

7 »Einfache« Ängste und Phobien: vor Tieren,
   vor dem Fliegen, vor Blut und vor Wasser   135

8 Soziale Ängste und Phobien   169

9 Die Angst vor der Angst: Angstattacken,
   Panikanfälle und Agoraphobie   221

10 Und viele weitere Ängste …   258

Schlussbemerkung   283

Anmerkungen   285

Einleitung

Es war ein schöner Tag. Ich bin mit Sandrine in eine Vogelhandlung gegangen. Wir haben uns direkt vor die Käfige gestellt und die Vögel aus unmittelbarer Nähe betrachtet. Sie war zum ersten Mal im Leben so dicht bei ihnen. Wo sie doch solche Angst davor hat …

Dann bin ich mit Jacques einkaufen gegangen. Wir haben lange vor den Regalen und mehrmals an den Kassen Schlange gestanden. Er ist nicht in Ohnmacht gefallen und hatte es doch so sehr befürchtet: Jacques lebt in der Angst zusammenzubrechen, wenn er zu lange stehen muss.

Ein Weilchen später habe ich mit Odile über ihre Angst gesprochen, sie würde ersticken, wenn sie nochmals in einem defekten Fahrstuhl oder in einer Toilette eingeschlossen bliebe. Daraufhin haben wir das getestet. Wo und wie, das sage ich Ihnen später.

Anschließend habe ich in der U-Bahn mit Sophie und Étienne laute Schreie ausgestoßen. Die Passagiere sahen leicht belustigt auf, haben sich dann aber wieder in ihre Zeitungslektüre vertieft. Sophie und Étienne bemerkten, dass ihre Angst, lächerlich zu wirken, sie nicht umgebracht, ja sogar weniger irritiert hat als erwartet.

Oh, ich vergaß: Mit Élodie, die große Angst vor dem Tod hat, bin ich zum Friedhof von Montparnasse gegangen und wir haben uns zwischen den Gräbern umgesehen, Namen der berühmten oder unbekannten Verstorbenen gelesen, an sie gedacht und ihre Grabsteine berührt. Wir haben Leben und Tod in friedlicher Eintracht gesehen. Élodie ist dabei sehr nachdenklich geworden, weil ihre Vorstellung von Friedhöfen eine ganz andere war.

Wir haben in gewissen Augenblicken gezittert, sind hin- und hergegangen, haben geredet und nachgedacht. Oft sogar gelächelt und zweimal mit Jacques laut gelacht, als die

Leute von der Ladenaufsicht nachsehen kamen, was wir anstellten, als wir eine Viertelstunde lang in den Anblick des Regals mit den Zahnbürsten vertieft waren; wie sollten wir ihnen erklären, dass wir einen Versuch machten, um herauszufinden, ob er seine Angst vor der Ohnmacht loswerden konnte? Und mit Sophie, als ein Passagier sie fragen kam, wo die versteckte Kamera sei, weil er meinte, unsere Schreie würden insgeheim für eine lustige Sendung gefilmt.

Wertvolle Ängste, die uns manchmal retten. Schmerzhafte Ängste, die uns bis ins Mark treffen. Hinterhältige Ängste, die unsere Freiheit einschränken. Seit nun fast 20 Jahren behandele ich Personen, die an übermäßigen Ängsten leiden, begleite ich sie an alle Orte, vor denen sie sich fürchten, und versuche ich ihnen zu helfen, gegen ihre Furcht anzukämpfen. Mut und Einsatz, die sie aufbringen, um gegen ihre Angst vorzugehen, zeigen, dass sie Lichtjahre von dem entfernt sind, was andere Personen von ihnen denken: Phobisch Gestörte seien Schwache, Resignierte, die sich mit ihrer Situation abfinden.

Dieses Buch ist ihnen zugedacht, ihnen gewidmet. Es bietet den Überblick über Kenntnisse, die wir heute über Ängste und Phobien haben: Warum haben wir alle Angst? Und warum sind einige unter uns Opfer der Phobien, dieser maßlos krankhaften Ängste? Ist es ihre Schuld? Und vor allem: Kann man von seinen Ängsten dauerhaft geheilt werden?

1 Normale Ängste und pathologische Ängste

> »Alle Menschen haben Angst. Alle.
> Wer keine Angst hat, ist nicht normal …«
>
> Jean-Paul Sartre

Meine Vettern sind Bergsteiger, und sie haben Angst vor dem Hochgebirge. Keine panische Angst, sondern nur, was sie eine »gesunde Angst«, eine achtbare Angst nennen. Sie wissen, dass Gipfel und Gletscher großartige, aber gefährliche Orte sind und Unfälle oft aufgrund von fehlender Erfahrung oder aus Übermut geschehen. Ihre Angst ist gesund.

Bertrand hat Angst vor Haien. Er kann genau sagen, woher er diese Angst hat: *Der weiße Hai!* Seit er diesen Film gesehen hat, denkt er, sobald er sich beim Schwimmen vom Ufer entfernt – oder schlimmer noch, wenn er draußen im Meer eine Segeltour macht –, ungewollt an den Hai: wie er herankommt und nach dem Bissen Ausschau hält, mit dem er seine Mahlzeit beginnen will. Bertrand zwingt sich zwar, im Wasser zu bleiben, schwimmt aber nicht entspannt. Seine Angst stört ihn.

Eine meiner Freundinnen hat Angst vor dem Fliegen. Ihre Angst ist sehr viel unangenehmer, zum einen, weil man viel häufiger und notwendiger das Flugzeug nehmen als draußen im Meer schwimmen muss. Und außerdem, weil ihre Furcht viel heftiger und kaum zu beherrschen ist. Sie fliegt natürlich so wenig wie möglich. Und wenn's nicht anders geht, nimmt sie ein Gemisch aus Alkohol und Beruhigungstabletten ein, um, wie sie sagt, »aufzusteigen, ohne sich aufzuregen«.

Sie verbringt dann den Flug halb im Koma, furchtbar verkrampft, mit geschlossenen Augen, und zuckt beim geringsten Knacken der Kofferablage zusammen. Sie leidet unter ihrer Angst.

Eines Tages ist mir eine Patientin begegnet, die seit 20 Jahren nicht aus dem Haus gegangen war: Sie litt unter der Angst, dass ihr plötzlich schlecht würde, wenn sie sich zu weit von ihrem Heim entfernte. Diese Agoraphobie, der wissenschaftliche Name für ihre Angst, war ein sehr großes Hindernis, hatte ihr Leben entscheidend verpfuscht.

Wir alle können Angst empfinden angesichts einer Gefahr oder wenn eine solche droht; die Angst wird allgemein ein »fundamentales« Gefühl genannt, das weltweit verbreitet, unvermeidbar und notwendig ist. Wie alle Tiergattungen ist auch der Mensch von der Natur und durch die Evolution geprägt, so dass er angesichts gewisser Situationen Angst bekommt. Wir brauchen sie, denn sie ist ein Warnsignal, das uns wachsamer gegenüber Gefahren macht und unsere Überlebenschancen vergrößert und sichert.

Die Angst: ein Warnsystem

Stellen Sie sich die Alarmanlage in einem Auto oder einem Haus vor. Sie soll normalerweise jeweils bei einem Einbruch oder bei Feuer anspringen. Dann aber, und nur dann, muss sie genügend laut reagieren, um gehört zu werden, wiederum nicht zu laut, um die Nachbarn nicht in Panik zu versetzen, und lange genug, um Aufmerksamkeit zu erregen; danach muss sie sich aber ausschalten, damit man Ruhe hat, das Problem zu lösen.

Unser Körper hat ebenfalls natürliche Warnsysteme. Zum Beispiel den Hustenreflex. In verrauchter Umgebung oder verschmutzter Luft setzt Ihr Husten ein: Die Bronchien ziehen sich krampfartig zusammen, um schädlichen Stoffen den Zugang zu verwehren, und Ihr Kehlkopf verengt sich, um mögliche Fremdkörper abzuwehren. Dann ist Ihr Husten nützlich, schützt Ihre Lungenbläschen, weil er Ihnen anzeigt, dass es ein Problem gibt, wenn Sie weiterhin diese Luft einatmen. Ein Asthmaanfall jedoch, den wenige Milligramm Blütenpollen hervorrufen können, ist keine nützliche Warnung, denn die Pollen sind ungefährlich. Das Problem verursacht hier nicht die Umwelt, sondern das gestörte eigene Abwehrsystem. Und Atemnot sowie ein anstrengender, trockener Husten des Asthmatikers bei einem Anfall sind eher schädlich als hilfreich. So ist es auch mit der Angst. Sie funktioniert wie ein Warnsignal, das unsere Aufmerksamkeit auf die Gefahr lenkt, damit wir ihr besser begegnen können. Ein Problem besteht dann, wenn dieses Warnsignal nur begrenzt verlässlich arbeitet.

Was ist eine normale Angst?

Normale Angst ist wirksam eingerichtet und reguliert eine gut dosierte Warnung. Sie springt nur vorsätzlich vor einer wirklichen Gefahr an, nicht etwa vor ihrer Möglichkeit oder in Erinnerung an sie. Sie stellt den jeweiligen Zusammenhang fest. Befinden Sie sich im Urwald in drei Metern Entfernung von einem Tiger, dann haben Sie Angst; wenn er im Käfig ist, bleibt die Angst begrenzt. Die Intensität der Angst richtet sich nach der Art der Gefahr, passt sich ihr an. Zum Beispiel sollte man vor einer Schlange, die zubeißen will, langsam zurückweichen und nicht Hals über Kopf weglaufen. Es gibt natürlich Fehlwarnungen – dann hat man »umsonst« Angst –, denn die Natur denkt: besser unberechtigt als zu spät Angst haben. Diese Fehlwarnungen sind die Ausnahme und lassen sich kontrollieren.

Eine normal eingestellte Angst schwindet schnell, wie von selbst, sobald die Gefahr vorüber oder man sich ihrer Harmlosigkeit bewusst geworden ist. Das ist zum Beispiel dann der Fall, wenn in lärmender Umgebung überraschend Personen hinter einem auftauchen. Diese rasche Regulierung des Angstreflexes erleichtert das Anpassungsverhalten. Hat die Angst erst einmal ihre warnende Rolle gespielt, muss sie schwinden, um nicht nutzlos und gefährlich zu werden. Wir werden sehen: Eine nicht regulierte Angst ist das, was man einen »panischen Anfall« nennt, entsprechend dem Asthmaanfall eines Allergikers, bei dem die Anpassungsfähigkeiten der Person aussetzen und diese vollkommen gelähmt ist. Die normale Angst kann auf diese oder jene Gefahr abgestimmt werden. Ich kann ihre Empfindsamkeit je nach Zusammenhang und meinen Bedürfnissen erhöhen oder herabsetzen. Ich setze meine »Angstsoftware« in meinem mentalen Computer nicht etwa in Gang, um in meinem Viertel einzukaufen, mache es aber, wenn ich durch einen Urwald oder nachts in ein unsicheres Viertel gehe. Ich kann diese »Programmierung« meiner Ängste bis zu einem gewissen Grad kontrollieren.

Ein gutes Beispiel für angepasste Angst, die Sie während einer Wanderung im Gebirge haben, ist Ihr Gefühl, sobald Sie über einen sehr steilen Pfad gehen. Ein Blick zur Seite in den Abgrund zeigt Ihnen, dass ein Sturz in diese Tiefe auf die gezackten Felsbrocken unten tödlich wäre. Sie spüren folglich *ein bisschen* Angst. Doch wissen Sie auch, dass, sobald Sie genau darauf achten, wohin Sie Ihre Füße setzen, und langsam gehen, keine Gefahr zu fallen besteht. Sie können Ihre Angst entsprechend kontrollieren, nützlich bleibt jedoch, dass Sie sie gespürt haben: Ihre Angst schützt Sie. Sie rät davon ab, beim Gehen die herrliche Landschaft um Sie herum zu bewundern; in diesem gefährlichen Abschnitt der Wanderung muss man entweder gehen oder schauen.

Wann wird eine Angst krankhaft?

Eine krankhafte Angst ist ein in Bezug auf seine aktive wie regulative Funktion schlecht eingestelltes Warnsignal. Ist das Signal nicht normal eingestellt, so wird bei zu niedriger Gefahrenschwelle zu häufig Angst ausgelöst. Dann sind Sie wiederholt Opfer von falschem Alarm, gleich einem verfolgten Tier, einer Gazelle am Wasserloch, die beim geringsten Geräusch oder einem Windhauch in den Blättern aufspringt und die Flucht ergreift. Die Angst hat zu stark und ganz und gar unflexibel eingesetzt; sie ist nicht abgestimmt und wird sehr schnell zur Panik. Diese so unflexibel hervorgerufene Angst, dieses Verhalten vom Typus »Reiz – Reaktion« ist sehr anstrengend: »Ich bin stets wie ein gehetztes Wild«, sagte mir ein Patient, der unter einer Sozialphobie leidet. »Bei jedem Gang auf die Straße oder in ein Geschäft habe ich Angst, dass man mich anspricht, und will ich nur eine banale Frage stellen, werde ich rot und fange an, auf seltsame Art zu zittern oder zu schwitzen.«

Seine Affektregulierung ist anomal und die Angstwarnung nicht abgestimmt. Sie kann sehr schnell in unkontrollierte Panik ausarten. Deshalb leiden sehr viele phobische Patienten unter dem sogenannten Phänomen »Angst vor der Angst«: »Sobald ich beginne, die Angst zu spüren, fürchte ich, dass sie womöglich zu einer wirklichen Panik wird, die mich ganz verrückt machen und dazu bringen wird, irgendetwas zu tun und nicht das, was man in Wirklichkeit tun müsste. Die pathologische Angst braucht sehr lange, bis sie abflaut und zur Ruhe kommt. Am Ende ist sie leicht geneigt, wieder aufzuflammen: das Phänomen der *Rückkehr der Angst*. Je häufiger ich heftige Angstzustände habe, desto heftiger und rascher setzt die Angst wieder ein. Phobische Personen können sogar unter echten »Selbstentzündungen« der Angst leiden. Beispielsweise werden phobisch Errötende absurderweise am Telefon beim bloßen Gedanken rot, sie könnten erröten, selbst wenn sie nur von Belanglosem reden, während nicht einmal jemand sie sehen kann. Ein weiteres Beispiel sind die spontanen oder nächtlichen Panikattacken agoraphobischer Personen, diese Todesangstkrisen, die sogar eintreten können, wenn überhaupt keine beängstigende Situation vorhanden ist.

Greifen wir zurück auf unser Beispiel der Bergwanderung, diesmal aber aus der Sicht einer Person mit Akrophobie, das heißt mit Höhenangst. Während des sehr steilen

Wegstücks fühlt sie sich beim ersten Blick in die Tiefe vor Todesangst gelähmt. Ihr Körper besteht nur noch aus einer Reihe entsetzlicher und beängstigender Gefühle: Herzrasen, wankende Beine, Bauchschmerzen, Zittern, Schwindel.

Visionen schrecklicher Stürze drängen sich auf, sie sieht sich in die Tiefe stürzen, ihren Körper unten auf die spitzen Felsbrocken aufschlagen und in Stücke zerschellen. Keine Chance, diese Bilder auszuschalten. Sie hat derartige Beschwerden, dass sie an sich selbst zu zweifeln beginnt: Treibt es sie womöglich in den Selbstmord, wird sie sich, um dem ein Ende zu bereiten, in die Tiefe stürzen? Sie hält sich an der Felswand fest, kann unmöglich weitergehen. Sie schließt die Augen, an die Wand geklammert, um die steilen Berge, die schrecklichen endlosen Ausblicke nicht mehr zu sehen. Sie kann die Wanderung nur Schritt für Schritt in Begleitung der mitleidigen oder ärgerlichen Weggefährten beenden: einer vorn, einer hinten und einer zwischen ihr und dem Abgrund, um zu verhindern, dass sie diesen wahrnimmt.

Diese pathologischen Ängste, diese »malepeurs«, wie man sie früher nannte, gehören in den Bereich der Phobie – aber wo ist der Übergang zu den Pathologien der Angst?

Von den Ängsten zu den Krankheiten der Angst: die Phobien

Den feinen Unterschied zwischen normaler Angst und phobischer Angst kann man in der französischen Sprache nicht ausdrücken, man konnte es aber zum Beispiel im antiken Griechenland, denn die Griechen verfügten über zwei Wörter, um ihre Furcht auszudrücken: *deos*, eine bedachte, erkannte und kontrollierte Furcht, und *phobos*, eine heftige und unbewusste Angst, begleitet von Fluchtgedanken.

Worin unterscheiden sich Angst und Phobie?

Stellen wir uns vor, dass Sie Angst vor Spinnen haben. Sie gehen ungern in den Keller, aber die Aussicht, dort eine gute Flasche Wein zum Empfang von Gästen zu holen, motiviert Sie, Ihren Widerwillen gegen Arachniden (Spinnentiere) zu überwinden. Und Sie zittern auch nicht schon vorher bei dem Gedanken, ein Wochenende auf dem Land bei Freunden zu verbringen, weil es angeblich in den Schränken ein paar Spinnen gibt. Sollten Sie aber eine phobische Angst vor Spinnen haben, werden Sie sich bestimmt weigern, selbst unter Drohung, auf den Dachboden zu steigen, um alte Familienfotos zu holen. Der Gedanke, in ein exotisches Land in Urlaub zu fahren, in dem es von großen Spinnen wimmelt, verfolgt Sie bereits Monate vorher. Und wenn Sie sich Auge in Auge mit einer Spinne befinden, wird Ihre Angst so groß sein, dass Sie das Tier nicht einmal zertreten können.

Eine Phobie ist folglich durch eine gewisse Anzahl von Symptomen gekennzeichnet:

- eine sehr heftige Angst, die bis zur Panikattacke führen kann;
- diese Störung ist oft nicht zu kontrollieren;
- sie zwingt einen, wann immer möglich, phobieauslösende Objekte und Situationen zu meiden;
- wenn man ihnen doch entgegentreten muss – es bleibt manchmal keine Wahl –, leidet man fürchterlich;
- die Angst, verbunden mit ängstlicher Voraussicht auf Situationen und ihre Vermeidung, führt zu einer Behinderung. Phobien bringen das Leben nicht in Gefahr, können aber die Lebensqualität vernichten.

Es gibt natürlich Abstufungen zwischen normalen und phobischen Ängsten: nicht mehr ganz normale Ängste, die aber nicht bereits Phobien sind. Diese Ängste »zwischen zweien« hängen sehr von kleinen Details der Umgebung ab. So gibt es zum Beispiel bei den sozialen Ängsten, etwa öffentlich zu reden, alle Nuancen zwischen den Extremen: einerseits Personen, die niemals Lampenfieber haben, und andererseits diejenigen, die schon, wenn sie vor nur zwei Personen stehen, deutlich phobisch den Mund nicht aufmachen können. Bei den meisten Leuten hängt dies von der Größe des Publikums ab (10 oder 100 Personen), von deren vermutetem Wohlwollen, der Vertrautheit (bekannt oder unbekannt), vom Niveau (sind sie womöglich größere Experten als der Redner, der sie herausfordert?).

Bedenken muss man auch, dass der Grad des Handikaps durch Phobien zum Teil von der Umgebung abhängt, in der sie auftreten. So hat ein Mensch mit einer Schlangenphobie, der in einer europäischen Gesellschaft lebt, heute weniger zu leiden als früher, denn Schlangen sind nach und nach aus unserem Alltagsleben vertrieben worden. Aber sein Leidensgenosse mit einer Klaustrophobie, also der Angst in geschlossenen Räumen, ist sehr viel stärker durch das Leben in einer Gesellschaft behindert, in der man häufig öffentliche Verkehrsmittel benutzen muss, mit wenig Bewegungsfreiheit, wie man überhaupt im Vergleich zu früher viel mehr in Innenräumen lebt.

Schließlich wird die Bezeichnung *Angst* oder *Phobie* vom Grad der Gefahr abhängen, vor der man sich fürchtet. Selten ist die Rede von Tiger- oder Haiphobie, denn man erachtet diese durchaus großen Ängste als legitim. Es kann aber tatsächlich Phobien wie diese geben, bei denen die Angst von einem Foto, einer Erzählung ausgeht oder von der Vorstellung der Tiere im Käfig oder im Aquarium. Übertriebene Furcht vor Katzen sollte man von vornherein zur Familie der Phobien rechnen.

Der Unterschied zwischen normalen und phobischen Ängsten

Normale Ängste	Phobische Ängste
Grad der Erregung	Grad der Krankheit
Angst begrenzter Intensität, oft kontrollierbar	Angst, die in Panik ausarten kann, oft nicht zu kontrollieren
In Verbindung mit objektiv gefährlichen Situationen	In Verbindung mit manchmal nicht gefährlichen Situationen
Mäßiges Vermeidungsverhalten und leichte Einschränkung	Starkes Vermeidungsverhalten und deutliche Einschränkung
Wenig antizipierende Furcht: Die Existenz dreht sich nicht um die Angst	Größere antizipierende Furcht: Die Existenz dreht sich um die Angst
Wiederholte Konfrontationen können die Intensität der Angst allmählich abschwächen	Trotz wiederholter Konfrontationen schwächt sich die Angst nicht ab

Wie oft treten Ängste und Phobien auf?

Die Zahlen sind eindeutig: Ängste und Phobien sind sehr weit verbreitet. Angst hat jeder, wie wir bereits gesagt haben. Jeder zweite Erwachsene hat maßlose Ängste. Unter den Personen, die angeblich unter maßloser Angst leiden, stellt man schließlich fest, dass 25 bis 50 Prozent von ihnen in Wirklichkeit phobisch sind. Folglich sind Phobien, auch die stärksten unter ihnen, zwar seltener als Ängste, jedoch neben Depressionen und Alkoholismus (die übrigens miteinander auftreten können) die häufigsten psychischen Erkrankungen. »Phobogene« Dinge, die uns Angst machen, sind zwar sehr unterschiedlich, man wird aber sehen, dass sie nicht vom Zufall abhängen, kurz gesagt: Wir empfinden Angst vor dem, wovor die Natur uns *gelehrt* hat, schnell Angst zu bekommen. Denn es bedeutet eine Gefahr für unsere Gattung oder es hat in unserer Evolution eine solche Gefahr bedeutet.

Häufigkeit der sogenannten »einfachen« Ängste in der Bevölkerung, im repräsentativen Maßstab von 8098 Erwachsenen[1] (diese Zahlen besagen, mit welcher Wahrscheinlichkeit sie im Lauf eines Lebens auftreten können)

Natur der Angst	Personen in der Gesamtbevölkerung, die unter dieser maßlosen Angst leiden	Personen in der Gesamtbevölkerung, die unter einem phobischen Stadium leiden
Abgrund und Höhen	20,4 %	5,3 %
Flugzeug	13,2 %	3,5 %
Klaustrophobie	11,9 %	4,2 %
Ganz allein sein	7,3 %	3,1 %
Gewitter, Donner, Sturm	8,7 %	2,9 %
Tiere, Blut, Verletzungen,	22,2 %	5,7 %
Spritzen	13, 9 %	4,5 %
Wasser	9,4 %	3,4 %
Alles zugleich	49,5 %	11,3 %

Häufigkeit der beiden großen Angstfamilien[2,3]

	Maßlose Angst	Krankmachende Angst	Phobie
Angst vor Blick und Urteil der anderen	Schüchternheit: 60 % Lampenfieber 30 %	Soziale Ängste: 10 %	Sozialphobie: 2 bis 4 %
Angst vor Ohnmacht und Kontrollverlust	Unregelmäßige Panikattacken: 30 % im ganzen Leben	Panische Störung (wiederholte Panikattacken): 2 %	$1/3$ bis $2/3$ der Paniker werden agoraphob

Phobien: intensive und resistente Ängste

Phobien zeichnen sich nicht nur durch übermäßige Ängste aus, sie sind echte Angstkrankheiten mit ihrer eigenen Dynamik. Sind sie einmal ausgebrochen, haben sie die Tendenz, chronisch zu werden und, bei den ernsthaftesten unter ihnen, manchmal sogar stärker zu werden und sich auszuweiten.

Kinder, die vielerlei »normale« Ängste haben, lernen sie nacheinander zu überwinden. Das Leben heilt sie ganz einfach von ihren Ängsten, indem es ihnen Gelegenheiten gibt, sie zu erfahren und zu lernen, damit umzugehen und daraus die guten Seiten der Erfahrung zu nutzen, nämlich vorsichtig zu sein. Auch beim Erwachsenen lassen sich die normalen Ängste durch diese Mechanismen der Selbstheilung über die wiederholte und freiwillig zugelassene Begegnung mit dem beeinflussen, was Angst macht (man kann nicht mit Gewalt gesund werden).

Nehmen wir das Beispiel eines Sturzes mit dem Rad auf Schotter. Sie können daraus die beste Lehre ziehen, nämlich wieder Rad zu fahren, aber mit dem Wissen, dass man die Kurve auf Schotter langsam nehmen muss. Der Weg über die Angst liefert eine nützliche Information, eine wertvolle Mahnung. Sie können aber auch die schlimmste Lehre daraus ziehen und phobisch gegen das Radfahren werden. Sie haben Angst, wieder aufs Rad zu steigen, denn die Erinnerung an den Sturz ist nicht nur als neutrale Nachricht in Ihrem Gedächtnis gespeichert (»Ich weiß, auf Schotter muss man langsam fahren«) oder leicht gefühlsmäßig (»Ich habe etwas Angst davor«), sondern sie bleibt von einem intensiven Angstgefühl geprägt (»Ich kann nicht mehr aufs Rad steigen, ich bekomme Panik«).

Der Vorgang der Selbstheilung von den Ängsten – Lehren daraus ziehen und sich neuen Situationen stellen – wird bei der Phobie durch zwei verschiedene Verhaltensweisen verhindert:

- Vermeidungs- und Ausweichverhalten, die bedeuten, dass man das Risiko einer Konfrontation nicht eingeht. Zum Beispiel: »Wenn ich dieser Taube nähergekommen wäre, hätte sie hektisch werden und sich bei ihrem Fluchtversuch auf mich stürzen können«, oder aber: »Zum Glück habe ich am Ende der Versammlung keine Frage gestellt, sonst hätte ich mich bestimmt blamiert.« Das Vermeidungsverhalten bewirkt, dass man die Angst nicht zu heftig empfindet, es bleibt aber die Überzeugung bestehen, dass es die Gefahr wirklich gegeben hat und dass man auf sie gestoßen wäre, hätte man sie herausgefordert.

- Vereinzelte gewaltsame Anstrengungen, sich bei einem verrückten, erregten Anfall gegen seine Ängste zu stemmen, bergen die Gefahr, der Angst noch weitere Angst hinzuzufügen. Denn sie entstehen unter Schmerzen (»Das war wieder die Hölle, ich werde das nie los«) und mit der nachträglichen Überzeugung, dass man gerade noch Glück gehabt hat, wenn das gutgegangen ist (»Aber nächstes Mal...«).

Die Phobie, das ist nicht nur Angst und Flucht, sondern bei den Konfrontationen mit der Angst auch der seelische Misserfolg

In den meisten Fällen müssen die phobischen Personen unter der Wirkung und dem Zugriff der Angst die Flucht vor dem Befürchteten ergreifen. Aber nicht immer. Man weiß, dass die Vermeidungsstrategien auch von Variablen der Persönlichkeit abhängen: Es gibt vermeidende und widerständig handelnde phobische Personen.

Sie können zum Beispiel eine Flugphobie haben und sich dennoch zwingen, das Flugzeug zu nehmen, weil Sie sich entschlossen haben oder dazu gezwungen sind. Diese Konfrontationen wirken sich jedoch erschöpfend und schädlich aus: Statt nachzulassen, kann Ihre Angst bleiben und sogar von Flug zu Flug größer werden.

Denn die Lösung besteht in der Tat nicht nur in der ge-

waltsamen Konfrontation. Sie besteht vor allem im gefühlten Erfolg bei solchen Konfrontationen; wenn ich nach und
nach immer weniger Angst habe, hat mein emotionales Gehirn »begriffen«, dass keine Gefahr bestand. Und es bleibt
ihm nichts anderes übrig, als seine übertriebene Angstemp-
findung auch in Zukunft herabzusetzen. Wenn ich dagegen
immer mehr Angst habe, je mehr ich mich gegen sie
stemme, dann ist mein emotionales Gehirn weiterhin der
Überzeugung, dass die Gefahr immer noch besteht, auch
wenn mein Verstand und meine Logik ihm und mir wiederholen: Es gibt keine Gefahr.

Wir werden sehen, wie sich das emotionale Gehirn nur
dann verändert, wenn es in Aktion gerät, wie folglich alles
Vermeiden und Überlegen meine Ängste nicht wirklich verändert. Wir werden auch erfahren, wie man die Angst sanft
und regelmäßig wie ein Tier »zähmen« muss – und sie nicht
brüsk behandeln darf.

Sehr große Ängste und Phobien: eine allergische Art der Angst?

Oft erkläre ich meinen Patienten: Ihre großen Ängste sind
wie Allergien. Der Immunitätsschutz unseres Körpers gehört zu den vielen natürlichen Mechanismen; er sorgt dafür,
»biologische Gefahren« ausfindig zu machen – seien sie
äußerlich (Mikroben, Viren) oder innerlich (bösartige Zellen) –, die unseren Organismus bedrohen. Diese Immunität
kann angeboren, »ursprünglich« sein. Alle Menschen besit-
zen sie von Geburt an, aber sie kann auch aus einem Lernprozess nach einem ersten Kontakt stammen; dann nennt
man sie »erlernte Immunität«.

Wir werden sehen, dass es sich mit unseren Ängsten genauso verhält. Es gibt gewisse angeborene Ängste, die uns
eigen sind; bei jedem Lebewesen sind es wieder andere,
für den Menschen zum Beispiel die Angst vor Schlangen,

für Mäuse die vor Katzen. Andere Ängste haben Lebenserfahrungen uns gelehrt. Sie tauchen wieder auf, wenn wir von einem Hund gebissen wurden oder fast ertrunken wären.

Unsere normalen Ängste lassen sich folglich mit einem immunologischen System der Wahrnehmung von Gefahren vergleichen. Und unsere Phobien sind leider vergleichbar mit Allergien in ihren sogenannten »anaphylaktischen Reaktionen«.* Diese Angstausbrüche sind genauso explosiv und unangebracht wie ein allergischer Schub oder ein Asthmaanfall.

Es gibt ein »immunologisches Gedächtnis« wie ein Gedächtnis der Angst. Bei der Immunität geschieht Folgendes: Auf jede neue Begegnung mit dem Anti-Gen folgt die Immunreaktion schneller und intensiver. Bei pathologischer Angst beobachtet man an Personen, die an einer Phobie leiden, dass sich ihre Angstreaktionen von Mal zu Mal verschlimmern.

Setzen wir den Vergleich fort und wählen dafür das Asthma, eine bekannte Krankheit. Es wird hervorgerufen durch einen Krampf der Bronchien und gehört zum Teil in den Bereich der Allergie.[4] In Erscheinung treten kann es auf verschiedenen Stufen auf unterschiedliche Weise:

- zeitweise auftretendes Asthma, mit einzelnen Anfällen, dazwischen Normalzustände;
- hochgradig auftretendes Asthma mit sehr intensiven und anhaltenden Anfällen, manchmal lebensbedrohlich;
- chronisches Asthma mit Dauersymptomen; außer akuten Anfällen sind die Bronchien auch chronisch entzündet.

Wir werden sehen, dass sehr starke Ängste und Phobien diesem Erscheinungsbild entsprechen. Einige von ihnen, die besonderen oder »einfachen« Phobien – wie Angst vor Tie-

---

* Die Anaphylaxie ist eine heftige, hypersensible Reaktion des Körpers auf eine bestimmte Substanz.

ren oder Höhenangst –, treten zwar intensiv, aber nur zeitweise auf. Ihr Ausmaß hängt vor allem davon ab, wie häufig
das Phobieobjekt auftritt. Da es einem Europäer weniger unangenehm ist, allergisch auf Pollen von Affenbrotbäumen
als auf solche von Löwenzahn zu reagieren, ist es für ihn
auch einfacher, mit einer Schlangenphobie als mit einer
Flug- oder U-Bahn-Phobie zu leben.

Andere Phobien sind dadurch gekennzeichnet, dass sie
wiederholt als starke Angstanfälle, sogenannte »panische
Anfälle«, auftreten. Einige dieser Anfälle sind vorhersehbar,
man weiß, dass diese oder jene Situation sie auslösen kann;
andere können aber genauso unvorhersehbar – und dabei in
ihrer Entwicklung heftig – wie Asthmaanfälle sein. Wichtig
ist die Klarstellung: Im Unterschied zum asthmatischen
Übel ist man während eines panischen Angstanfalls nicht in
Gefahr zu sterben, auch wenn man während des Anfalls
immer den Eindruck hat, unmittelbar vom Tod bedroht zu
sein.

Schließlich sind die sogenannten »komplexen« Phobien,
etwa die Sozialphobie oder die Agoraphobie, zusätzlich zu
Angstanfällen auch durch andere Symptome gekennzeichnet, die den Zustand dramatisch verschlimmern, wie beim
chronischen Asthma, bei dem zusätzlich zur Entzündung
der Bronchien Anfälle von Bronchospasmus auftreten.
Diese Merkmale können auf eine chronische Ängstlichkeit
deuten, etwa bei zu Panik neigenden Menschen, die besessen von der Idee leben, erneut Anfälle oder Minderwertig-
keitsgefühle zu bekommen, oder bei Sozialphobikern, die
sich ständig selbst abwerten.

Wenn ich diesen Vergleich heranziehe, hoffe ich bei meinen Patienten zu klären, dass sie ihre Phobie nicht mehr und
nicht weniger als ein Asthmatiker sein Asthma zu verant-
worten haben. Man sucht sich keine Phobie aus, man leidet
unter seiner Krankheit und würde sich gern von ihr befreien.
Ganz im Gegensatz zu den immer noch in der Psychologie
oder in der Öffentlichkeit kursierenden Vorurteilen empfin-

den die phobisch Erkrankten kein Gefallen an ihrer Störung, ebenso wenig daran, dass sie als phobisch gelten.

Am Anfang der Krankheit ist es genauso schwierig, eine Panikattacke wie einen Asthmaanfall unter Kontrolle zu bringen. Das soll nicht heißen, man könne es nicht. Nur stoßen die Phobiker, wie die Allergiker, auf eine biologische Dimension ihrer Krankheit, die man jetzt erst richtig zu verstehen beginnt – und die bei jeder heutigen Behandlung berücksichtigt werden muss.

Wie kann man seine Ängste beherrschen?

Wenn ich im Wald spazieren gehe und, bevor ich den Fuß aufsetze, am Boden etwas Schlangenähnliches sehe, weiche ich abrupt zur Seite. Doch es war nur ein harmloser Ast; wäre es eine lebendige Schlange gewesen und wäre ich nicht ausgewichen, hätte sie mich gebissen. Meine Angst hat mich, wenn auch irrtümlich, beschützt. Diese Warnung war jedoch nicht übertrieben, denn ich bin nicht Hals über Kopf geflohen. Darin besteht im Vergleich zu weniger entwickelten Tierarten und meinen sehr entfernten Vorfahren ein Fortschritt.

Heute weiß man, dass unsere emotionalen Angstreaktionen ihren Sitz in den ältesten Partien unseres Gehirns, dem limbischen System oder »emotionalen« Hirn haben.[5] Dieses ist somit noch relativ wenig entwickelt, weshalb die erste Angstreaktion sehr viel schneller als exakt ist. Aus diesem Grund entzieht sich auch die Angst, wie alle anderen Gefühle, unserem Willen, zumindest dann, wenn sie einzusetzen beginnt. Auch wenn wir sie nicht verhindern können, so lässt sie sich doch immerhin regulieren.

Dank der Evolution haben wir ein komplexeres Gehirn als das einfache limbische System mitbekommen. Dieses neue Gehirn überdeckt das vorige, weshalb ihm der Name »Neokortex«, »neue Hülle«, gegeben wurde. Ihm verdanken wir, dass wir fähig sind, unsere Emotionen zu dekodieren und zu regulieren. Das ist eine der Erklärungen für den relativen »Erfolg« des Menschen gegenüber anderen Arten. Unser Verhalten unterliegt nicht nur einfachen Festlegungen vom Typ »stimulus – response«, Reiz – Reaktion, die uns automatisch in die Flucht treiben oder erstarren lassen, sobald uns etwas erschreckt. Theoretisch können wir unsere Verhaltensweisen abändern, zum Beispiel einen ersten Angstreflex haben und uns schnell entfernen, dann besinnen, sehen, dass keine Gefahr besteht, zurückkehren und erkunden, was geschah und uns Angst machen konnte.

Aber die Natur ist schichtweise vorgegangen: Sie hat das archaische emotionale Gehirn an seinem Platz gelassen und unser »neues« Gehirn nur darübergelegt. Wir werden sehen, dass das für den »Fall der Fälle« geschah, wenn unsere Lebensweise eine Kehrtwende machen sollte.

Angstregulierende Fähigkeiten haben daher ihren Sitz in den neuesten Bereichen unseres Gehirns: im zerebralen Kortex. Und unsere Angstreaktionen entstehen in Wirklichkeit durch den Austausch zwischen den beiden Hirnhälften, ergeben sich aus dem gemeinsamen Wirken des Gefühls der Angst und dessen Regulierung. Angst zu haben ist gut fürs Überleben. Seine Angst abtönen zu können ist gut für Lebensklugheit und -qualität.

Antizipation, Symbolisierungsfähigkeit, Erinnerung, Phantasie – alle diese Fähigkeiten, mit denen uns die jüngsten Phasen der Evolution ebenfalls bedacht haben, bieten uns die Möglichkeit, unsere Angstreaktionen vielfältiger zu gestalten und flexibel damit umzugehen. Denn die genaueste Definition der Angst ist die Reaktion auf das *Bewusstsein* von einer Gefahr; es kann nämlich sein, dass ich keine Angst habe, obwohl ich in eine wirkliche Gefahr geraten bin. Oder aber ich habe Angst, obwohl eine Gefahr nur in meiner Vorstellung, nicht in Wirklichkeit besteht.

Da zeigt sich nun das ganze Problem: Unser vervollständigtes Gehirn, das die Regulierung unserer Angst zu Beginn verbessern sollte, bringt zugleich eine größere Wahrscheinlichkeit des Fehlverhaltens mit sich. Meine Phantasie kann mich verleiten, Angst vor Gespenstern zu haben, meine Fähigkeit der Antizipation kann mir, bevor es sinnvoll ist, Angst vor Ereignissen machen, die nie eintreten werden.

Die verschiedenen Gesichter der Angst

Die Angst bringt, wie alle fundamentalen Gefühle, viele von ihr abgeleitete Emotionen hervor: Ängstlichkeit, Todesangst, Entsetzen, Panik… Die Theoretiker erachten diese Erscheinungsformen als zur Familie der Angst gehörig und meinen, man solle sie in Verbindung mit ihr verstehen.

Danach ist die *Ängstlichkeit* eine antizipierende Angst. Sie bringt das Erlebte mit der Erwartung, dem Vorgefühl oder der nahenden Gefahr in Verbindung. Die *Todesangst* ist eine Ängstlichkeit mit vielen körperlichen Merkmalen. Alle beide sind Ängste »ohne Gegenstand«: Die Gefahr ist noch nicht vorhanden, man hat aber schon Angst.

Panik, *Entsetzen* und *Todesangst* sind Ängste von extremer Intensität. Aber seltsamerweise können auch sie auftreten, wenn eine nicht vorhandene Gefahr lediglich genannt oder vorausgesagt wird. Charakteristisch für sie ist der Verlust jeglicher Form der Kontrolle über die Angst.

Kurz gesagt, unter dem Begriff »Angst« können viele psychischen Phänomene auftreten. Muss man sie deshalb so genau abstufen? Ich glaube nicht. Die Angst ist das A und O all unserer Befürchtungen. Deshalb verwende ich in diesem Buch lieber das Wort »Angst«, um die zahlreichen Phänomene zu umschreiben: normale Ängste, heftige Ängste, kontrollierte und panische Ängste, vorausschauende und nachträgliche Ängste, Erinnerungen an Angst und psychische Narben von sehr großen Ängsten.

2 Woher kommen Ängste und Phobien?

Die Suche nach den Ursachen ähnelte in der Psychiatrie lange Zeit der Suche nach der Nadel im Heuhaufen, und das mit der immer gleichen Ankündigung: »Solange Sie den Ursprung Ihrer Ängste nicht herausgefunden haben, werden Sie ständig weiter darunter leiden.« Und lange Zeit setzten sich die Psychotherapeuten vor allem das Ziel, die Ursachen »zu ergründen« – auf der Suche nach verborgenen, verschütteten, verdrängten Ursachen immer tiefer im Unterbewusstsein zu graben. Das gelang manchmal. Aber oft genügte es nicht. Schlimmer war, dass einige Patienten nach Jahren der Behandlung mit dieser Methode, »auf den Grund« zu gehen, in ihrem psychotherapeutischen Loch vollkommen untergegangen waren.[1] Das Wissen, warum man phobisch ist, bleibt sehr wichtig, manchmal auch nützlich, um sich zu ändern – doch manchmal gilt dies nicht, vor allem dann, wenn das der einzige Weg bleibt. Die hartnäckige Suche nach den Ursachen darf die tägliche Bemühung nicht ersetzen, verschiedene Symptome ganz unabhängig von ihren Ursprüngen zu beherrschen, nachdem man sie zu »Spurensymptomen«,[2] »Phantomen der ehemaligen Neurose«[3] hochstilisiert hat.

Denn es gibt zwei wichtige Fragen hinsichtlich der Ängste und Phobien. Die erste stellen häufig Personen, die keine oder nur geringfügige Ängste haben: Woher kommen diese maßlosen Ängste? Aus der Kindheit? Aus dem Unterbewussten? Wir werden uns den Hypothesen in Verbindung mit der unbewussten symbolischen Bedeutung der Phobien im Kapitel zu ihrer Behandlung widmen und werden sehen, dass diese Hypothesen, wenngleich sehr verführerisch, sich therapeutisch nur begrenzt als wirksam erwiesen haben.

Die zweite Frage stellen – immer – diejenigen, die darunter leiden: Wie kann ich sie loswerden? Und wie ohne diese ständigen Ängste leben, die mich in meiner Selbständigkeit, in meiner Freiheit einschränken, manchmal unter meiner Würde sind?

Wenn ein Mensch unter multipler Sklerose leidet, wird er behandelt. Man verbringt dann nicht die meiste Zeit damit, herauszufinden, warum er diese Krankheit hat. Eine solche Suche nach den Ursachen ist die Arbeit der Forscher, der Epidemiologen. Sie ist sehr wichtig, kann aber die Behandlung nicht ersetzen. Man hat zwar in der Psychologie lange Zeit den Patienten eingeredet, es genüge zu wissen, woher ihre Symptome kommen, damit diese verschwinden. Das hat sich aber als zweifach falsch erwiesen: Zum einen ist das ganz allgemein unzureichend; außerdem ist der Gedanke, »durch eine richtige tiefenpsychologische Behandlung die Symptome zum Verschwinden zu bringen«, manchmal geradezu abwegig.

Woher kommen die Phobien und die maßlosen Ängste?

»Der Grund? Gründelt nur…«, soll eines Tages der Psychoanalytiker Jacques Lacan gesagt haben. Ausnahmsweise waren seine Worte klar und verlässlich; lange Zeit hatte es so viele Hypothesen über den Ursprung der Phobien gegeben. Es war klüger, sich damit nicht zu sehr zu belasten und sie stattdessen zu behandeln.

Die traditionellen Vorstellungen von den sehr großen Ängsten

Ärzte und Schriftsteller haben den übermäßigen Ängsten im Lauf der Jahrhunderte verschiedene Ursachen zugeschrieben. Lange Zeit wurden sie als übernatürlich gedeutet – als

Werk von Dämonen, als Prüfung einer Gottheit – oder sie blieben unerklärlich. Seit dem 19. Jahrhundert haben Psychiater medizinische Erklärungen für die Phobien gesucht, beispielsweise: nervliche Erregung und konstitutionelle, ja sogar moralische Degeneration – Charakterschwäche, übermäßige Masturbation. Dann, zu Beginn des 20. Jahrhunderts, wurden die Phobien für die Psychoanalytiker mit den Thesen Freuds zu sichtbaren Symptomen eines unbewussten Konflikts und erschien als das Ergebnis von Abwehrmechanismen des Ichs. Die Analytiker erklären die phobische Neurose oder »Angstneurose« als einen Konflikt sexueller Natur.[4] Um diesen Konflikt nicht zur Kenntnis zu nehmen, schiebe der Phobiker ihn ins Unbewusste; durch die Verdrängung, durch diesen Abwehrmechanismus, unterscheide er den Affekt (die starke Angst) von seiner Ursache (dem Konflikt). Er greife auf zwei weitere Abwehrmechanismen zurück, die Verdrängung und die Projektion, die darin bestehen, die große Angst auf ein außerhalb der Person befindliches Objekt zu verschieben. Ein allgegenwärtiger interner Konflikt finde sich so auf äußere Angst verlagert und sei damit leichter zu vermeiden. Die Phobie wäre also nur ein Symptom und sie zu unterdrücken vergeblich, solange der ursprüngliche Konflikt nicht gelöst ist.

Allerdings führt keine dieser beiden Herangehensweisen – weder die moralische noch die psychoanalytische – zu einer tatsächlich wirksamen Behandlung. Folgendes hat zum Beispiel Dr. Gélineau, ein Pariser Neuropsychiater am Ende des 19. Jahrhunderts, vorgeschlagen:[5] »Da ist schließlich noch eine andere sehr wirksame Art zusätzlicher Behandlung, die man nicht unterschätzen sollte, weil es sich hier um eine Ich-Schwäche handelt: nämlich eine Behandlung, die das Ich stärkt. Härten wir also unsere Phobiker ab und halten alle Umstände fern von ihnen, die Anfälle herbeizuführen scheinen; zeigen wir ihnen, dass ihre Befürchtungen Hirngespinste sind (dem stimmen sie übrigens selbst zu); helfen wir ihnen, sich wieder zu fassen, indem wir den Anschein erwecken, ihre Eindrücke und ihre Gefahren zu teilen; zeigen wir ihnen, dass sie mit starkem Willen ihre Anfälle überwinden werden; beeinflussen wir sie im wachen Zustand, bevor wir sie hypnotisch beeinflussen; befördern wir das gute Selbstbild, das sie von sich haben oder gehabt haben, wieder ans Tageslicht. Das Übel wird mit Hilfe dieser Arznei an dem Tag, an dem Sie wieder Zutrauen und Mut gefasst haben, wie ein leichter Rauch verschwinden!« Man sieht, dass Gélineau, der im Übrigen die Symptome und zahlreiche phobische Mechanismen sehr gut beschreibt, auf die Kraft des Willens setzt und zwischen den Zeilen ein Urteil über die Phobie als schwache oder mangelnde Willenskraft fällt.

Was die Psychoanalyse angeht, so hat sich schnell herausgestellt, dass sie Schwierigkeiten mit phobischen Patienten hat: »Aus allen von uns genannten Gründen ist es nicht leicht, Phobien zu behandeln, denn noch einmal, es geht nicht um den inneren Konflikt, der in einer Phobie zum Ausdruck kommt, sondern um den Zusammenbruch der narzisstischen Basis der Ich-Organisation, die den Betroffenen zwingt, erneut ein primitives Verhalten anzunehmen, in dessen Verlauf er seine Antriebsschwäche abwerfen und ein Gefühl des Zusammenhalts, der Einheit aufbauen konnte, das durch die Lebensgeschichte gefährdet worden war. Alle Analytiker sprechen dann von der Schwierigkeit eines Patienten, sich von einer krankmachenden Phobie zu befreien ...«[6] Deshalb ist es also nötig geworden, neue Erklärungswege zu finden.

Neueste Erklärungen für die sehr großen Ängste

In den letzten Jahren hat man sehr wichtige Fortschritte auf diesem Gebiet zu verzeichnen. Unser heutiges Verständnis der Phobien ist weniger poetisch und pittoresk als früher, dafür aber pragmatischer, wissenschaftlicher. Vor allem eröffnet es Perspektiven für eine wirksame Behandlung. Man ist der Ansicht, dass pathologische Ängste und Phobien einen doppelten Ursprung haben: einerseits in überwiegend angeborenen Anlagen (individuelles Familienerbe, aber auch allgemeines Erbe der Gattung), andererseits erworben durch Umwelteinflüsse (eine persönliche Biografie). Wie groß jeweils der Einfluss der Anlage oder der Umwelt ist, hängt von den jeweiligen Phobien ab. Einige, wie die Phobie gegenüber dem Wasser, dem Abgrund oder den Tieren, scheinen eng an genetische Faktoren gebunden zu sein. Auf anderen, wie den Phobien vor dem Autofahren nach einem Unfall, lasten stärker die Umweltfaktoren.

Am häufigsten jedoch erklären sich die sehr großen Ängste durch Epigenese, das heißt durch das Zusammenspiel von Genen und Umwelt. Der eigentliche genetische Einfluss ist nicht eindeutig zu bestimmen, so dass man nicht angeben kann, dass ein bestimmtes Gen ebendieses Verhalten impliziert,[7] zunächst weil nicht ein einzelnes Gen, sondern nur mehrere eine Anfälligkeit für Angst übertragen können (polygenetischer Mechanismus); dann, weil diese sich nicht alle auf gleiche Weise ausdrücken, was bedeutet, dass sie sich mehr oder weniger stark im Verhalten einer bestimmten Person auswirken. Schließlich kann, was genetisch übertragen wurde, nur eine allgemeine Tendenz zu einer »negativen Affektivität« sein, nämlich alle jene Anlagen pathologischer Gefühle wie Angst oder Trauer zu spüren.[8] Zudem, und das ist besonders wichtig, werden sich diese Tendenzen im Zusammenhang mit der Umgebung entweder entwickeln oder eben nicht; die Genetik macht im Allgemeinen nur Vorschläge, »Versprechen«, die von den Zufällen oder Bedürfnissen der Existenz erfüllt oder nicht erfüllt werden.

Nehmen wir als Beispiel Diabetes. Eine Anfälligkeit wird sich unterschiedlich auswirken, je nachdem, ob Sie in einer Inuitfamilie geboren werden, die wie früher lebt, mit täglich regelmäßigem Sport im Programm, reichlich Fisch, wenig Süßwaren, oder in einer wohlhabenden nordamerikanischen Familie, die täglich sechs Stunden vor dem Fernseher verbringt und ständig *junk-food* zu sich nimmt, anders gesagt, sich von zu süßen und kalorienreichen Nahrungsmitteln und Getränken ernährt.[9] Die genetische Gefahr wird bei Ihnen im ersten Fall nicht relevant sein, im anderen aber ja.

Genauso ist es vermutlich bei den Ängsten: Ein hyper-emotives Kind kann auf sehr unterschiedliche Weise durchs Leben gehen; seine Umgebung kann eine verschlimmernde Rolle spielen – durch frühzeitig beängstigende Erfahrungen oder Erziehungsfehler – oder eine reparierende und präparierende Rolle – durch Sicherheit gebende, nicht übermäßig beschützende Erfahrungen und eine Erziehung in dem Sinne, sich den Ängsten zu stellen und seine Gefühlsreaktionen zu mäßigen.

Aber Vorsicht! Nicht allein Gene beeinflussen unseren Gehirnmechanismus und unsere biologische Neigung, Angst zu haben, sondern auch die frühkindlichen Ereignisse im Leben. Man hat es an Tieren zeigen können: Sogar die Mäusejungen, die ohne Mutter oder in künstlicher Umge-bung aufwachsen, zeigen häufiger Angst, wenn sie erwach-sen sind. Man vermutet stark, dass Stressfaktoren *in utero*, das heißt die Teilhabe des Ungeborenen an Gefühlsproble-men der Mutter, dieselbe Wirkung beim Menschen haben.[10] Unsere Lebenserfahrungen hinterlassen immer eine Spur in unserem Gehirn. Und doch ist diese »Neuroplastizität« keine Einbahnstraße. Wir werden sehen, dass die Bemühun-gen bei wirksamen Therapien die physiologische Dimen-sion der Phobien rückverwandeln können.

Die Ängste des Kindes

Wie alle Menschen hatten auch Sie Angst vor Dunkelheit, vor dem bösen Wolf, vor versteckten Ungeheuern unter Ihrem Bett, vor Unbekannten, auch Angst, von Ihrer Mama wegzugehen, Angst, vom großen Sprungbrett zu springen, und vieles andere. Die Ängste in der Kindheit sind zahlreich, wie man weiß. Sie sind normal, weil das Kind zart ist, und je schwächer ein Lebewesen, desto nützlicher ist ihm die Angst. Sie bedeutet zu dieser Zeit einen unwillkürlichen, kostbaren und notwendigen Schutz vor möglichen Gefahren.

Alle Kinder bekunden irgendwann in ihrer Entwicklung große Ängste, die nach und nach schwinden und unter der Einwirkung von Erziehung und Gesellschaftsleben gemeistert werden. Diese Ängste tauchen nicht zufällig auf.

Höhenangst oder Angst vor dem Fremden treten erst mit der selbständigen Fortbewegung auf.[11] Setzt man Kinder unter 8 Monaten auf eine Glasfläche über einem leeren Raum, dann bemerkt man bei ihnen noch keinerlei Anzeichen von Furcht. Sie kommt später, erst dann, wenn das kleine Kind seine Ängste »nötig« hat, um zu verhindern, dass es sich in Gefahr begibt. Die elterliche Erziehung wird es ihm später ermöglichen, diese Ängste nicht mehr so wichtig zu nehmen und seine Angstreaktion zu mäßigen. Höhenangst tritt nur vor einem tiefen Abgrund auf oder wenn ein schützendes Geländer fehlt oder wenn man keinen festen Halt hat. Angst vor unbekannten Erwachsenen bekommt das Kind, wenn kein Familienmitglied in der Nähe ist.

Wie nützlich diese Furcht ist, hat eine interessante Studie gezeigt, nach der Kinder, die wenig Angst vor dem Abgrund hatten, öfter Verletzungen erlitten als andere.[12] Dagegen scheint in der Kindheit geringe Angst beim Sport später in der Jugend und im Erwachsenenalter mit besseren Ergebnissen einherzugehen.[13]

Mit der Zeit verschwinden die meisten Ängste des Kindes. Nur einige bleiben als übermäßige Ängste haften. Wieder andere entwickeln sich zu phobischen Störungen. Deshalb neigt man heute dazu, nicht alle Ängste des Kindes systematisch als normal und harmlos anzusehen, weil sie angeblich mit den Jahren von selbst vergehen. Fast 23 Prozent unserer Kinder verbergen tatsächlich eine krankhafte Angst, um die man sich besser so früh wie möglich kümmern sollte.[14] Wider Erwarten unterschätzen viele Eltern die

Ängste ihrer Kinder, ganz gleich, ob sie zum Beispiel am Tag[15] oder nachts in Form von Albträumen auftreten.[16]

So findet man die ersten Anzeichen äußerster Ängste vor Blut oder Blutabnahmen durchschnittlich im Alter zwischen 8 und 14 Jahren. Man führt diese Phobien hauptsächlich auf eine genetische Anlage zurück, während die phobischen Ängste vor Autos im Allgemeinen zwischen 26 und 32 Jahren auftreten und wohl häufig auf Lebenserfahrungen beruhen, wenn man zum Beispiel als Opfer, Verursacher oder Zeuge an einem Unfall beteiligt war.[17]

Die Ängste gehören zum Erbe der Menschheit!

Ein bedeutender englischer Spezialist für Ängste und Phobien, der Psychiater Isaac Marks, berichtet von einer seiner Patientinnen, die bei einer Autofahrt Fotos von Schlangen anschaute (merkwürdige Idee, aber nun gut), als ein Unfall geschah. Worauf richtete sich ihre Phobie nach dem Geschehen? Auf Autos? Keineswegs – auf Schlangen.[18] Offenbar fixiert sich unsere Phobie, wenn wir die »Wahl« zwischen Objekten haben, kraft des kollektiven Unbewussten immer auf die »natürlichste«, althergebrachte Angst.

Ängste, die uns gerettet haben

Evolutionspsychologen nehmen an, es bestehe beim Menschen ein Zusammenhang zwischen der natürlichen Auslese und dem Fortbestehen von Ängsten und Phobien. Die meisten phobischen Stimuli betreffen nämlich Objekte oder Situationen, die vermutlich unseren fernen Vorfahren gefährlich werden konnten, wie wilde Tiere, Dunkelheit, Höhen, Wasser …

In unserer heutigen, von der Technik bestimmten Umgebung, in der wir die Natur zum größten Teil beherrschen, erscheinen Situationen, in denen gefährliche Tiere ausschließlich im Käfig oder nur eingezäunte Abgründe vorkommen, kaum noch als so gefährlich wie einst, aber irgendwie erinnern wir uns daran in einem biologischen kollektiven Unbewussten.

Die sehr großen Ängste gehören demnach in den »genetischen Pool« unserer Gattung, wodurch sie uns das Überleben mit der Warnung vor Gefahr leichter gemacht haben, zumindest in einem gewissen Zeitraum.[19] Man nennt sie (von der Evolution) »vorbereitete«, »prätechnologische« oder (entsprechend der Entwicklung der Gattung) »phylogenetische« (stammesgeschichtliche) Phobien.

Bei den meisten Menschen wäre es relativ einfach, diese natürlichen Phobien auszulösen, doch sind sie einmal vorhanden, ist es schwieriger, sie zu löschen. Dagegen müssten Phobien, die Flüge und Autofahrten betreffen, sogenannte »nicht vorbereitete«, »technologische« oder (entsprechend der Entwicklung des Individuums) »ontogenetische« Schutzmechanismen, besonders bei traumatischen Erfahrungen häufiger erlernt werden und wären oberflächlicher als die vorher genannten Phobien.

Phobien als Erbe der Gattung: von den Hypothesen zu den Beweisen

Es ist ziemlich schwierig, experimentelle Beweise für diese Evolutionstheorie der sehr großen Ängste zu liefern, aber verschiedene Untersuchungen beim Menschen ebenso wie beim Tier scheinen ihre Gültigkeit zu bestätigen.

Je weniger eine Gattung entwickelt ist, desto eher sind ihre Ängste angeboren und unwillkürlich. Entenküken erstarren, sobald sich über ihnen am Himmel der Umriss eines Raubvogels abzeichnet. Dieser Reflex angesichts von Gefahr ist übrigens bei allen Gattungen, selbst bei uns vorhanden. Er hat einen einfachen Grund: Das Auge der meisten Raubtiere reagiert überempfindlich auf Bewegung. (Auch die Stierkämpfer nutzen dies, um Kampfstiere zu hypnotisieren und zu schwächen, indem sie das Tier einer ständig geschwungenen Muleta nachlaufen lassen, während sie selbst still stehen, wenn sich die Hörner auf sie richten.)

Kommen wir auf unsere Ängste zurück: Viele sind also angeboren. Die Angst bei Mäusen vor der Katze setzt spontan ein, auch wenn sie noch nie einer Katze begegnet sind. Bei den höher entwickelten Gattungen, etwa den Primaten, sind die Fähigkeiten, Angst zu verspüren, latent und werden erst in bestimmten Situationen aktiv. Damit bietet die Evolution einen gewissen Vorteil, durch den, vorausgesetzt dass das System gut funktioniert, unnötige Angst vermieden wird.[20]

Affen zum Beispiel, die im Labor aufgezogen wurden, zeigen spontan keine Angst vor Schlangen, zumindest so lange, bis man sie mit anderen Affen derselben Gattung, aber aufgewachsen in natürlichem Milieu, in Kontakt gebracht hat: Nachdem sie beobachtet haben, wie diese sich hartnäckig weigern, an Nahrung heranzugehen, die man neben einer Schlange abgelegt hatte, beginnen auch die Affen aus dem Labor eine intensive und dauerhafte Angst vor Schlangen zu entwickeln.

Aber diese Art eines sozialen Lernprozesses der Ängste bezieht sich nicht auf jedes beliebige Objekt! Man hat Affenkindern aus dem Labor Angst vor Schlangen beibringen können, indem man ihnen Videoaufzeichnungen von Affen vorführte, die durch ein Reptil in Angst versetzt wurden. Vertauscht man durch eine Montage im selben Video die Schlangen mit Blumen, dann entwickeln die Affen keinerlei Angst vor den Blumen, auch wenn sie beobachtet haben, dass Artgenossen davor erschraken. Deshalb begegnen wir auch keinem einzigen Patienten, der phobisch auf Pantoffeln oder Zahnbürsten reagiert. Die Entwicklung einer Phobie bedarf der Vorstellung von möglicher, selbst geringfügiger Angst.

Solche Untersuchungen hat man auch bei Menschen angestellt. Man bittet zum Beispiel freiwillige Teilnehmer,

Bilder anzuschauen, einige, die Ängste hervorrufen (Spinnen, Schlangen …), andere mit nicht phobogenen Objekten (Blumen, Pilze …). Diesen freiwilligen, selbstverständlich eingeweihten Teilnehmern gibt man bei jedem dieser Bilder ohne Vorwarnung entweder kleine, unangenehme Stromstöße oder erzeugt einen neutralen, nicht unangenehmen Laut. Bittet man sie hinterher, sich zu erinnern, bei welchen Bildern der kleine Stromstoß am häufigsten auftrat, verweisen fast alle auf die Spinnen und Schlangen, während er in Wirklichkeit bei Blumen und Pilzen genauso häufig einsetzte.[21] Wir sind folglich unbewusst darauf vorbereitet, unangenehme Gefühle mit gewissen Situationen der Umgebung zu verbinden, die beim Menschen als gefährlich gespeichert und eingeordnet sind. Unsere pathologischen Ängste nutzen diesen Mechanismus daher ebenfalls aus.

Die Menschheit braucht ihre Phobiker …

Unsere Gattung hat vermutlich das Bedürfnis, unter ihren Vertretern einige Phobiker zu haben. So wie es eine biologische Vielfalt gibt, die ein Gewinn ist, stellt auch die psychische Vielfalt ein Plus für die Menschheit dar.

Wenn bei uns ein Organ oder eine Funktion überflüssig wird, verkümmert beides allmählich. So sind wir weniger behaart als unsere Vorfahren, seit wir Kleidung und die Zentralheizung erfunden haben. Wir haben weniger Backenzähne; unsere Weisheitszähne verschwinden nach und nach, und unser Unterkiefer schrumpft, weil wir viel mehr Gekochtes und Weiches essen und weniger kauen müssen, um die Nahrung zu verdauen. Seit wir uns nicht mehr an die Bäume hängen, haben wir keinen Schwanz mehr, sondern nur ein kleines Stück Steißbein.

Andererseits haben wir immer noch angeborene Ängste. Wie die Evolutionspsychologen sagen, werden uns diese Angstneigungen nach dem Grundsatz »Man kann ja nicht wissen« sehr lange erhalten bleiben, bevor sie vergehen. Sie sollen unser Überleben sichern, damit wir einen Vorrat an Antennen für Gefahren behalten. Wozu aber als genetischen Vorrat die instinktive Angst vor Schlangen bewahren? Sollte die Erde irgendwann aus klimatischen Gründen von giftigen Schlangen wimmeln, würden die Reptilienphobiker mit ihrem hochempfindlichen Alarmsystem in vermutlich größerer Zahl als die Nicht-Phobiker überleben und Überlebensseminare abhalten: »Wie kann man eine Schlange im hohen Gras entdecken?« Trösten Sie sich also, wenn Sie Phobiker sind. Sind Sie erst geheilt, dann sind Sie am besten gewappnet: frei von Ihren Ängsten im Alltag und bereit, alle Lebenslagen mit einem Lächeln zu meistern.

Man kann in seinen Annahmen sogar noch weiter gehen. Da wir im Abendland in Gesellschaften leben, die stärker abgesichert sind als früher, verpassen wir uns von Zeit zu Zeit »Erinnerungsspritzen« an das Gefühl von Angst, schauen uns im Kino Horrorfilme an, nehmen die Achterbahn oder den Geisterzug auf dem Jahrmarkt oder üben uns im Bungee-Springen. So erklärt sich vermutlich der Spaß der Kinder an Spielen, bei denen man »sich Angst macht«. Ich erinnere mich in diesem Zusammenhang an einen Kinderfilm, den ich mit zweien meiner Töchter im Kino gesehen habe. Wie er hieß, weiß ich nicht mehr, aber einige Szenen waren ein bisschen gruselig. Meine jüngste Tochter bekam richtig Angst und begleitete den Film mit ihren Worten, um sich zu beruhigen: »O je! Hast du das gesehen? Pfff… was macht er nun? Ich möchte nicht in seiner Haut stecken…« Ich habe ihr in der gleichen Tonart geantwortet, um angesichts ihrer Angst bei ihr zu sein. Nach kurzer Zeit drehte sich die Ältere wütend zu uns herüber und befahl uns, mit unserem Gequassel aufzuhören: »Hört endlich auf! Ich kann ja gar nicht richtig Angst haben!«

Ich erinnere meine Patienten gern an diese evolutionistischen Theorien der Angst, denn es ist wichtig für sie, all das zu wissen, um sich an ihrer Phobie schuldlos fühlen zu können. So dürfen wir zwar Schuld, nicht aber Verantwortung von uns weisen; wir bleiben in der Verantwortung, dass wir uns bemühen, diese Tendenzen abzuschwächen.

Wir sind nicht alle gleich hinsichtlich der Ängste und Phobien: Geschichten von Veranlagung

Alle Arbeiten, von denen wir gesprochen haben, betreffen allgemein die genetische Veranlagung beim Menschen für eine phobische Verwundbarkeit. Auf der individuellen Ebene sind einige Studien bei bestimmten Phobien ebenfalls zu der Annahme genetischen Ursprungs gekommen.

Viele dieser Untersuchungen hat man an Zwillingen vorgenommen.[22] Die Genetiker haben ein Interesse an Zwillingen, weil sie annehmen, dass ihnen im Allgemeinen dieselbe Erziehung zuteilwird. Sie haben aber nicht unbedingt die gleichen Gene, je nachdem, ob sie eineiige, also »echte«, oder zweieiige, also »unechte Zwillinge« sind. Findet man Angst oder Phobie häufiger bei den eineiigen als bei den zweieiigen Zwillingen, so liegt das zumindest zum Teil an genetischen Faktoren.

Studien an Zwillingen mit Sozialphobie scheinen auf eine wichtige genetische Komponente dieser Krankheit hinzuweisen. Diese Komponente findet sich ebenfalls in den meisten Untersuchungen zu panischer Verwirrung. Eine Untersuchung an 2163 Zwillingspaaren schien zu belegen, dass spezifische Phobien, vor allem gegenüber Tieren, ebenfalls einen genetischen Anteil enthielten. Allerdings ist heute, wie gesagt, in der Vererbungslehre noch nicht geklärt, ob ein einzelnes Gen mit unvollständiger Ausprägung oder eine Übertragung durch viele Gene die phobische Störung hervorbringt. Ist somit bei einwandfrei Ererbtem die phobische Störung selbst prädisponierend oder vermutlich eher ein ängstliches Umfeld?

Man muss präzisieren, dass die Rolle der Umgebung in allen Fällen ausschlaggebend dafür ist, ob die Störung verhindert wird oder ausbricht. Die Genetik kann einen Schuld-druck auf manche Eltern ausüben, die sich womöglich sagen: »Nun habe ich ihm auch noch meine schlechten Gene vererbt.« Glücklicherweise gehen die genetischen Kennt-nisse Hand in Hand mit den Fortschritten in Behandlung und Vorbeugung: Eltern, die von einer Phobie geheilt wur-den, können besser rechtzeitig die Anfälligkeit ihres Kindes erkennen und ihm helfen oder eine Hilfestellung erbitten.[23]

Anfälligere Gruppen?

In allen Säugetiergruppen gibt es offenbar einen Prozentsatz an Individuen, die ängstlicher als andere sind. Die Ethnolo-gen haben zum Beispiel nachgewiesen, dass in einer Affen-gruppe der Karibik 20 Prozent der Tiere sehr angstanfällig waren.[24] Auch im Labor konnte man bei Mäusen sehr ängstliche Tierstämme züchten.[25] Diese Tiere erweisen sich gleichzeitig als empfindlicher in Bezug auf die angeborenen Ängste und als viel empfänglicher für die konditionierten Ängste, wie etwa zu lernen, eine Situation zu fürchten, nachdem sie mehrmals mit einem kleinen, schmerzhaften Stromstoß verbunden war. Sie brauchen auch mehr Zeit, um ihre erlernten Ängste wieder loszuwerden. Wie kann man diese Resultate auf den Menschen übertragen?

Anfälligkeit für Hemmungen gegenüber etwas Neuem

Einige Forscher sind der Ansicht, es gebe auch unter Men-schen frühzeitig anfällige Individuen für eine spätere Phobie. Nach Jerome Kagan, Forscher in Harvard, neigen ungefähr 10 Prozent der Kinder europäischer Völker zu Angstgefühlen gegenüber neuen Situationen. Diese Reaktionen lassen sich schon in den ersten Lebensmonaten aufspüren.[26] Konfron-tiert man diese Kinder mit ungewohnten Reizen, etwa einer Hundemaske, einer unbekannten Person, einem plötzlichen Geräusch, einem großen Roboterspielzeug, dann beobachtet man, dass sie ängstlich gehemmt reagieren. Nicht empfindliche Kinder dagegen beobachten das Objekt eine Zeit lang mit Vorsicht, nähern sich ihm dann aber.

Diese Tendenzen bleiben ziemlich stabil: Drei Viertel der mit 21 Monaten sehr ängstlichen Kinder waren es auch noch mit 7 Jahren. Und umgekehrt waren drei Viertel der mit 21 Monaten geringfügig ängstlichen Kinder mit 7 Jahren nicht ängstlicher. Langzeitstudien legen den Schluss nahe, dass gehemmte und ängstliche Kinder stärker als andere gefährdet sind, gegenüber ungewohnten Reizen sozialphobisch oder panisch zu werden, vermutlich weil sie anfälliger, leicht durch unangenehme oder nicht vermeidbare Ereignisse zu beeinflussen sind, wenn diese ihnen in der Jugend oder in der Pubertät begegnen.[27]

Sind Hypersensible und Hyperemotive anfällig für Phobien?

»Ich glaube, ich bin nicht zufällig phobisch; ich bin eine Hyperemotive in allem, in der Angst und auch sonst«, erzählte mir eine Patientin. »In traurigen Filmen weine ich wie eine arme Sünderin, beim kleinsten Adagio kommen mir die Tränen, laute Geräusche sind mir zuwider, Tabakrauch macht mir Migräne … In meiner Phobie sehe ich eine Auswirkung meiner Hyperemotivität.«

Die kalifornische Psychologin Eliane Aron[28] vertritt die Ansicht, dass es in jedem Gemeinwesen einen beachtlichen Prozentsatz an Personen (ungefähr 20%) mit einer niedrigeren Reizschwelle als beim Durchschnitt gibt. Jeder kann mehr oder minder stark von seiner Umgebung »attackiert« werden, einige schneller als andere. Die Hypersensiblen werden die heftigen Reize ihrer Umgebung als schmerzhafte Aggressionen empfinden, ganz gleich, ob diese sich als äußere (Geräusche, Gerüche), Beziehungen betreffende (Mahnungen, Bemerkungen) oder als emotionale Reize (Beeinträchtigungen durch das Wetter, gewalttätige Filme) manifestieren. Diese Anfälligkeit betrifft demnach auch das Angstgefühl. Wenn diese Personen sich als furchtsam und »ängstlich« verstehen, so nicht aus Mangel an Mut, sondern weil Gefahr sie emotional übermäßig beeinträchtigt. Eine Untersuchung bei englischen Soldaten, die den Auftrag hatten, in Nordirland Bomben zu entschärfen, zeigte, dass die vielfach mit Tapferkeitsmedaillen Ausgezeichneten auch diejenigen waren, deren Herz in Stresssituationen am wenigsten heftig schlug.[29]

Wenn sich diese Hypothesen als richtig erweisen, was noch nicht überprüft ist, dann wären derart hypersensible Personen beste Anwärter auf phobische Anlagen, weil sie besonders für emotionale Schocks, die die Angst hervorruft, empfänglich sind.

Intoleranz gegenüber der Angst: die Angst vor der Angst

»Sobald ich die Angst, den Anfang vom Anfang der Angst, in mir aufsteigen fühle, werde ich panisch. Sofort meine ich, das wird schlecht ausgehen, diese Unruhe wird wie die Milch auf dem Herd immer höher steigen, überschäumen, alles ins Wanken bringen und mich verschlingen. Ich merke aber sehr wohl, dass es meine eigene Angst vor der Angst ist, die die Rolle des Feuers unter dem Kochtopf spielt und die Katastrophe beschleunigt. Dieses Wissen hindert mich dennoch nicht, panisch zu werden, Angst zu haben, dass ich sterben müsse oder unter der Einwirkung der Angst verrückt würde. Oder, wenn ich auf dem Bahnsteig bin, irgendetwas zu tun; mich unter die U-Bahn zu werfen …«

Viele Phobiker kennen das Phänomen der Angst vor der Angst. Diese Angst vor der Ängstlichkeit, vor den Vorzeichen der Angst, ist bei allen Phobien üblich.[30] Sie ist verbunden mit verstärkt auftretenden körperlichen Signalen. Auf entsprechende Fragen erhält man die Antwort: »Wenn ich merke, wie mein Herz schneller schlägt, habe ich Angst vor einem Herzanfall.«

Man hat Freiwillige drei Jahre lang mit Aufzeichnungen begleitet und festgestellt, dass bei denen, die verstärkt sensibel auf ihre Ängstlichkeit reagieren, die Panikgefahr fünfmal so groß ist wie bei den anderen.[31] Diese Empfindlichkeit steht oft bei Phobien im Mittelpunkt der Psychotherapien, wie wir noch sehen werden.

Das Erlernen von Ängsten und Phobien

»Man kann sich leicht denken, dass die seltsamen Abneigungen gegen den Duft von Rosen, gegen die Anwesenheit einer Katze oder ähnliche Dinge bei manchen Menschen daher rühren, dass sie am Anfang ihres Lebens durch vergleichbare Objekte stark belästigt wurden. Rosenduft mag einem Kind in der Wiege starkes Kopfweh bereitet, eine Katze es heftig erschreckt haben, ohne dass damals jemand darauf achtete oder ohne dass der Betroffene selbst sich hinterher erinnern kann, wenngleich die Abneigung gegen diese Rosen oder diese Katze in seinem Gehirn bis an sein Lebensende gespeichert bleibt.[32]

Aufmerksame Beobachter der Natur des Menschen haben sehr früh die Rolle der traumatisierenden Ereignisse betont, wie etwa Descartes in der bekannten Passage seiner Abhandlung *Die Leidenschaften der Seele*. Heute ist man der Ansicht, dass bestimmte Lebensumstände uns »lehren« können, phobisch zu werden. Offenbar scheinen vier Arten von Lernprozessen das Aufkommen einer sehr großen Angst zu begünstigen:[33]

- traumatisierende Ereignisse im Leben: persönlich eine Bedrohung oder eine Gefahr erlebt und deren Spur im Gedächtnis behalten zu haben (Aggression, Unfall);
- unangenehme und wiederholte Ereignisse: regelmäßig Minitraumatisierungen zu erleben (Demütigungen, Unsicherheit);
- soziales Lernen durch Nachahmung: häufig einen ande-

ren Menschen zu beobachten, im Allgemeinen Vater oder Mutter, wie er große Angst vor irgendetwas hat;

- Verinnerlichung von Warnbotschaften: eine Erziehung erhalten zu haben, in der die Gefahren dieser oder jener Situation besonders betont wurden.

Traumatisierende Lebenserfahrungen: »Das hat mich lebenslang geprägt«

Schockierende Ereignisse, große Schreckmomente können bleibende Ängste, manchmal sogar echte Phobien bewirken. Mehrere Forschungsarbeiten haben herausgestellt, welche Rolle traumatische Erfahrungen bei außergewöhnlichen Ängsten spielen: nach einem Unfall, vor dem Autofahren, nach schmerzhaften Eingriffen, vor Zahnbehandlungen, nach einem Biss, vor Hunden. Man konnte durch eine Untersuchung zeigen, dass nach einem Erstickungsanfall (kurz vor dem Ertrinken oder bei Kindern durch eine Plastiktüte) 20 Prozent der 176 befragten Patienten panisch wurden.[34] Es gibt aber, soweit ich weiß, keine Untersuchung darüber, welche Rolle bei der Geburt die Nabelschnur spielt, wenn sie um den Hals des Babys gewickelt ist, oder jede andere pränatale Form von Schmerz. Eine solche Deutung der späteren übergroßen Ängste tritt jedoch häufig in Familiengeschichten auf: »Meine Mutter hat gesagt, dass meine Klaustrophobie und meine Angst zu ersticken daher kommen.« Diese Art Voraussetzung scheint allerdings durchaus möglich zu sein: Der Körper hat ein Gedächtnis, das sich unabhängig vom Bewusstsein an vergessene oder verdrängte Zumutungen erinnert.

Der Genfer Arzt Edouard Claparède war zu Beginn des 20. Jahrhunderts vermutlich der Erste, der ein derartiges unbewusstes Erinnerungsvermögen der Angst beschrieben hat.[35] Infolge von Hirnläsionen zeigte eine seiner Patientinnen einen Gedächtnisverlust, aufgrund dessen sie sich nicht an kürzlich eingetretene Ereignisse erinnern konnte. So erkannte sie Claparède in jeder neuen Sprechstunde nicht wieder. Dieser musste sich jedes Mal erneut vorstellen und ihr die Hand geben.

Eines Tages versteckte Claparède eine Nadel in seiner Hand und seine Patientin stach sich. Am nächsten Tag erinnerte sie sich immer noch nicht an ihn oder seinen Namen, aber bei der üblichen Vorstellung weigerte sie sich, ihm die Hand zu geben, ohne erklären zu können, warum. Ihr »Körpergedächtnis«, das, wie wir sehen werden, mit einem Teil des Gehirns, der Amygdala, verbunden ist, hatte den Stich nicht vergessen.

Häufig tritt dieses Phänomen nach Traumatisierungen auf. Ich erinnere mich an eine meiner Patientinnen, die einige Jahre zuvor Opfer einer Vergewaltigung geworden war und bei einer U-Bahnfahrt merkte, dass sie panisch wurde, ohne zu wissen, warum (sie war nicht in der U-Bahn, sondern zu Hause überfallen worden). Während unseres Gesprächs über diese Panikattacke entdeckte sie wieder den Auslöser ihrer Angst: Es war der Geruch von Aftershave, den ihr Vergewaltiger an sich hatte.

Das Bewusstsein wird bei solchen Vorbedingungen nicht gebraucht; man hat gezeigt, dass diese sogar unter Narkose bestehen bleiben.[36] Es gibt allerdings nur wenige Arbeiten darüber. Aber Vorsicht! Diese Theorien über das Körpergedächtnis bergen auch ein gewisses Risiko: Sie können die Arbeit der Gurus und den Zugang zu wenig verlässlichen Therapien erleichtern. Man weiß zum Beispiel, dass die ungebremste Erforschung sogenannter unbewusster inzestuöser Erinnerungen schreckliche Schäden angerichtet und in den Vereinigten Staaten eine Prozesslawine gegen die angeblich unwürdigen Väter losgetreten hat.[37] Es waren aber unwürdige Therapeuten, die ihren Missbrauch getrieben hatten. Nach einer Formulierung des Psychologen Jacques Van Rillaer haben sich hier häufiger Erinnerungen ohne Ereignis als Ereignisse ohne Erinnerung gezeigt.

Immer wieder stellt sich die Frage: Wodurch wird ein aufwühlendes Ereignis zum Trauma? Wenn uns eine Patientin mit sozialer Phobie berichtet, ihre Probleme seien durch die demütigenden Bemerkungen eines Lehrers entstanden, als sie nach vorn an die Tafel gehen musste, welcher Rückschluss lässt sich daraus ziehen? Dass das Ereignis die Phobie bewirkt hat? Oder dass nur eine zuvor bestehende Anfälligkeit wachgerufen wurde? Wenn wir zu hören bekommen: »Als ich drei Jahre alt war, hat mich meine ältere Schwester, die immer so gemein zu mir war, einen ganzen Nachmittag lang in einen Schrank eingeschlossen«, kann sich das einige Jahre später so anhören: »Seit dieser Schuftigkeit bin ich immer ziemlich misstrauisch gegenüber allen Leuten, die über mich bestimmen wollen«, oder aber: »Seitdem kann ich es überhaupt nicht ausstehen, wenn man Schranktüren verschließt.«

Aber in vielen Fällen, besonders bei den Phobien, die Spinnen, Schlangen, Wasser betreffen, kann man, wie gesagt, derartige ursprünglich traumatisierende Ereignisse gar nicht aufspüren, ganz gleich, ob sie heftig oder einmalig, mäßig oder wiederholt auftraten. Hier war die Angst vermutlich genetischen Ursprungs oder sie wurde auf andere Weise erlernt.

Schmerzlich wiederholte Erfahrungen von Angst

Es muss nicht immer ein heftiger Schock sein, um einen Menschen phobisch zu machen. Eine Angstbefindlichkeit kann auch nach mehreren kleineren Traumatisierungen bestehen; sie wirken kumulierend. Man weiß zum Beispiel, dass Tiere in einem Käfig, die kleine Stromstöße erlitten haben, anschließend beim Anblick dieses Käfigs genauso große Angst zeigen wie andere aus dieser Gruppe, die nur einen einzigen, aber heftigen Stromstoß abbekamen.[38] Möglicherweise können sich bei entsprechend veranlagten Menschen gewisse Sozialphobien entwickeln, wenn sie aus unauffälligen, aber wiederholt auftretenden Angstsituationen

46

entstehen. So erzählen die Patienten mit Sozialphobien oft, wie sie als Kinder von ihren Klassenkameraden ausgeschlossen, gedemütigt, ja sogar gepeinigt wurden; wie Vater oder Mutter, auch beide Eltern, sie regelmäßig schlechtgemacht haben.

Hilflosigkeit macht diese Minitraumatisierungen regelmäßig schlimmer. Im Zusammenhang mit mehreren, nur etwas unruhigen Flugreisen können Phobien auftauchen, weil diese Episoden heftige Angstschübe ausgelöst haben, ohne dass die Person irgendetwas dagegen tun konnte: Aus einem Flugzeug kann man unterwegs nicht aussteigen. Das Gefühl der Ohnmacht gegenüber der Situation in Verbindung mit der gleichzeitig empfundenen Angst führt zu einer Mischung, die sich als Zeitzünder entpuppen kann. Entweder führt sie zur Verringerung der Angst, zur »Gewöhnung«, so dass man die beunruhigende Situation vom Gefühl her unter Kontrolle bringt, oder zu ihrer Verstärkung, der »Sensibilisierung«. Im Zusammenhang mit den Psychotherapien der Phobien unten mehr dazu, dass wir uns regelmäßig mit dem Angstmachenden auseinanderzusetzen müssen, aber nicht irgendwie!

Nachahmen von Vorbildern: »Hast du Angst vor Hunden, Mama?«

Beatrice, 28 Jahre, Sekretärin, hat eine Hundephobie wie ihre Mutter, die auch gegenüber Pferden phobisch ist. »Eines Tages, ich war noch ein Kind, gingen wir während der Sommerferien an einem Haus vorbei, aus dem sich ein großer Wolfshund aufmachte, meine Mutter und mich anzugreifen. Sie nahm mich in die Arme, war aber von Entsetzen gepackt, schrie, weinte, zitterte, rief um Hilfe, während der Hund bellte, die Zähne fletschte und versuchte, an uns heranzukommen, um uns zu beißen. Die Szene erschien mir endlos. Ich hatte den Eindruck, wir würden an Ort und Stelle gefressen, und dass sogar meine Mutter solche Angst hatte, konnte nur bedeuten, dass wir in Lebensgefahr waren. Schließlich kam der Besitzer, und der Hund hat uns nicht gebissen, aber wir haben lange Minuten wie Espenlaub gezittert. Ich hatte wochenlang jede Nacht Albträume.«

Die Beobachtung der Vorbilder, vor allem der Eltern, spielt bei der Übertragung von Ängsten eine wichtige Rolle. Eine Studie über 22 kleine Mädchen zusammen mit ihren Eltern, die vor Spinnen Angst haben, hat gezeigt, dass die Abneigung gegenüber Spinnen viel häufiger bei Müttern phobischer Töchter als bei Müttern nicht-phobischer Töchter auftrat.[39] In dieser Hinsicht scheint die Mutter eine wichtige Rolle zu spielen, und es sind vor allem Ängste der Mütter, die kindliche Ängste voraussagen lassen. Je mehr die Mutter diese Ängste vor dem Kind zeigt, desto wirksamer werden sie bei ihm.[40]

Soll man denn seine Ängste vor den Kindern ganz verbergen? Keinesfalls! Wenn Sie als Eltern phobisch wären, könnten Sie das auch gar nicht: Kinder sehen oder fühlen alles, auch ohne zu verstehen – was noch schlimmer ist. Wenn Ihre Sprösslinge Ihre Ängste beobachten oder spüren, nehmen sie diese für bare Münze, und angenommen, Sie sind vertrauenswürdig, dann denken die Kinder, dass in solchen Fällen echte Gefahr besteht. Und überdies erwiese man ihnen einen schlechten Dienst, als wollte man ihnen zeigen, dass man sich schämen muss, Angst zu haben. Sie tun besser daran, Ihren Kindern zu erklären: »Das ist zwar absurd, aber so ist es nun mal, ich habe vor diesem und jenem Angst... Wirklich gefährlich ist gar nichts.«

Die Erziehungsbotschaften: »Vorsicht vor dem großen bösen Wolf«

Gewollte oder ungewollte Warnsignale können ebenfalls übermäßige Ängste auslösen, und das auf individueller Ebene, im Kreis der Familie. Kinder im Alter zwischen 7 und 9 Jahren erzählten, dass Gespenstergeschichten ihnen

große Angst machen können. Diese Angst wird umso größer, wenn die beängstigende Geschichte nicht von einem
Kind, sondern von einem Erwachsenen erzählt wird.[41] Und
solche Ängste können sich festsetzen.[42] Märchen und Sagen, in denen Ungeheuer und Vampire vorkommen, können
Kinder viel stärker beeindrucken, als wir vermuten. Die
Kunst, Märchen zu erzählen, besteht darin, Mittel und Wege
vorzuschlagen, wie man Gefahren oder Geschöpfen, die erwähnt werden, begegnen könnte. Und selbstverständlich
sollte man vermeiden, diese Ängste zu nutzen, um Kinder
zum Gehorsam zu zwingen: »Geh nicht in den Keller, sonst
frisst dich ein großer Wolf.«

Aber nicht allein die Ungeheuer in den Geschichten können Ängste *a priori* hervorrufen. Man hat bei einem Experiment englische Kinder zwischen 6 und 9 Jahren in zwei
Gruppen eingeteilt; die eine Hälfte erhielt negative Aus-
künfte über kleine, in ihrem Land kaum bekannte australi-
sche Beuteltiere: »Sie sind schmutzig, böse und gefährlich.
Sie gehen nachts um, greifen mit ihren langen Zähnen andere Tiere an, trinken ihr Blut und stoßen grässliche Schreie
aus. Niemand in Australien kann sie leiden.« Die andere
Gruppe erhielt positive Informationen: »Es sind nette kleine
Tiere, die gern mit Kindern spielen. Ohne zu beißen, essen
sie ihnen Früchte und Blätter aus der Hand. In Australien
sind sie bei allen Leuten beliebt.« Danach wurden die Kinder auf ihr Verhalten gegenüber Bildern von diesen Tieren
getestet und dann auf ihre Reaktionen vor Kästen, auf denen
der Name dieser Tiere stand. Verständlicherweise waren die
Kinder mit den negativen Auskünften bei dem Gedanken
beunruhigt, den Beuteltieren eines Tages zu begegnen, und
wollten nicht an die Kästen herangehen.[43]

In noch größerem Umfang nähren bestimmte kulturelle
und kollektive Phänomene gewisse Ängste. Wie soll man
sonst erklären, dass im 21. Jahrhundert in den Köpfen der
kleinen Europäer immer noch die Angst vor dem Wolf
spukt, obwohl Wölfe schon lange aus ihrer Nähe ver-

schwunden sind? Es liegt eher an den Märchen als an der Begegnung mit echten Wölfen. Die Aufgabe der Märchen, die traditionell den Kindern erzählt wurden, bestand größtenteils darin, ihnen Ängste zu machen, die man für nützlich hielt. Geschichten vom schwarzen Mann und anderem Kinderschreck galten als »normale Erziehungsmittel«.[44]

Doch außer Erziehungsabsichten finden sich darin auch symbolische Aspekte: etwa das Bild vom Wolf im Christentum. Lange Zeit hatte man im christlichen Abendland Wölfe zu bekämpfen, die man für eine Inkarnation des Teufels hielt: »Wenn der Wolf dich anzuspringen droht, nimm einen Stein, dann flieht er. Dein Stein ist Christus. Wenn du bei Christus Zuflucht suchst, schlägst du die Wölfe, das heißt den Teufel, in die Flucht; er kann dir dann keine Angst mehr machen« (Ambrosius von Mailand, 4. Jahrhundert).[45]

Die Angst vor Schlangen, deutlich evolutionären Ursprungs, wurde von fast allen Kulturen übernommen und ausgeschmückt. Daraus erklärt sich bei Stadtbewohnern die verbreitete Schlangenphobie, auch wenn sie nie ein Reptil gesehen haben, nie gebissen wurden oder in Gefahr waren, gebissen zu werden. In der Schöpfungsgeschichte bringt die Schlange Eva in Versuchung, und sie ist es auch, die von Gott verflucht wird: »Weil du das getan hast, seist du verflucht, verstoßen aus allen Tieren auf dem Felde, auf deinem Bauche sollst du kriechen und Erde fressen dein Leben lang.« – Und das, noch bevor er das Menschenpaar tadelt: zuerst Eva, denn Adam habe schließlich nur nachgegeben!

Warum gibt es bei Frauen mehr Ängste und Phobien als bei Männern?

Alle epidemiologischen Studien gelangen ausnahmslos zu demselben Ergebnis: Frauen haben fast doppelt so häufig Ängste und Phobien wie Männer. Dieser auffallend eindeutige Unterschied ist von vielen Faktoren abhängig.[46]

Einige Vertreter der Evolutionspsychologie[47] vermuten eine genetisch bedingte Verschiedenheit, was die sexuellen Rollen unserer Gattung angeht. Die natürliche Auslese hat vermutlich phobische Männer stärker als Frauen betroffen, weil der phobische Mann mehr von seiner Stellung und damit seinen Chancen einbüßen würde, für Frauen anziehend zu sein, Nachkommen zu haben und seine Gene weiterzutragen, als eine phobische Frau in den Augen der Männer an Charme verlöre. Die Behinderung durch Tierphobien oder Phobien gegenüber anderen natürlichen Elementen spielte in den Jäger- und Sammlergesellschaften eine größere Rolle, in denen Männer auf die Suche nach Nahrung und anderen Vorräten gingen; mit diesen außergewöhnlichen Ängsten war man in jener Zeit stark eingeschränkt und gezeichnet. Frauen hatten eher die Aufgabe, sich der Ernte, der Wohnhöhle und den Kindern zu widmen, daher ihre erhöhte Wachsamkeit; damals war bei ihnen sehr große Angst weniger problematisch. Das jedoch ist nur fiktionale Psychologie, die nicht überprüft werden kann.

Andere Forscher erinnern daran, dass Frauen emotional häufiger erregt sind (das gilt auch für Depressionen, davon sind doppelt so viele Frauen wie Männer betroffen). Das ergebe sich daraus, dass sie emotional kompetenter, dadurch aber auch schwächer und deshalb leichter aus der Fassung zu bringen sind, während der Mann bei psychischen Krankheiten eher zu Suchtverhalten oder aggressiven Handlungen neigt.

Allerdings sind zu Beginn die ganz kleinen Mädchen gefühlsmäßig stabiler als die Jungen.[48] Erst im Alter von zwei Jahren, wenn die Umgebung je nach Geschlecht des Kindes unterschiedlich auf es einwirkt, schlägt das ins Gegenteil um. Von diesem Alter an »erwartet« die Umgebung von den Mädchen, dass sie mehr Angst haben. Wenn man Erwachsenen Gesichter kleiner Kinder in verschiedenen Situationen zeigt, so glauben sie bei den Mädchen meistens Angst, bei den Jungen Wut festzustellen.[49] Entsprechend beginnen auch die Eltern mit der Anleitung ihrer Kinder, sich nach althergebrachten Rollen der Geschlechter zu verhalten: Jungen dürfen keine Angst haben oder zumindest sie nicht zeigen, während Mädchen dazu ermutigt werden.

Schließlich weiß man, dass sich Jungen eher angespornt fühlen, ihre Ängste zu überwinden. Studien an schüchternen Kindern ergeben immer wieder, dass bei kleinen Mädchen soziale Ängste weitaus eher toleriert werden als bei kleinen Jungen. Eltern sehen es gern, eine mehr zurückhaltende, schüchterne Tochter zu haben; aber bei ihren kleinen Söhnen halten sie das für beunruhigend.[50]

Wir würden uns etwas vormachen, wenn wir glaubten, die neuzeitlichen sozialen Fortschritte hätten den Stereotypen in der Behandlung der Geschlechter ein Ende bereitet. Es wird noch mehrere Generationen dauern, bis diese Reflexe verschwinden. Denken Sie zum Beispiel nur einmal an die Angstszenen in den Comic-Heften: Ist die Person, die in Panik vor einer Maus auf einen Stuhl sprang, ein Mann oder eine Frau?

Aber es geht nicht nur um die soziologischen Einflüsse. Man fragt sich auch, ob Jungen nicht von ihren Müttern bevorzugt behandelt werden. Mehrere Studien weisen auf eine bessere »emotionale Synchronisation« der Mütter mit ihren Söhnen hin;[51] ihre Gesichter spiegeln die Gefühle ihres Baby-Sohnes besser als die ihrer Baby-Tochter; im Durchschnitt besteht häufigerer Blickkontakt bei der Körperpflege des Sohnes als bei der Tochter. Vielleicht können Jungen auch deshalb ihre Ängste besser beherrschen.

Übrigens erweisen sich die Mädchen im Allgemeinen als empfänglicher für soziales Lernen von Gefühlen, darunter auch Angst, denn sie sind besser im sozialen Miteinander, aber auch im Entschlüsseln von nur flüchtigen Gefühlswahrnehmungen auf Gesichtern.[52] Sensibel, wie sie sind, können sie besser als die Jungen die Ängste ihrer Eltern erkennen, leider sie aber auch besser erlernen; Mädchen sind in der Schule, aber auch in der Schule der Ängste besser als Jungen.

Angesichts der großen Verschiedenheit von Männern und Frauen hinsichtlich ihrer Angstanfälligkeit lassen alle diese erforschten Fakten noch keine endgültigen Schlüsse über das jeweils Angeborene oder Erworbene zu. Man weiß allerdings, dass auch Mädchen und Frauen, ebenso wie Jungen und Männer, unerschrocken gute »Managerinnen« ihrer Angst sein können. Bekannt als mutig und tapfer ist zum Beispiel Pippi Langstrumpf, das kleine schwedische Mädchen (wir werden feststellen, dass es nicht um einen Zufall geht).[53] Es wird aber interessant sein zu sehen, ob man mit den gesellschaftlichen Entwicklungen in Europa erreichen kann, dass alle Mädchen und Frauen – und nicht nur ein kleiner Prozentsatz – weniger anfällig für Angst werden.

Ehe es so weit ist, wollten einige Forscher schon überprüfen, ob eine Beziehung zwischen männlichen und weiblichen sozialen Wertvorstellungen einerseits und der Gefahr unerwarteter phobischer Störungen andererseits besteht. Viele Psychologen nehmen an, dass bestimmte Kulturen eher männlich als weiblich geprägt sind und umgekehrt, wie aus der folgenden Tafel im Detail sichtbar wird. Und seit langer Zeit sind einige Psychologen überzeugt, dass eine Macho-Kultur das erneute Auftreten des agoraphoben Typs begünstigt, das heißt, dass die betroffenen Personen in ihrer Selbstständigkeit gehemmt werden.[54] Wenn man gelten lässt – was man in Wirklichkeit nicht weiß –, dass Männer und Frauen biologisch in gleicher Weise dazu neigen, Ängste zu verspüren, würde eine Gesellschaft, die ihre Frauen verpflichtet, zu Hause zu bleiben, und sie davon überzeugt, dass es ihr Schicksal ist, ängstlich zu sein, mehr Menschen mit Agoraphobie »schaffen« – nicht dadurch, dass sie die Krankheit direkt schaffen, sondern weil sie die Frauen arglistig dazu bringen, sich selbst dafür zu entscheiden und sich dem Diktat zu unterwerfen.

Eine sehr interessante Studie zum Gefälle zwischen Maskulinität/Feminität und Agoraphobie in verschiedenen Kulturen hat gezeigt, dass, je stärker die Kultur von maskulinen

Werten geprägt ist, desto häufiger deutliche Symptome der Agoraphobie auftreten; umgekehrt werden sie geringer, je stärker die Kultur von femininen Werten geprägt ist.[55] Bei dieser umfangreichen Untersuchung an 5491 Personen in elf Ländern (Frankreich war nicht dabei) hat Japan den Spit-

Kann das in den Kulturen herrschende Geschlecht bewirken, dass übermäßige Ängste und Phobien entstehen?

Charakteristik von Kulturen, ausgeprägt männlich orientiert	Charakteristik von Kulturen, ausgeprägt weiblich orientiert
Die Geschlechterrollen sind deutlich unterschieden: Frauen sind angeblich eher zuständig für menschliche Beziehungen; in den Familien beschäftigen sich Männer mit Fakten, Frauen mit Gefühlen: Mädchen weinen, Jungen nicht; Jungen dürfen sich prügeln, den Mädchen nimmt man das übel …	Die Geschlechterrollen sind nicht unterschieden: Männer und Frauen sind gleichermaßen zuständig für menschliche Beziehungen; in den Familien kümmern auch Väter sich um Gefühle und Frauen um Fakten; Jungen können wie Mädchen weinen, und diese haben wie Jungen das Recht, sich zu prügeln.
Maßgebliche Werte der Gesellschaft: Erfolge und materieller Fortschritt	Maßgebliche Werte der Gesellschaft: Respekt vor dem anderen und persönliche Entwicklung
Vorbild der Jungen ist der Vater, Vorbild der Mädchen die Mutter	Mädchen und Jungen können sich am Vorbild mütterlicher oder väterlicher Charakterzüge bzw. Haltungen orientieren
Die Stellung der Mutter ist familiär und gesellschaftlich geringer als die des Vaters	Unterschiede in der sexuellen Rolle beinhalten keine Unterschiede in der sozialen Machtstellung
Emanzipation der Frauen bedeutet, dass sie in der Gesellschaft Zugang zu den gleichen Funktionen haben wie die Männer	Emanzipation der Frauen bedeutet, dass die Männer sich auch an den Aufgaben im Haus, nicht nur im Arbeitsleben, beteiligen

zenplatz der Maskulinität mit den häufigsten Symptomen von Agoraphobie belegt, während Schweden den Sieg der Femininität mit dem geringsten Prozentsatz an Agoraphobie davontrug. Diese Ergebnisse würden Pippi Langstrumpf gefallen: nicht nur, weil sie zeigen, dass der Machismus dumm ist, sondern überdies, weil er schlecht für die Gesundheit ist.

Abschließend zu den Ursachen der Ängste und Phobien

Heute richtet sich das Verständnis von der Entstehung übermäßiger Ängste und Phobien immer mehr nach einem »bio-psycho-sozial« genannten Modell, in dem die drei bestimmenden Faktoren zusammengefasst sind:

- biologisch: es gibt vermutlich Anlagen dafür;
- psychologisch: diese Anlagen können durch Erziehungsstile, Lebenserfahrungen, Umweltmodelle begünstigt oder gemäßigt zum Ausdruck kommen;
- sozial: auch bestimmte Kulturen und Gesellschaften tragen zur Entwicklung von Störungen bei.

Die Erforschung der Ursachen von Phobien ist ein weites Feld, in ständiger Entwicklung. Besonders wichtig ist dabei, dass diese Anlagen nicht durch falsches Verhalten verstärkt werden. Zunächst sollte man sich also die Frage danach selbst stellen, dann, wie die Lage zu verändern wäre, und die Wirkung der Angst allmählich zurückdrängen. Diese Punkte sind Gegenstand der beiden folgenden Kapitel.

3 Die Mechanismen von Ängsten und Phobien

Die Heilung von sehr großen Ängsten stößt auf viele Hindernisse. Verstehen zu wollen, wie diese maßlosen Ängste »funktionieren«, ist eine wesentliche Voraussetzung für die Heilung von ihnen. Trotz mancher Vermutungen haben die Phobien nichts Geheimnisvolles oder Rätselhaftes. Wenn sie auch »seelische Krankheiten« sind, so wirken hier doch Gesetze wie bei chronischen Krankheiten.

Als Psychiater arbeite ich wissenschaftlich regelmäßig mit Kollegen von der Allgemeinmedizin über Bluthochdruck und Diabetes, auch zum Beispiel mit Pneumologen über Asthma. Dabei habe ich entdeckt, dass es Asthmaschulen gibt, in denen man den Patienten und ihren Angehörigen die Mechanismen dieser Krankheit erklärt. Diese Erziehung trägt auffallend Früchte: Die Patienten machen bei ihrer Behandlung besser mit und irren sich seltener beim täglichen Umgang mit der Krankheit. Ich bin überzeugt, dass man mit den phobisch erkrankten Menschen ganz ähnlich verfahren kann. Ich träume von einer »Schule der Phobie«, die gleiche Dienste leistet; unaufgeregt soll sie sein, informieren, erklären und von Stigmata befreien.

Erklärungen helfen ein wenig, Klischees zu bekämpfen! Aber immer noch herrscht unterschwellig das moralische Urteil der Nicht-Phobiker gegenüber Phobikern. Statt Schwäche und Feigheit zu unterstellen, sagen wir: »Phobien sind Neurosen, es sind Neurotiker, in ihrem Kopf ist etwas nicht geklärt.« Lange Zeit haben Ärzte und Therapeuten es vermieden, ihre Patienten eingehend zu informieren, in der irrigen Annahme, ihnen damit das Leben schwerzumachen. Heute zieht man es vor, »kundige Patienten«, wie ich sie nenne, besonders bei pathologischen Ängsten, zu haben. Wir laden sogar Mitglieder der Patientenversammlungen zu unseren Kongressen ein und geben ihnen unsere Kenntnisse weiter.

Die drei Dimensionen der Ängste und Phobien

Sie alle haben sicher schon diese Tierszenen in Dokumentarfilmen gesehen: Es wird Abend in der Savanne. Eine Gazelle kommt zum Wasserloch, um ihren Durst zu stillen. Die Landschaft ist großartig: Die Sonne wird feuerrot, Schatten geben der Landschaft Tiefenschärfe, eine Stunde, die Entspannung und Heiterkeit auslöst. Die Gazelle ist jedoch nicht entspannt. Sie trinkt und äugt dabei nach allen Seiten. Beim geringsten Geräusch zuckt sie zusammen, hebt den Kopf. Wenn man ihren Puls messen könnte, würde man ihn bestimmt erhöht finden. Sie nimmt diese Landschaft nicht wie der Betrachter als lieblich und heiter wahr; sie weiß, dass sich bei dieser Hitze alle durstigen Tiere der Savanne an Wasserlöchern versammeln, an die auch hungrige Löwen nicht nur zum Trinken, sondern vor allem zum Fressen kommen. Hinter jedem Busch, der sich bewegt, nimmt die Gazelle nicht den Hauch eines erfrischenden Lüftchens, sondern die Bewegung eines verborgenen Raubtiers wahr. Beim geringsten Knacken eines Asts hört sie bereits einen nahenden Jäger, und ihre Muskeln spannen sich an. Jeden Augenblick ist sie auf der Stelle zu reflexartiger Flucht bereit.

Wie diese Gazelle am Wasserloch ist die phobische Person in Situationen, vor denen sie sich fürchtet: Die Gefahr ist noch nicht da, kann aber jeden Moment eintreten. Nicht umsonst spricht man von einer Panik*attacke* bei starken Angstanfällen, gleich dem Angriff, den der Jäger auf seine Beute macht. Die Angst zeigt sich in drei Dimensionen:

- emotional (seinen Körper nur als bedrängt fühlen),
- psychisch (die Welt nur als Ort drohender Gefahren sehen),

- im Verhalten (nur auf der Lauer sein, um zu fliehen).

Beim Kampf gegen die übermäßigen Ängste geht es um Verstehen und allmähliche Bewältigung dieser drei Dimensionen.

Zunächst: Man soll gegen die Angst in seinem Verhalten vorgehen und verstehen, worin sie besteht – und sich gerade den Situationen aussetzen, vor denen man sich fürchtet, ganz gleich, ob man weiterhin denkt, es sei Gefahr vorhanden, und ob man Angst verspürt, wenn man sich ihr aussetzt. Indem man seine Ängste im eigenen Verhalten versteht und ihnen zu begegnen weiß, erweitert man seine Bewegungsfreiheit.

An zweiter Stelle wird sich die Weltsicht durch die wiederholten Konfrontationen ändern: Denkt man in Ruhe darüber nach, merkt man, dass sich der Blick auf die beängstigenden Situationen nach und nach verändern kann. Wenn man seine psychischen Ängste versteht und weiß, wie sie zu verändern sind, wird einem alles anschaulicher.

Erst an dritter Stelle wird regelmäßiges Üben, sich bestimmten Situationen zu stellen und sie auf ihre phobischen Gewissheiten zu befragen, die gefühlte Angstreaktion gleich einer schwindenden Allergie »abnutzen«. Wenn man dahin gelangt, setzt eine innere Beruhigung ein und man fühlt sich ohne diese fürchterlichen Ängste wohl.

Verhaltensmechanismen: Flucht macht alles nur schlimmer

»Auf dem Höhepunkt meiner Phobie war ich Meister darin, wie man unter falschem Vorwand und mit schwammigen Ausflüchten flieht und ausweicht. Alles nur, um nicht in eine Situation zu geraten, die bei mir eine Panikattacke auslösen würde, wie beispielsweise eine gesellschaftliche Einladung zu einem Abendessen (ich konnte nicht ertragen, eingezwängt zu sein) im 36. Stock eines Hochhauses (einen Fahrstuhl zu nehmen: unmöglich) oder die Reise mit dem Flugzeug in den Urlaub (sobald sich die Türen schließen, habe ich das Gefühl zu sterben). Nichts in meinem Leben geschah mehr spontan, es gab nur Berechnetes, Geplantes. Ich hatte einen Kalender im Kopf, in dem alle Situationen eingetragen waren, die unproblematischen wie die anstrengenden… Schließlich fühlte ich mich jämmerlich und erschöpft. Meine Ängste wurden nur noch schlimmer. Durch Vermeidung kam ich nur kurz zur Ruhe, um den Preis meiner Bewegungsfreiheit und Würde. Denn das Leben stellte mich immer neu auf die Probe.« Das vertraute mir meine Patientin Iris an, die unter Platzangst mit Panikattacken litt.

Vermeidung: logisch, aber schädlich

Phobisches Vermeiden ist weitaus das beste Mittel, die Angst zu behalten. Ungewollt, und ohne es zu wissen, arbeiten die meisten phobischen Patienten ihrer Angst zu. Denn das Vermeidungsverhalten (durch Flucht), das die Angstgefühle deutlich verringert, verstärkt letztlich die Angst nur, und beim nächsten Mal erfährt man sie umso stärker. Der Mechanismus ist eingerastet und die phobische Unruhe kreist als irreparabler Selbstläufer, ein wenig wie bei einer Abhängigkeit von Alkohol oder einer anderen Droge. Der Patient bleibt in ängstlicher Abhängigkeit von seinem Vermeidungsverhalten; irgendwie »klebt« der phobische Mensch an seiner Flucht.

Das Vermeidungsgenie

Wie Iris sind auch die meisten Patienten maßloser Ängste gezwungen – eine Überlebensfrage –, Meister im Vermeiden zu werden. Es gibt davon mehrere Arten:

- *Vermeiden von Situationen*: zum Beispiel nicht über Plätze gehen, auf denen es Tauben gibt, nicht öffentlich das Wort ergreifen, nicht die U-Bahn nehmen. Um die Zwänge, die sich daraus ergeben, vor den Mitmenschen zu rechtfertigen, liefert die Person oft rationale Gründe: »Ich gehe nicht gern durch das Viertel, weil es so hässlich ist«; »ich gehe nicht gern zu Abendeinladungen, weil man sich dort über ganz uninteressante Dinge unterhält«, »in der U-Bahn ist es zu heiß, und es stinkt.«

- *Vermeiden von Bildern, Worten, Gedanken*: vermeiden, an das zu denken, was Angst macht, Fotos oder Filme zu sehen, Unterhaltungen zu hören oder Artikel oder Bücher zu lesen. Doch leider haben zahlreiche Arbeiten gezeigt, dass immer, wenn man unangenehme Gedanken verjagen wollte, ihre die Angst bewirkende Kraft sich verstärkte.[1] Das ist ein Paradox des phobischen Gedankens (und gilt bei allen ängstlichen Gedanken): Die Patienten haben den Eindruck, »immerzu daran zu denken«. In Wirklichkeit denken sie nicht gründlich daran und vertreiben beunruhigende Gedanken, sobald sie aufkommen wollen, statt ihnen gründlich zu begegnen. Diese Denkweise kann nicht-phobischen Personen guttun, ist aber in den Fällen intensiver und krankhafter Ängste ungeeignet.

- *Vermeiden von Aufregungen*: nicht laufen, um sein Herz nicht klopfen zu hören, keinen engen Kragen oder eine Krawatte tragen, um nicht in Erstickungsgefahr zu geraten. Verschiedene Experimente haben gezeigt, welche Probleme dabei entstehen. In einem Experiment hat man Freiwillige Luft einatmen lassen, die mit Kohlendioxyd angereichert war. Man hat ihnen erklärt, dass sie sich beim Einatmen dieser veränderten Luft körperlich unbehaglich fühlen würden: Herzklopfen, Schweißausbruch, Atembeschwerden. Der Hälfte von ihnen empfahl man, zu versuchen, nicht an die Gefühle zu denken und alles zu tun, damit die anderen Personen im Raum nichts vom Unwohlsein bemerkten. Der anderen Hälfte der Freiwilligen gab man entgegengesetzte Anweisungen: Stellen Sie bei sich fest, was Sie fühlen, und versuchen Sie nichts zu kontrollieren oder zu verbergen. Die Teilnehmer, die gewohnt waren, vor ihren körperlichen Reaktionen zu fliehen (gewöhnlich die Ängstlichsten), die nach der Anweisung vermeiden sollten, bei dem Experiment an ihre Gefühle zu denken, zeigten sich mehr gestresst als die anderen, die man aufgefordert hatte, ihren Gefühlen »freien Lauf zu lassen«.[2] Nicht an ihre Körpergefühle zu denken gelang nur den schon zuvor wenig ängstlichen Personen.

Subtile Vermeidungen, die helfen, zu überleben, aber nicht, gut zu leben – und schon gar nicht, die Angst zu besiegen

Es ist nicht immer einfach, bestimmte Situationen zu vermeiden. Daher halten viele phobische Patienten das nur unter besonderen Bedingungen aus. Entweder richten sie es so ein, dass die Konfrontation unvollständig bleibt: Sie schauen nicht zu dem Objekt hin, das ihnen Angst macht, versuchen an anderes zu denken, versuchen in sozialen Situationen abzutauchen, Einkäufe in ruhigen Geschäftszeiten zu erledigen. Oder sie nutzen sogenannte »kontra-phobische« Strategien und bekämpfen ihre Ängste mit externen Hilfen: Sie nehmen zunächst Beruhigungsmittel (haben womöglich immer solche in der Tasche), lassen sich von jemandem begleiten. Wie subtil auch immer, es sind Vermeidungsstrategien, und ihre schädliche Wirkung bleibt immer gleich.

Oft sind der phobischen Person diese subtilen Vermeidungen nicht bewusst, und sie verwechselt sie mit Vorlieben: »Ich mag die Wochenenden auf dem Land nicht«, statt: »Ich habe eine Heidenangst vor Insekten«. »Ich mag mich in der U-Bahn nicht auf Plätze mit einem Gegenüber setzen, man ist zu beengt« soll heißen: »Ich kann es nicht ertragen, wenn mich jemand aus so kurzer Distanz anschaut.«

Um im Experiment zu zeigen, wie schädlich diese subtile Rolle ist, hat man zoophobe Patienten ungefähr eine Stunde lang vor Tiere gesetzt, vor denen sie Angst hatten (eine

Tarantel, eine Python und eine Ratte, alle in Glaskäfigen in Augenhöhe). Lenkte man die Patienten ab, so war ihre Angst paradoxerweise danach nicht geringer, als wenn sie nicht abgelenkt worden wären.[3] Das hängt aber auch von der Intensität der Ängste ab; bei sehr ängstlichen Personen wird die Ablenkung notwendig und relativ wirksam sein, um die Angst in den ersten Phasen der Konfrontation zu verringern.[4]

Vermeiden des Vermeidens ...

So verständlich diese Vermeidungsstrategien auch sind, sie bleiben doch eines der Hauptprobleme bei den Phobien, weil sie die Angst verfestigen. Solange jemand dem Gefürchteten, selbst auf subtile Weise, aus dem Weg geht, kann seine Furcht auf lange Sicht nicht geringer werden.

Unter den panischen Personen sind zum Beispiel die agoraphoben (die es vermeiden, ihre sichere Ecke zu verlassen) auch jene, deren spontane Entwicklung am stärksten behindert ist, und so auch am schwierigsten zu behandeln ist. Ihre Vermeidungshaltung lässt ihre Phobie chronisch werden. Daher sind Menschen mit einer Sozialphobie besonders schwer zu behandeln, die eine ausweichende Haltung einnehmen, ihrer Phobie »gehorchen«, indem sie nicht mehr gegen sie ankämpfen und gesellschaftliche Kontakte immer mehr meiden (unter vielerlei Vorwänden, etwa: »Die Leute sind enttäuschend«, »ihr Gerede langweilt mich«).

Die erforderliche Konfrontation mit den Ängsten muss nach genauen Regeln vonstatten gehen, die eine sogenannte »Desensibilisierung« der Angst zulassen, damit diese allmählich ihre Wirkung verliert. Man spricht auch von einer »Reizgewöhnung«. Wenn aber diese Regeln nicht beachtet werden, besteht im Gegenteil eine große Gefahr der Sensibilisierung: Die Angst wird mit jedem Kontakt größer. Diese Regeln behandele ich im nächsten Kapitel.

Dank der Konfrontationsbemühungen, die viel seelische Kraft erfordern und oft der Unterstützung eines Therapeuten bedürfen, macht man schließlich die Erfahrung – nicht in Ruhe und fernab –, dass die befürchteten Gefahren gar nicht vorhanden sind. Man entdeckt das erst vor Ort, wenn man sich gegen das Angstgefühl wehrt. Das ist ein grundlegend anderer Weg, wie wir sehen werden, unser emotionales Gehirn zu »überzeugen«, das ein bisschen dem ungläubigen Thomas gleicht, der nur das glaubte, was er mit eigenen Augen sah. Wenn man sich der Gefahr aussetzt, um sich zu überzeugen, dass es die Gefahr nicht gibt, deretwegen man ausweicht, dann will man damit nicht seine Vernunft oder seine Intelligenz überzeugen – die wissen das schon längst. Alle Phobiker wissen, dass ihre Angst, wenn auch nicht eingebildet, so doch immerhin maßlos ist. Widerstand muss man deshalb leisten, weil es sehr viel wirksamer ist, bei den Konfrontationen keine Katastrophe zu *erleben,* als sich das nur »auszudenken«. Unser emotionales Gehirn ist skeptisch; es braucht nicht nur Argumente, es verlangt auch Beweise.

Und dennoch reicht es nicht aus, sich zum Widerstand zu zwingen. Man muss die Welt und die Gefahren, die in ihr sein können, mit anderen Augen sehen. Aber gerade diese Weltsicht ist bei den Phobikern besonders problematisch.

Psychische Mechanismen:
Die Angst hat große Augen

Ein russisches Sprichwort sagt: »Die Angst hat große Augen.« Diese großen Augen der Phobiker dienen ihnen als Teleskop; sie machen die Gefahren sehr – zu – weit in der Ferne ausfindig und dienen zugleich als Lupe, als Mikroskop; sie machen auf die Gefahr hin, keinen Abstand wahren zu können, das kleinste Detail ausfindig. Sie sind auch Hellseher, überholen die Fakten bei weitem und zögern nicht, ihre Schlüsse daraus zu ziehen und schlimmstmögliche Folgen der Situationen zu antizipieren.

So denkt ein zu einer Soiree eingeladener Sozialphobiker schon Wochen vorher daran. Am Tag selbst prüft er die Gesichter der Anwesenden, um darin möglichst das geringste Zeichen von Verachtung oder Aggressivität zu entdecken. Er wird nicht das Wort ergreifen oder seine Meinung äußern, weil er meint, er würde sich für immer restlos lächerlich machen.

Neueste Untersuchungen haben gezeigt, wie Phobiker ihre Umwelt wahrnehmen:

- Ihre Aufmerksamkeit ist krankhaft auf ihre Ängste fixiert, sie schauen die Umgebung nicht an, sondern überwachen sie.
- Im Zweifelsfall schlagen sie lieber Alarm: Besser unberechtigt Angst haben als zu spät.
- Sie entwerfen pausenlos Katastrophenszenarien: Besser das Schlimmste annehmen und es noch schlimmer machen, um sich zu schützen.
- Sie ertrinken in ihren Angstgefühlen.

Diese psychischen Erscheinungsformen spielen sich automatisch ab, entziehen sich dem Willen, manchmal auch dem Bewusstsein der Person. Deshalb ist es wichtig, sie zu kennen, um sich von ihnen nicht ganz über den Tisch ziehen zu lassen, wenn man sie schon nicht verhindern kann.

»Ich schaue nicht, ich überwache«

Phobische Personen sind meist gegenüber allem, was einen phobischen Reiz auslösen kann, überaus wachsam und verfügen über eine ausgeprägte Fähigkeit, sich diese angsterzeugenden Informationen aus dem Zusammenhang zu fischen: Ein Arachnophobiker wird in einem Raum das kleinste Spinnennetz schneller als alle anderen Leute entdecken. Sozialphobiker werden in einer Runde sofort Ausschau halten, welche Gesichter sympathisch sind, ob von vornherein keine Gefahr von ihnen ausgeht und ob es womöglich Leute darunter gibt, die detektivisch forschen, die angreifen, spotten: besser abrücken und Abstand wahren, sie aber unbedingt aus dem Augenwinkel überwachen.

Diese übermäßige Wachsamkeit scheint jedoch auch unbewusste Wahrnehmungen zu registrieren. Zeigt man einer Person mit einer Schlangenphobie zum Beispiel auf einem Bildschirm Bilder von Reptilien, die man sehr rasch mit unauffälligen Blumenbildern überdeckt, so reagiert sie körperlich, wie man objektiv an ihrer Haut misst, genauso gestresst wie bei den nicht überdeckten Bildern.[5] Ihr emotionales Gehirn hat die Schlange »gesehen« und Alarm geschlagen. Die gleiche Art der Erfahrung hat man mit der Sozialphobie gemacht:[6] Der unterschwellige Reiz ging diesmal von Menschen mit unterschiedlichem Gesichtsausdruck aus. War dieser Ausdruck unbewusst feindselig, zeigte sich das im Test als Störung, was bei neutralen oder freundlichen Gesichtern nicht der Fall war. Angstreaktionen speisen sich aus unbewussten Wahrnehmungen, weshalb es phobischen Personen manchmal schlecht geht, noch bevor sie überhaupt erkannt haben, woran das lag.

Das Problem besteht darin, dass die automatische Hyperwachsamkeit das ungute Gefühl länger anhalten lässt, denn wenn Phobiker die Gefahr erst entdeckt haben und nicht fliehen können, schauen sie lieber weg; der Anblick ist zu qualvoll.[7] Indes kann man der entdeckten Gefahr auch nicht einfach den Rücken kehren. So entstehen ein merkliches Unbehagen und das dauernde Schwanken zwischen Überwachung und visueller Vermeidung, mit den drei klassischen Sequenzen: 1. Ich verbringe meine Zeit damit, zu suchen, woher die Gefahr kommen könnte. 2. Habe ich erst die Gefahr entdeckt, ist es mir zu schrecklich und schmerzhaft, mit offenen Augen diesem Grauen standzuhalten. 3. Ich darf allerdings in meiner Wachsamkeit vor dem Angstobjekt nicht nachlassen, denn es könnte gefährlich werden. Schließlich ist es wohl doch am besten, dem Dilemma zu entfliehen.

Ein englisches Team führte kürzlich eine Studie mit ech-

ten Spinnen – Taranteln – durch, die man in einem Gefäß
vor Phobikern, die sich freiwillig dazu gemeldet hatten, auf-
stellte. Wie lange die Probanden die Taranteln anschauten,
hing davon ab, wo sich die Spinnen jeweils befanden; war
ein Exemplar weit entfernt vom Ausgang, vermieden sie, es
anzuschauen, war es aber auf dem Weg nach draußen, mussten sie unwillkürlich hinsehen;[8] sie waren sozusagen »hyp-
notisiert« von ihrer Angst.

»Man weiß ja nie ...«

Einige Arbeiten haben bei den übergroßen Ängsten eine
Tendenz aufgezeigt, nach der ganz harmlose Anlässe als bedrohlich eingeschätzt werden. Bei der Sozialphobie zum
Beispiel:[9] Auf einem Fragebogen mit allerlei »doppeldeutigen« Situationen (die sie positiv oder negativ deuten konnten) deuteten die Patienten diese nur dann als negativ, wenn
es um soziale Situationen ging (zum Abendessen eingela-
dene Freunde brechen vorzeitig auf), nicht jedoch, wenn die
Situation ohne eine Gruppe anderer Menschen eintrat (einen eingeschriebenen Brief erhalten).

Die »doppeldeutigen« Anlässe sind im Alltag zahlreich
und werden von den Phobikern immer negativ ausgelegt:
beim Zoophoben ein regloses Tier (»es setzt zum Angriff an
und wird sich ohne Vorwarnung auf mich stürzen«), beim
Sozialphobiker ein Lächeln (»ich bin ihm wohl Anlass zu Mit-
leid oder Verachtung«), beim Panikanfälligen stärkeres Herzklopfen (»diesmal ist es so weit, das ist der Herzinfarkt«).

Folglich haben Phobiker *manchmal*, noch vor den anderen, Recht, täuschen sich aber *sehr oft.* Ein Beispiel mit
Sozialphobikern: Wenn sie in schneller Folge Gesichtsaus-
drücke auf Fotos[10] erkennen sollen, lassen sie so gut wie kein
negativ zu deutendes Bild aus, täuschen sich aber bei bekannten Gesichtern, die sie als feindselig einstufen, obwohl
diese sowohl von den Versuchsleitern als auch von nicht-
phobischen Personen als neutral eingeschätzt wurden. Die

Neigung, negativ zu deuten, ist vielleicht nützlich fürs Überleben, nicht aber für die Lebensqualität.

So haben die Phobiker leider häufig das Gefühl, in Gefahr zu sein, wären sie nicht so überaus wachsam. Das ist zwar oft, aber nicht immer falsch. Wer kann mir garantieren, dass die durch meine Hilfe von ihrer Hundephobie geheilte Person nicht eines Tages wieder gebissen wird? Ich selbst, der ich keine Hundephobie habe, bin mehrmals von Hunden gebissen worden. Als Phobiker hätte ich das vermeiden können. Ich bin aber der Ansicht, dass ein möglicher Biss ein kleineres Übel im Leben ist, als wenn man, von Angst besessen, vor jedem Hund, der sich einem nähert, fliehen muss. Ich hatte das Glück, dies selbst herauszufinden, weil meine Amygdala im Gehirn dies »zuließ«. Sonst hätte ich diese Einsicht durch eine Therapie gewinnen müssen.

Aus denselben Gründen – »lieber irrtümlich beunruhigt sein, als es nicht zu sein, wenn's notwendig ist« – sehen die Phobiker nur zwei Extreme: Sicherheit oder Gefahr. Diese Einstellung »alles oder nichts« führt dazu, dass sie in der Wahrnehmung ihrer phobogenen Umwelt keine feinen Unterschiede machen. Ein Hundephobiker wird beispielsweise in allen Hunden potentielle Beißer sehen, während ein Nicht-Hundephobiker fähig ist, zwischen einem aggressiven Hund (zurückgelegte Ohren, Zähnefletschen, Knurren) und einem nicht angriffslustigen Hund zu unterscheiden. Einem agoraphob panischen Menschen fällt es schwer, sich zu sagen, sein plötzliches Herzklopfen sei vielleicht nur deshalb eingetreten, weil er zu schnell gelaufen ist oder zu viel Kaffee getrunken hat, und kein Vorspiel zum Herzinfarkt. Es gilt somit, für die Gefährlichkeit der Situation ein angemessenes und flexibles Verständnis zu entwickeln. Zwischen einem »Das ist zu gewagt« des Phobikers und einem »Du bist nicht in Gefahr« seiner Umgebung, Überzeugung gegen Überzeugung, versucht der Therapeut differenziert zu sagen: »Man kann die Gefahr kommen sehen und lernen, ihr zu begegnen.«

»Voraussehen, deuten, ausweiten«

Die Devise der Phobiker lautet gewissermaßen »voraussehen, deuten, ausweiten«. Diese Tendenzen gehören so sehr zu ihrer mentalen Landschaft, dass sie das schließlich nicht mehr merken. Allerdings halten sie diese extreme Einbildung für ihre Wachsamkeit. Sie brauchen nämlich das Beängstigende noch nicht einmal zu »sehen«, um sich unbehaglich zu fühlen. Die Mehrzahl der Studien zu phobischen Wahrnehmungen verweist auf visuelle Reize, denn man glaubt, dass der stärkste Impuls für die Angst vom Bild ausgeht. Doch ist das nicht eindeutig. In einer Untersuchung mit Arachnophoben wollte man feststellen, ob ein visueller Reiz (das Bild einer Spinne) stärker wirkt als ein sprachlicher (das Wort »Spinne«). Wider Erwarten wirkt das Wort stärker als das Bild.[11] Damit wird die wichtige Rolle der mentalen Vorstellungen, der Phantasie, in den Phobien bestätigt. Wahrscheinlich ruft das Wort »Spinne« ohne nähere Angaben beim Phobiker sofort eine sehr große, schwarze, behaarte Spinne mit muskulösen, zupackenden Beinen hervor, die lauert, sich auf alles zu stürzen, was sich bewegt.

»Ich ertrinke in mir selbst«

Phobische Menschen neigen dazu, wegen ihrer heftigen, schmerzhaften Gefühle sich selbst besonders genau zu beobachten. Koste es, was es wolle – sie achten stärker auf das unangenehme Gefühl in ihnen als auf die äußere Situation. Sozialphobische Personen, die nach einem Wortwechsel unter starken sozialen Ängsten leiden, erinnern sich an weniger Einzelheiten als phobisch nicht Betroffene. Während der Unterhaltung haben sie ihre ganze seelische Energie darauf verwendet, sich selbst zu überwachen und zu verbergen, wie schlecht sie sich fühlen.[12]

Sie sind auch Opfer dessen, was man *emotionales Denken* nennt, das dazu führt, dass man die Gefahrensituation nach seinen gefühlten Antworten einschätzt. Wenn mein Herz heftig schlägt, besteht eine Gefahr. Wenn ich mich schlecht fühle, geht es mir schlecht, usw.

Dieses emotionale Denken findet man nicht nur beim Kind,[13] sondern auch beim Erwachsenen.[14] Es führt zu einer unkritischen Deutung der eigenen körperlichen Befindlichkeit als gültiges Zeichen für Gefahr; man vertraut gewissermaßen blind seiner Angst. Hat die eigene Alarmsirene geheult, so glaubt man an eine wirkliche Gefahr. Nun ist aber dieses Alarmsystem bei den Phobien ernsthaft gestört.

Das erklärt, warum in gewissen Fällen Angstgedanken automatisch und blitzartig zu einer tatsächlichen Panikspirale führen: Der Phobiker fängt an, sich körperlich unwohl zu fühlen (Herzklopfen, Schwindelgefühle, leichte Atembeklemmung und das Bedürfnis, Seufzer auszustoßen, oder sonstige körperliche Merkmale). In dem Moment deutet er diese Zeichen als Bedrohung (»mir wird etwas passieren«), was seine Angst und die körperlichen Signale noch verstärkt, die er dann aufmerksam überwacht. Indem er sich so auf sie konzentriert, empfindet er sie noch stärker und sieht darin ihre Verschlimmerung (»im Vergleich zu bisher spüre ich sie immer deutlicher, kein Zweifel, es ist schlimmer geworden, ein schlechtes Zeichen«), daher die wachsende Angst, bis hin zur Panik.

Intelligenz unter Einfluss: Kann man handeln?

Alle diese Vorgänge nennt man »präattentional«, denn sie unterstehen nicht dem Willen der Person, lösen oft unnötig Alarm aus und ermüden den Betroffenen. Gehören sie zu den Ursachen oder den Folgen der übergroßen Ängste? Man weiß es nicht, sie lassen sich aber beheben. In einigen Arbeiten hat man die wohltuende Wirkung angemessener Psychotherapien bei derartigen Aufmerksamkeitsstörungen nachgewiesen; man konnte zeigen, dass nach einer Sitzung in Verhaltenstherapie phobisch Betroffene merklich weniger durch phobogene, unterschwellige Impulse beeinträchtigt waren.[15]

Es geht nicht darum, diese Vorgänge vollkommen unter Kontrolle zu bringen, das wäre weder wünschenswert noch möglich. Da sie in gewisser Weise Überbleibsel des gesunden Alarmsystems sind, ist es sinnvoll, dass sie, wenn auch in Maßen, wachsam bleiben. Man muss sie passend einstellen, je nachdem, ob die Lebensumstände normal oder außergewöhnlich sind. Ich muss meine Angstsoftware gegenüber Tieren in bestimmten Situationen – wenn ich im amazonischen Dschungel wandere – höher einstellen, in anderen – wenn ich auf dem Land gefahrlos spazieren gehe – absenken.

Das System des Angstalarms ist in den Phobien immer auf höchster Stufe und zu starr. Man möchte folglich in der Therapie dem Patienten beibringen, es durch spezifische psychische Techniken mäßigen zu können, damit er sich bemüht, genauer zu erkennen, was Angst macht, und nicht unablässig die Umgebung überwacht. Und dass er andererseits seine automatischen Deutungen verändert. Das ist nicht einfach, denn die Denkfähigkeiten phobischer Personen stehen stark unter dem Einfluss dessen, was sich emotional bei ihnen abspielt; unsere Intelligenz wird nämlich beeinflusst. Warum das so ist, werde ich noch erklären. Lernen soll der Patient auch, wie er neben den Verhaltensbemühungen und der Anstrengung, psychisch Abstand zu halten, noch eine dritte Art an Verhaltenstechnik, diesmal, was die Emotionen betrifft, einsetzen muss.

Emotionale Mechanismen: Kann man auf die Psychobiologie verzichten?

»In solchen Augenblicken werde ich wie verrückt.« »Ich habe Angst, unter dieser emotionalen Anspannung zu allem fähig zu sein.« »Mein Körper und mein Verstand gehorchen mir nicht mehr, ich bin wie der Fahrer eines Autos, bei dem weder das Lenkrad noch die Bremsen funktionieren: Ich habe die Kontrolle verloren.«»Ich fühle mich machtlos, gelähmt, unfähig zu handeln oder etwas zu beschließen, wie ein Hase vor den Scheinwerfern eines Autos, der starr sitzen bleibt und den man vermutlich überfahren wird, weil er weder nach vorn noch nach hinten ausweichen kann.«

Jeder Mensch, der den Angstschmerz empfunden hat, kann beschreiben, wie intensiv emotional dieser Schmerz wirkt. Und die Phobiker, die ihn regelmäßig spüren, können erzählen, wie quälend, unkontrollierbar und entkräftend sich dies emotional auswirkt. Für einen Phobiker ist es fast genauso schwer, eine Panikattacke, wie für einen Asthmatiker, einen Asthmaanfall unter Kontrolle zu bringen. Dafür gibt es einen triftigen Grund: Die Angstreaktion beruht auf einer großen biologischen Kraft. Es gibt ein zentrales Angstzentrum, eine Gehirnzone, die wegen ihrer länglichen Form einer Mandel zerebrale *Amygdala* genannt wird.* Sie entscheidet darüber, ob diese Alarmreaktion, die Angst, in Gang gesetzt wird. Unter normalen Umständen wird ihr Verhalten durch benachbarte Hirnstrukturen reguliert, die einerseits die notwendigen von den unnötigen Informationen in Bezug darauf filtern, ob Angst ausgelöst werden soll, andererseits auch die Stärke dieser Angst kontrollieren, damit sie nicht nachteilig wirkt. Wenn sie zu heftig wird, trägt sie nicht dazu bei, eine bestmögliche Wahl zu treffen.

Man konnte die Rolle der Amygdala auf verschiedene Weise bestätigen. Wenn man diese bestimmte Region bei Labortieren beschädigt oder anästhesiert, verändert sich ihr Angstverhalten deutlich. So haben Affen plötzlich keine Angst mehr vor Schlangen, nähern sich den Reptilien und spielen mit ihnen. Selbst die Erinnerung an Angst scheint

---

* Ich spreche von der zerebralen Amygdala im Singular, obwohl es ihrer zwei gibt, in jeder Hirnhälfte eine. Man weiß außerdem, dass diese Amygdalen aus vielen Einzelkernen bestehen, von denen ein jeder eine genau umrissene Funktion ausübt. Doch sind diese Details hier nicht vonnöten; interessierte Leser mögen Joseph LeDoux, *Das Netz der Persönlichkeit* (Düsseldorf u. a. 2003) heranziehen.

verändert zu sein. Wenn diese Affen von den Schlangen gebissen wurden, so gingen sie direkt zu ihnen und überprüf-
ten sie. Bei der Ratte mit der beschädigten Amygdala ist die
Angst vor der Katze verschwunden, sie nähert sich zutrau-
lich und beißt ihr sogar in die Ohren, was ihr auf der freien
Wildbahn nicht gut bekäme. Ich muss dazusagen, dass man
die Katzen vorher betäubt hat, damit der Test stattfinden
konnte. Umgekehrt führt die Stimulation der Mandelregion
durch einen Stromleiter bei Tieren zu größten Ängsten,
selbst ohne dass irgendeine Gefahr oder ein Zusammenhang
mit einer möglichen Gefahr besteht.

Der zerebrale Schaltkreis der Angst: biologisches Szenario einer Schreckenssequenz

Schon seit vielen Jahren weiß man, dass es unter unserer
Großhirnrinde – einer Zone der komplexen emotionalen
Fähigkeiten, besonders in ihrem Frontallappen – ein etwas
einfacheres emotionales Gehirn gibt, das wir mit unseren
Tiervettern gemeinsam haben. Bringt man Phobiker vor das
Objekt ihrer Ängste, so entdeckt man in diesem emotional
aktiven Hirnbereich einen auffallenden Blutzustrom.[16] Wie
kann man auf einfache Weise diesen zerebralen Schaltweg
der Angst beschreiben?

Unsere Sinnesorgane (Augenlicht, Gehör, Geruchssinn…)
erhalten von der Umgebung Informationen, aus denen eine
Gefahr oder die Möglichkeit einer solchen hervorgeht, etwa
eine Schlange oder ein Stöckchen am Boden, das wie eine
Schlange aussieht.

Diese Informationen wirken auf die Amygdala, die einen
ersten Körperalarm auslöst. Man wird hellwach, zuckt zusammen, verkrampft sich. Alsdann wird die Wirkung dieses Alarms von verschiedenen zerebralen Strukturen in der
Nachbarschaft der Amygdala überprüft, die ebenfalls zu dem
»Schaltkreis der Angst« gehören, insbesondere vom Hippokampus, einer Zone, die zum emotionalen Gehirn gehört und

unabhängig von unserem Willen handelt, und einem Teil des Frontallappens der Großhirnrinde (präfrontaler Kortex), der teilweise – nur teilweise – mit unserem Willen handelt.

Der zerebrale Kern, »Hippokampus« genannt, hat unter anderem die Aufgabe, mit unseren bisherigen Erfahrungen zu vergleichen: »Bin ich dieser Situation schon einmal begegnet, und hat sie mir ernste Schwierigkeiten gemacht?« Der Hippokampus kann auch über den Zusammenhang mit dem Angstobjekt Auskunft geben: Ein Löwe im Käfig zum Beispiel löst bei uns eine leichte Gänsehaut aus (die Amygdala gibt immerhin ein kleines Alarmzeichen), der Käfig bremst jedoch unsere Angst. Phobiker können diese kontextuelle Bremsung nicht nutzen; sie nehmen alle diesbezüglichen Hinweise vollkommen ernst. Der Zusammenhang spielt nur eine geringe Rolle. So können schwere Ängste bei Sozialphobikern selbst dann auftreten, wenn sich Blicke und Aufmerksamkeit von Freunden oder Angehörigen auf sie richten.

Der präfrontale Kortex wirkt regulierend auf die automatischen Angstreaktionen. Er muss alle Informationen der Sinne, emotionale, kulturelle und persönliche, integrieren, um daraus einen Arbeitsplan zu entwickeln, der den Bedürfnissen und dem Zusammenhang in der angetroffenen Situation gerecht wird.*

---

* Natürlich sind die Gegebenheiten funktionaler Anatomie, die ich Ihnen hier darstelle, sehr vereinfacht. Die derzeitigen wissenschaftlichen Erkenntnisse gestatten uns, einen noch komplexeren Schaltkreis anzunehmen: Vor allem visuelle und auditive Sinnesorgane erfahren zunächst eine Einwirkung durch den *Thalamus*, eine Zone im Zwischenhirn. Es gibt zwei zerebrale Schaltkreise, die den Angstalarm auslösen können, ein kurzer zwischen Thalamus und Amygdala und ein langer, der in der Hirnrinde zwischen diesen beiden Strukturen liegt; es gibt auch andere Teile des betroffenen Gehirns, zum Beispiel den Locus ceruleus, der auf Befehle der Amygdala reagiert und die körperlichen Angstreaktionen auslöst. Vgl. Joseph LeDoux, *Das Netz der Persönlichkeit*, und auch seine Homepage, verwaltet vom Zentrum der Neurowissenschaften der Universität von New York: http://www.cns.nyu.edu/ledoux.

Nehmen wir unser Beispiel mit der Schlange oder mit ihrem Umriss bei einem Spaziergang. Unsere Augen sehen die Form: »sinusförmige, offenbar reglose Gestalt am Boden«. Sie leiten die Information an unsere zerebrale Amygdala weiter, die einen ersten Alarm auslöst: »Vorsicht, Vorsicht, verdächtige Gestalt!«, und sogar eine erste Überlebensstrategie einleitet: »Nicht bewegen!« Unser Hippokampus prüft sehr schnell unseren Vorrat an Erinnerungen: »Ist diese Gestalt in meinem allgemeinen oder persönlichen Gedächtnis als Gefahrenquelle gespeichert?« Unterdessen sucht unser präfrontaler Kortex die Befehlsgewalt über die Vorgänge zu übernehmen: »Haltet mich weiter auf dem Laufenden. Wenn man sich vorsichtig nähert, um nachzusehen, wird man schon feststellen, worum es geht, ohne ein übertriebenes Risiko einzugehen.«

Wenn aus irgendeinem Grund die beiden Strukturen, Hippokampus und präfontaler Kortex, den von der Amygdala ausgesendeten Alarm nicht bremsen, kennt die Angst keine Grenzen mehr, und Panik stellt sich ein; man ergreift die Flucht vor einer ungefährlichen Ringelnatter oder einem simplen Stückchen Holz. Oder sollte es sich – was vorkommen kann – um eine echte Gefahr handeln, dann wird man entsetzt beim Anblick einer Kreuzotter sein, die nur die Flucht ergreift, und daraus in Zukunft eine noch größere Angst ableiten: »Jetzt dürfen meine Kinder nicht mehr im Wald spazieren gehen, das ist zu gefährlich.« Leider verstärkt sich nun dieser biologische Schaltkreis und wird funktional, je öfter sich Paniken oder Anfänge davon wiederholen, das heißt, je länger die Phobie vom täglichen Verhalten genährt wird. Es können dann bereits ganz offensichtlich absurde Angstkrisen ausbrechen, gleich einer verrückt gewordenen Software, die nach einer Eingabe, die Sie nicht einmal beachtet haben, von ganz allein auf Ihrem Computerbildschirm erscheint.

Der zerebrale Schaltkreis der Angst

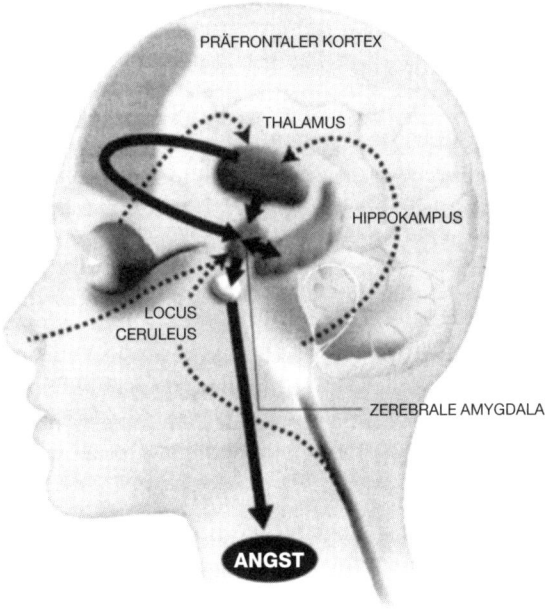

····▶ Sinnesinformationen, die Angst auslösen können
——▶ Schaltkreis der Angst

Die Beziehungen zwischen Amygdala und präfrontalem Kortex: Kampf oder Zusammenarbeit?

Bei den pathologischen Ängsten hat deutlich die Amygdala die Macht übernommen. Das kann viele Ursachen haben; am häufigsten handelt es sich um körperliche Anlagen oder traumatisierende Lebenserfahrungen. Denn die Amygdala »lernt« und behält Erfahrungen und Vorbedingungen für Angst restlos im Gedächtnis.

Dank bildgebenden Verfahren, durch die man sichtbar machen kann, welche Gehirnregionen in verschiedenen Lebenssituationen betroffen sind, konnte man die Rolle der Amygdala klären. Sozialphobische Patienten reagieren auf

Fotos von wütenden oder verächtlich verzogenen Gesichtern heftiger als nicht sozialphobische Personen, und diese stärkere Reaktion zeigt sich (magnetische Resonanz-Studie) in einem stärker gereizten Bereich der zerebralen Amygdala.[17]

In einer höchst interessanten Untersuchung hat man vor Augen geführt, was in unserem Gehirn vorgeht, wenn wir vor Publikum sprechen.[18] Alle Welt hat in solchen Situationen Lampenfieber; bei Sozialphobikern geht dieses Lampenfieber einher mit totaler Unfähigkeit, ihre Gedanken, Erinnerungen oder, schlimmer noch – im Fall eines mündlichen Examens –, ihre Kenntnisse zusammenzubringen. Die Methode der Zerebralbilder macht anschaulich, dass bei »normalen« Nervösen zwar das Reden in der Öffentlichkeit auch mit erhöhtem Blutandrang in der Amygdala-Region verbunden ist (sie fühlten immerhin die Angst), aber vor allem mit erhöhtem Sauerstoffverbrauch in verschiedenen Hirnrindenzonen, der dem notwendigen Einsatz an Energie entspricht, damit die Situation mit den erforderlichen intellektuellen Ressourcen gemeistert werden konnte. Bei den Phobikern war es umgekehrt: sehr starke Reizung der Amygdala, und im Vergleich zu den Nicht-Phobikern geringerer Blutzufluss in den Regionen der Hirnrinde. Diese Befunde entsprechen genau dem, was Patienten mit sehr großer Sozialphobie erzählen: »Mein Kopf war leer, mein Gehirn war wie eine große weiße Fläche, starr. Ich war auf eine maßlose, absurde, tierische Weise panisch.« Dieser Eindruck von einer Katastrophe, einem schlimmen Unwohlsein, entsteht durch die auf vollen Touren arbeitende Amygdala: leerer Kopf, das sind die Hirnrindenzonen, vollkommen orientierungslos durch den von der Amygdala in Gang gebrachten brüllenden Alarm, der rundum, allgegenwärtig, Angst und Schrecken verbreitet.

Verkabelt für die Angst

Warum gewinnt eine frühe zerebrale Zone die Oberhand über eine in der Evolution fortgeschrittene »edlere« Zone? Weil uns ein Gehirn mit synaptischen Vernetzungen in Richtung Amygdala – präfrontaler Kortex gegeben ist, und nicht andersherum. Da nun die Amygdala immer als Erste in Bereitschaft ist – angesichts einer Bedrohung –, hat stets unser Körper noch vor unserem Geist Angst.[19]

Wir sind von Geburt für die Angst verkabelt, und erst das Leben bringt uns nach und nach dazu, eine Auswahl unter den Ängsten zu treffen, je nachdem, was man uns beibringt, was wir um uns herum beobachten, was wir selbst in Erfahrung bringen. Unser Gehirn, dieser wunderbare persönliche Computer, ist nämlich von der Evolution mit einer seriellen Software ausgestattet, die uns die größtmögliche Zahl der Ängste fühlen lässt. Wahrscheinlich ist unsere Ausstattung mit der unserer Vorfahren identisch. Doch sind die Gefahren, denen man begegnet, nicht mehr dieselben, weshalb eine Wandlung, eine Flexibilität notwendig geworden ist. Man wird seine Angst-Software passend zu seiner Umgebung einstellen, schwächer bei gewissen Ängsten, dagegen sensibler bei nützlichen Ängsten im Alltagsleben; jedenfalls können wir sie, falls nötig oder falls unsere Umwelt sich ändert, neu einstellen. Bei Problemen bekommen wir nicht immer erneute Panikattacken.

Folglich brauchen wir nicht zu *lernen*, *Angst zu haben* (die Natur hat uns damit ausgestattet), sondern müssen lernen, *wovor* man Angst haben muss und auch wovor *nicht mehr*.

Verschiedene Deregulierungen in Verbindung mit der Biologie der Angst

Alle wissenschaftlichen Arbeiten, die ich hier erwähne, sind nicht praxisfern, sie entsprechen genau dem, was die betroffenen Patienten beschreiben. Zunächst zu Ängsten, die sich rasch in Panik und Angst vor der Angst verwandeln: »Ich tue alles, um jede Angstsituation zu meiden, denn wenn meine Angst erst anspringt, weiß ich, dass ich sie nicht mehr bremsen kann.«

Dann zu Ängsten, die sich von selbst auslösen, die grundlos oder fast ohne Ursache auftreten: ein Gedanke, ein Blick oder ein Schweigen, stärkeres Herzklopfen als üblich, Aufwachen mitten in der Nacht. Wir werden sehen, dass das sympathische Nervensystem phobischer Patienten ständig auf zu hohem Niveau arbeitet (man sagt in der Umgangssprache, sie stünden ständig »unter Strom«).

Schließlich zur Rückkehr der Angst: Das Gedächtnis der Phobie währt lange. Selbst wenn man Fortschritte gemacht hat, seinen Befürchtungen erfolgreich begegnet ist, seinen Blick auf die Welt geändert hat (weniger Katastrophenszenarien), kann die Angst ein *come-back* feiern, wie eine alte Chansonsängerin, die eigentlich niemand mehr hören möchte. Denn unser Gedächtnis vergisst seine Ängste tatsächlich niemals und behält sie archiviert im Schlaf. Auch wenn man seine Ängstlichkeit überwunden hatte, kann es vorkommen, dass bei der Begegnung mit einer vormals eine Panik auslösenden Situation, besonders wenn man nicht in Form ist, erneut eine Angstwelle hereinschwappt. Die Schwächsten wird das entmutigen: »Die ganze Mühe umsonst.« In Wirklichkeit können informierte Patienten und vor allem jene, die in einer Verhaltenstherapie waren, diese zurückgekehrten Ängste kontrollieren; sie wissen genau, was zu tun ist, um das Ausmaß einzudämmen.

Wie die zerebrale Amygdala »beruhigen«?

Es stimmt nicht, dass ein Phänomen, wenn es einmal biologisch verankert ist, nicht mehr bewegt werden kann.

Was in die eine Richtung geht – die Sensibilisierung für Angst –, kann auch in die andere gehen – ihre Desensibilisierung. Eindrucksvolle Untersuchungen aus jüngster Zeit haben gezeigt, dass man zerebrale Anomalien zusammen mit phobischen Störungen unter einer Behandlung, durch Medikamente oder Psychotherapie, normalisieren kann.[20] Dieses Phänomen der sogenannten »zerebralen Neuroplastizität« wird für die nächsten Jahre[21] zu den faszinierenden Forschungsgegenständen in Psychologie und Psychotherapie gehören; es erinnert ganz einfach daran, dass sich unser Gehirn entsprechend unseren Erfahrungen immer weiter entwickelt. Ich kann auf mein Gehirn einwirken, ich kann es neu figurieren, damit die pathologischen Gefühlsregungen, unter denen ich leide, nicht unabwendbar bleiben.

Das lässt sich aber nur nach und nach erreichen. Es geht buchstäblich um einen Lernprozess: Wenn ich ein Instrument spielen oder Englisch sprechen will, muss ich Zeit dafür einplanen, und nicht nur theoretisch, sondern regelmäßig praktisch. Und so ergeht es mir auch im Kampf gegen die Phobie; ich kann lernen, meine übermäßigen Ängste zu mäßigen, muss mich aber eine Zeit lang darin üben, einige Wochen lang bis zu einigen Jahren, je nach der Stärke der Phobie und danach, wie lange sie mich schon plagt. Doch sachte, das heißt nicht, dass man so lange braucht, um sich allmählich besser zu fühlen; erste Wohltaten wird man sehr bald spüren. Es bedeutet nur, dass man diese ganze Zeit benötigt, um sich wirklich sicher zu fühlen, noch nicht sicher vor der Angst (was nicht möglich und auch nicht wünschenswert ist), sondern in der Lage, sie zu regulieren.

Mut und Unterscheidungsvermögen

Phobische Personen brauchen umso mehr Mut, als die Ängste, gegen die sie ankämpfen, für andere unsichtbar sind. Niemand außer ihren nächsten Familienangehörigen oder ihrem Therapeuten kann sie in ihrer Bedeutung richtig einschätzen. Ängste führen ihren Kampf im Dunkeln.

Auch verlangen sie seelische Kraft, um die unterwegs angetroffenen Schwierigkeiten, selbst vorübergehende Misserfolge, zu akzeptieren. Angst ist ein zäher Gegner, es reicht nicht, zu beschließen, gegen ihn nur anzutreten, weil man es für angebracht hält. Fortschritte werden nicht linear, sondern im Allgemeinen über Höhen und Tiefen erreicht. Es geht darum, nicht eine Schlacht, sondern einen Krieg zu gewinnen.

Sie müssen Ausdauer beweisen, denn wie wir gesehen haben, dauert die emotionale Beruhigungsarbeit, die zu bewältigen ist, eine gewisse Weile. Es geht um nichts Geringeres, als sein zerebrales System neu zu konfigurieren, und das in den Arealen, zu denen unser Wille ganz besonders wenig Zugang hat.

Sie brauchen schließlich Unterscheidungsvermögen, damit Ihre Anstrengungen, dem Gegner frontal zu begegnen, nicht zu Gewalttaten werden, die Sie sich selbst zufügen. Wir werden sehen, dass Sie sich anregen und ermutigen und nicht plagen und züchtigen müssen. Die Mischung stellt subtile Ansprüche an einen selbst und verlangt, was am wirksamsten ist: Toleranz.

4 Der Angst entgegentreten: erste Zugangswege

>»Auf in den Kampf! Ich muss das Leben
>nutzen, Freude finden, sonst bin ich verloren.
>Aber wie, wie denn?«
>
>*Alexandre Jollien*, Die Kunst, Mensch zu sein

»Wenn du immer weiter machst, was du schon immer gemacht hast, dann wundere dich nicht, dass du das hast, was
du schon immer hattest.« – Philippe, mein Patient, ist sehr
stolz, mir dies auf einem kleinen Stück Papier zeigen zu
können:»Ich habe diesen Satz gefunden und mir gedacht, er
würde Ihnen bestimmt gefallen, Herr Doktor.« Schon einige
Sitzungen hindurch arbeiten wir beide daran, alle seine täglichen Gewohnheiten zu ändern, die die Angst nähren und
dazu beitragen, sie stärker und hartnäckiger werden zu lassen. Philippe hat die Botschaft gut verstanden: Das Wich-
tigste in einer Therapie findet dort statt, wo der Therapeut
nicht anwesend, nicht neben dem Patienten ist. Auch wenn
wir unsere Patienten ein Mal in der Woche sehen, bleiben
doch mehrere hundert Stunden, in denen sie ihrer Phobie
allein ausgesetzt sind.

Im nächsten Kapitel werde ich darlegen, was sich während einer Therapie abspielt, vorher aber beschäftigen wir
uns mit den persönlichen Anstrengungen, die unerlässlich
sind, um im Alltag zurechtzukommen. Sofern Sie unter
einer hartnäckigen und schon lange bestehenden Angst leiden, können alle Ratschläge auf diesen Seiten eine richtige
Therapie nicht ersetzen. Diese Therapie muss aber unbedingt von einem fortwährenden Bemühen begleitet sein, das
Ihr Therapeut von Ihnen verlangen wird. Es ist vor allem die
Ausgangsbasis für Ihre weiteren Anstrengungen – wenn Sie

Ihr Ziel einmal erreicht und die Angst in normale und annehmbare Bahnen gelenkt haben –, diesen Zustand zu erhalten.

Hier nun die zehn Gebote für den Anti-Angst-Kampf, die wir anschließend aufschlüsseln werden:

1. Willfahren Sie Ihren Ängsten nicht.
2. Erkunden Sie sorgfältig, was Ihnen Angst macht.
3. Haben Sie keine Angst mehr vor der Angst.
4. Verändern Sie Ihre Weltsicht.
5. Leisten Sie Widerstand nach festen Regeln.
6. Achten Sie auf sich und bringen Sie die anderen dazu, Ihre Ängste zu respektieren.
7. Denken Sie über Ihre Angst nach, ihre Geschichte und ihre Funktion.
8. Gehen Sie sorgsam mit sich um.
9. Lernen Sie, sich zu entspannen und zu meditieren.
10. Bemühen Sie sich dauerhaft.

1. Willfahren Sie Ihren Ängsten nicht

Stellen Sie sich vor, jemand nistet sich eines Tages uneingeladen bei Ihnen ein. Er setzt sich fest, handelt nach seinen Gewohnheiten, benutzt Ihren Kühlschrank, schläft in Ihrem Wohnzimmer, ist überall bei Ihnen. Und beginnt, Ihnen Befehle zu erteilen: »Kratz mir den Rücken, bring mir das Frühstück ans Bett, putz mir die Schuhe, lass mir dein Zimmer und schlaf im Wohnzimmer…« Wenn Sie dieser Person gehorchen – sollte sie dann einen Grund haben, bei Ihnen auszuziehen? Keineswegs: Je mehr Sie nachgeben, desto wohler fühlt sich der ungebetene Gast bei Ihnen und wird Ihre Wohnung nicht verlassen wollen.

Und genau das passiert mit der Angst. Gehorchen Sie ihr jedes Mal, wenn sie zu Ihnen sagt: »Mach das nicht«, »schlag die Augen nieder«, »mach einen Umweg«, »flüchte«, »geh nicht ohne Begleitung aus«, dann hat sie keine Ursache, schwächer zu werden, geschweige denn, ganz zu verschwinden.

Ich verwende bei meinen Patienten oft diese Metapher vom »unerwünschten Gast«, um sie anzuregen, über das Ergebnis von übergroßer Nachgiebigkeit, zu großer Unterwerfung nachzudenken, durch die sie ihre übermäßige Angst am Leben halten, manchmal ohne sich dessen wirklich bewusst zu sein. Die Phobie ist als unerwünschter Gast zu betrachten, dessentwegen man alles tun wird, damit er seinen Aufenthalt nicht verlängert. Man muss der Phobie das Leben unerträglich machen, sonst ist sie es, die einem das Leben vergällt.

Vielen phobischen Personen ist das nicht ganz klar. Nachdem sich die Phobie über Jahre entwickelt hat, vermögen sie am Ende nicht mehr zwischen ihren eigenen Interessen und dem, was ihre Krankheit mit ihnen anstellt, zu unterscheiden. Darüber nachzudenken ist jedoch unerlässlich, denn beider Interessen sind radikal entgegengesetzt. Dort, wo die phobischen Personen wieder unabhängig und heiter werden wollen, setzt die Phobie alles daran, sie abhängig und in Angst zu halten. Es kommt so weit, dass man sich zum Beispiel einredet: »Die U-Bahn nehme ich nicht, finster und stinkig, wie es dort ist«, statt sich einzugestehen: »Ich habe Todesängste, zu ersticken oder panisch zu werden, wenn sie zwischen zwei Stationen hängen bleibt.« Solche Ausflüchte kleidet die Phobie nach einiger Zeit in freie Entscheidung, und man erkennt sie nicht als das, was sie sind. Sie führt weiter ihr Regiment in Form von krankhaftem Vermeiden. Man muss daher Mut fassen, seiner Angst nicht zu gehorchen, und ihr den Krieg erklären.

Natürlich lässt sie sich das nicht gefallen; indem wir uns dem widersetzen, was die Angst uns zu meiden befiehlt, fühlen wir unwillkürlich, wie sie anschwillt und wir ein unangenehmes Gefühl bekommen. Denken Sie aber daran, dass Sie, wenn Sie der Phobie durch solche Unterlassungen gehorchen, sich damit eine teure Ruhe erkaufen. Für ein wenig Ruhe im Augenblick opfern Sie Ihre Zukunft. Wenn Sie heute nicht auf diese Art Bequemlichkeit verzichten, verzichten Sie in Zukunft auf Ihre Freiheit.

Wir werden Ihnen zeigen, dass Ihre Anstrengungen, Widerstand zu leisten, gar nicht so aufwändig sind; das Vergnügen an kleinen Siegen über die Angst lässt den emotionalen Preis, um den man Widerstand leistet, vergessen, besonders dann, wenn man über eine plausible Methode verfügt, die unsere Fortschritte weiterhin sichert.

Aber Vorsicht, der Kampf gegen eine Phobie ist keine Schlacht, es ist ein zermürbender Krieg. Ein Mal zu siegen und den Gegner kurzfristig in die Flucht zu schlagen genügt nicht. Man muss nacheinander ganze Schlachten bis zum endgültigen Rückzug des Gegners gewinnen. Drängen Sie ihn dorthin zurück, wo er hingehört: in die Schranken der normalen Angst. Und erhalten Sie sich die Fähigkeit, ihn bei jedem seiner Versuche, einen neuen Angriff zu starten, zurückzuwerfen. Es ist mir sehr unangenehm, diese kriegerische Sprache in die Psychologie einzuführen, aber sie entspricht der Wirklichkeit. Kein Paktieren, sondern Kämpfen! Akzeptieren Sie eine Zeit lang die Unruhe in Ihrem Leben! Dass es das erträumte Leben noch nicht ist! Kein Krieg ist angenehm, aber einige sind nötig: dieser Krieg um die Freiheit ist es.

Wie gesagt, Sie sind nicht schuld an Ihrer Phobie, aber Sie sind für den Kampf gegen die Phobie verantwortlich. Ändern Sie Ihre Einstellung, werden Sie vom Opfer zum Kämpfer, handeln Sie, statt zu leiden. Allerdings mit Vorsicht! Denn bei dieser kriegerischen Einstellung dürfen Sie eins nicht vergessen: Sie wollen nicht die Angst, sondern die Phobie, das heißt die übermäßige Angst und ihre unangemessenen Reaktionen, zum Rückzug bewegen. Je weniger Sie die Zusammenarbeit mit der Phobie verweigern, desto länger dauert das Problem mit ihr.

2. Erkunden Sie sorgfältig, was Ihnen Angst macht

Der amerikanische Psychotherapeut Albert Ellis hat phobische Störungen »blödsinniges Verhalten, in Gang gesetzt von intelligenten Menschen« genannt.[1] Die Formulierung trifft zwar ins Schwarze, aber von innen betrachtet ist das Problem in Wirklichkeit etwas komplizierter.

Nicht etwa, dass Phobiker sich nicht dafür interessierten, was ihnen Angst macht. Sie interessieren sich eher ungeschickt dafür: auf zu einseitige, oberflächliche Weise. Einseitig, weil sie dazu neigen, nur Informationen zu sammeln, die ihre Befürchtungen bestätigen. Die Flugphobiker haben oft die großen Katastrophen der Luftfahrt im Sinn; sie lassen sich weniger von der überwiegenden Zahl der Flugzeuge verblüffen, die nicht abstürzen. Die Hundephobiker erinnern sich genau an Erzählungen von Leuten, die in ihrer Umgebung grausam gebissen worden sind, nicht aber an die ungleich größere Zahl friedlicher Hunde. Wer befürchtet, rot zu werden, erinnert sich deutlich daran, wie man ihn deswegen verspottet hat, vergisst aber gern alle Erfahrungen mit Menschen, die sich darum gar nicht gekümmert haben. Also ist es besser, wie Hegel mahnt, »zu hören, wie der Wald wächst, und nicht, wie der Baum fällt«.

Außerdem haben die Patienten zum Objekt ihrer Angst nur einen oberflächlichen Zugang, denn sie vermeiden mit einem verständlichen Reflex alles, was sie an ihre Phobie erinnert. Und viele unter Panikattacken leidende Personen meinen, bei einem Angstanfall tatsächlich verrückt zu werden, während die Psychiater wissen, dass »Irrsinn« nichts mit der Angstspirale zu tun hat. Viele Sozialphobiker fühlen sich ständig von anderen beobachtet und beurteilt, während alle Studien über soziale Interaktionen zeigen, dass unsere Gesprächspartner sich als dürftige Beobachter erweisen und im Allgemeinen recht wenig an unserem seelischen Zustand interessiert sind.

Folglich ist es wichtig, sich auf andere Art über den Gegenstand seiner Ängste zu beugen und alle nötigen Informationen zu sammeln. Keine Ihrer Fragen ist lächerlich und Sie müssen den Mut haben, sie denen zu stellen, die dafür zuständig sind. Kann man vor Angst sterben? Warum züngeln die Schlangen? Kann ein Hund einen Menschen töten? Viele Behandlungen von Phobien müssen diese Phase der Information weitestgehend berücksichtigen. Es gibt zum Beispiel etliche Fluggesellschaften, die Flugphobiker einladen, in Begleitung von Piloten oder Hostessen Flugzeuge am Boden zu besichtigen, und ihnen erklären, wie ein Objekt, das schwerer als Luft ist, fliegen kann, was geschieht, wenn ein Triebwerk ausfällt, usw. Eine meiner Patientinnen hatte mir von ihrer ersten Panikattacke auf einem Flug erzählt: Der Pilot hatte die Fluggäste an der einen Fensterseite auf den Mont Blanc hingewiesen. Eine ganze Gruppe war daraufhin auf diese Seite gestürzt und hatte meine Patientin in Todesangst versetzt, weil sie überzeugt war, dass dadurch das Flugzeug wie ein Boot aus dem Gleichgewicht geraten müsste und dass alle unweigerlich abstürzen und sterben würden. Doch bestand dieses Risiko nicht bei der Masse des Flugkörpers und seiner Geschwindigkeit.

Viele Patienten machen sich nicht die Mühe, alle Informationen einzuholen, weil sie dabei Schmerz empfinden. Der Schmerz ist für sich bereits eine erste Konfrontationsbemühung.

Solche Informationen können zwar nicht als Behandlung gelten, sind aber im Vorfeld nützlich. In jedem Fall müssen sie an Ort und Stelle »überprüft« werden. Denken Sie daran, dass Ihr emotionales Gehirn nie auf Ihr Verstandeshirn hört.

3. Haben Sie keine Angst mehr vor der Angst

»Du zitterst, Gerippe, würdest aber noch mehr zittern, wenn du wüsstest, wo ich dich hinführen werde.« Dieser Satz wird Marschall Henri de Turenne (1611–1675) zugeschrieben. Obwohl er berühmt für seine Tapferkeit war, hatte er doch in jeder Schlacht Angst, ließ sich aber von ihr nicht einschüchtern. Das ist ein passendes Programm für alle Phobiker. Angst zu haben ist normal. Das Problem besteht nicht darin, dass man Angst bekommt, womöglich in Panik gerät, sondern darin, wie man darauf reagiert. Es ist deshalb keine Lösung, um jeden Preis zu verhindern, dass sie auftaucht, sondern man sollte lernen, sie nicht zu fürchten, indem man regelmäßig übt, sie unter Kontrolle zu bringen: was dazu führt, dass man sie nach und nach entschärft, ihre Intensität verringert.

Die phobische Person sollte sich folglich nicht nur auf die Konfrontation mit der Angst verlegen, sondern eine gewisse Dosis Angst zulassen. Man muss den Kampf gegen die Phobie wie eine Art Umerziehung seiner Allergie auf das, was Angst macht, auffassen, wie wenn man ein gestörtes Alarmsystem wieder auf sein Normalmaß zurückfährt. Die Angst ist, wie gesagt, normal. Das Ziel besteht also nicht darin, sie zu beseitigen, sondern sie für den richtigen Zweck zu gebrauchen und auf eine Höhe einzustellen, die nützlich ist, ohne zu quälen.

Die Arbeit, das zuzulassen, ist umso notwendiger, als zahlreiche negative Empfindungen damit verbunden sind, wenn die Angst auftaucht oder wiederkehrt. Seine Angst zulassen heißt, dass man ihr gegenüber weder Furcht noch Scham noch Trauer empfindet. Man betrachtet sie dann nicht mehr als einen Mangel an Kraft oder Willen und fällt kein moralisches Urteil, wenn sie auftaucht, sondern sieht sie nur als Problem, das es Woche um Woche zu lösen gilt.

Sich seiner Angst nicht schämen

Viele phobische Menschen schämen sich, Angst zu haben. Würden sie sich auch schämen, kurzsichtig zu sein, Diabetes oder Bluthochdruck zu haben? Nein. Sie sind nicht stärker verantwortlich für ihre Phobien, als sie es für andere Störungen wären. Verurteilen Sie Ihre Angst nicht moralisch. Sehen Sie in ihr eher ein Problem, das es zu lösen gilt. Wichtig ist nicht die Frage: »Warum bin ich so schwach, so ängstlich?«, sondern: »Wie kann ich das Maß meiner Angst, die mich stört und die ich nicht billige, allmählich begrenzen?«

Nicht mehr traurig darüber sein, Angst zu haben

Es bestehen immer noch irrige Ansichten darüber, wie man zu einer psychischen Veränderung gelangen kann. Man glaubt, sie würde auf Knopfdruck eintreten, sobald man das Problem verstanden hat, und wenn man ihm erst einmal entgegengetreten ist, dann ist es geregelt. Eine illusorische Sicht der Psychotherapie, unter die Leute gebracht durch Hollywoodfilme: Der Held oder die Heldin versteht plötzlich, woher seine bzw. ihre Probleme kamen, die Augen füllen sich mit Tränen (meistens spielen im Hintergrund Geigen) und alle Sorgen vergehen für immer.

Die echten Therapien wirken – leider – nicht so. Sie erinnern eher an Lehrjahre, etwa daran, was geschieht, wenn Sie sich das Rauchen abgewöhnen oder Skifahren lernen: Man leidet, man versucht, es geht, dann doch nicht, und dann geht's wieder… Etwas entmutigend, aber mit Ausdauer kommt man immer ans Ziel. Eines schönen Tages stellt man bei einer unerwarteten Begegnung fest, dass die alten Reflexe vollkommen verschwunden sind.

Was für den Anfang der Bemühungen zutrifft – was gestern klappte, muss heute nicht unbedingt gelingen –, trifft auch auf eventuelle Rückfälle zu. Die Angst hat ein langes Gedächtnis, kann Jahre später aufwachen, selbst nach erfolgreicher Behandlung und wiedererlangter Bewegungsfreiheit. Dann gilt es, die Schrauben nachzuziehen und sich bei dieser »Rückkehr der Angst« (ROF: Return Of Fear, so englische Therapeuten) nicht zu sagen: »Es ist misslungen, ich werd' es niemals los«, sondern: »Das ist nicht die Rückkehr der Krankheit, sondern nur die der Angst.«

4. Ändern Sie Ihre Weltsicht

Ist das Gegenteil von »phobisch« »mutig« oder »naiv«? Für den französischen Philosophen Helvétius (1715–1771) »ist Mut oft die Wirkung einer ungenauen Sicht einer Gefahr, in die man sich begibt, oder ihre völlige Unkenntnis«. In eine solche Gefahr psychischer Blindheit vor der Gefahr können phobische Personen nicht geraten! Die Phobie wäre vielmehr, um Helvétius' Worte aufzunehmen, die Wirkung einer *zu* genauen Sicht der Gefahr, in die man sich begibt, oder ein *viel zu starkes Bewusstsein* dieser Gefahr.

Wir haben schon erwähnt, dass phobische Personen fähig sind, Zeichen einer eventuellen Gefahr sehr früh zu erkennen. Oft zu Unrecht, denn dann sind ihre Angstreaktionen einem falschen Alarm ähnlich. Man muss aber einsehen, dass diese Reaktionen in einen größeren Zusammenhang, in eine tatsächliche Vision von der Welt gehören, die auf drei großen Familien phobischer Ängste beruht:

- *Die Welt ist gefährlich*, und ich habe Angst vor allem, was geschehen kann (draußen herrscht Gefahr).
- *Ich bin nicht verlässlich*, und ich habe Angst vor meinen eigenen Reaktionen (die Gefahr kann auch von innen kommen).
- *Ich kann keinen Widerstand leisten* und mich nicht auf mich verlassen (ich kann nur überleben durch Flucht oder indem ich die Gefahr anders vermeide).

Die Welt ist gefährlich: die Rolle der Katastrophenszenarien

Wenn sich die phobische Person vor so vielem fürchtet, so deshalb, weil sie oft irgendwelchen »Katastrophenszenarien« Glauben schenkt, die zumeist irrige Vorhersagen von Katastrophen sind und *bestimmt* eintreten, wenn man ihnen begegnet:

- »Wenn ich diese Tür abschließe, wird das Schloss blockieren, ich kann nicht mehr raus und mir wird schlecht. Niemand wird denken, dass ich in diesem WC in Todesnöten bin. Man wird mich nur noch als Leiche vorfinden.«
- »Wenn ich eine Frage stelle, werde ich rot, alle merken es und halten mich für unfähig und dumm. Man schließt mich nach und nach aus. Meine Umgebung macht sich lustig und wendet sich ab von mir, ich bleibe allein, von allen verlassen…«[2]

Diese Katastrophenszenarien hält die phobische Person für höchst plausibel, mit zwei wichtigen Konsequenzen: Sie lassen sie leichter Reißaus nehmen und führen zu höchsten Ängsten. Ein sehr schönes Beispiel für eine solche Antizipation einer Katastrophe wird im Roman *Die Taube*[3] von Patrick Süskind erzählt, einer unglaublichen Geschichte von einer Vogelphobie. Wenige Werke vermitteln eine so genaue und beängstigende Sicht davon, wie absurd und unverhältnismäßig sich das entstandene Leid gegenüber dem aus einer »simplen« Phobie erwachsenen Anlass auswirkt.

Die durch Nachdenken und vor allem durch Handeln erforderliche Konfrontation mit diesen Katastrophenszenarien – was kognitive Therapeuten so hübsch »Realitätsprüfung« nennen – gehört natürlich zu den Grundlagen jeder Phobietherapie.

Gelegentlich kommen aber solche Inhalte bei Patienten in ihren Ängsten nicht vor. Sie empfinden nur eine zutiefst verstörende Angst, ohne sich überhaupt im Klaren zu sein, *was* ihnen Angst macht. Ihre Phobien peinigen sie deshalb umso mehr.

Ich bin nicht verlässlich und meine Reaktionen können mir schaden: Die Gefahr liegt in mir selbst

Wir haben schon das Phänomen der Angst vor der Angst erwähnt: Angst, unter ihrer schrecklichen Einwirkung die Kontrolle über sich zu verlieren. Die Spirale der Angst vor der Angst wird reichlich vom »emotionalen Denken« gespeist, das die körperlichen Angstreaktionen als Beweis dafür versteht, dass es wirklich eine Gefahr gibt: »Wenn ich mich unbehaglich fühle, dann muss es eine vorhandene oder drohende Gefahr geben.« »Wenn ich mich lächerlich *fühle, dann bin* ich lächerlich.« »Wenn mein Herz so heftig schlägt, werde ich bestimmt gleich einen Herzinfarkt bekommen.«

So verfängt sich der Phobiker, ausgehend von einem gelinden Unwohlsein, in einer Spirale verfehlter und übermäßiger Deutungen, die wesentlich auf einem haltlosen Glauben an seine Empfindungen oder Einfälle beruhen. Diese Verwechslung zwischen dem, was man fühlt, und dem, was tatsächlich vorhanden ist, erklärt eine andere unter den phobischen Paradoxien: die vorhandene, schlecht genutzte Hypersensibilität, die uns eher in Kopflosigkeit stürzt, statt Wege aufzuzeigen, wie wir uns der Umgebung anpassen können.

Ich habe es nicht im Griff: das Gefühl ungenügender Kontrolle

Phobiker sind meistens der Überzeugung, wenig tun zu können, um sich der Situation zu stellen. Wenn sie es nicht schaffen, holen sie sich für die seltenen Fälle einer Konfrontation mit der Angst Hilfe von außen, sind immer in Begleitung, haben ihr Handy ständig griffbereit, auch Medikamente, für den Fall, dass …

So erklärt sich, warum sie sofort alle Möglichkeiten ausloten, die ihnen in den Angstsituationen helfen können. Der Klaustrophobe schaut sich beim Betreten eines Kinosaals nach den Notausgängen um und sucht sich seinen Platz so

aus, dass er nicht zu weit davon entfernt ist; der Sozialphobiker, der einen Verkäufer um eine Auskunft bitten muss,
verbringt Zeit damit, zu prüfen, welcher am freundlichsten
aussieht und wann es der günstigste Moment ist, um nicht
womöglich barsch angefahren zu werden; der Vogelphobi-
ker schleicht sich, um über einen offenen Platz zu gehen, auf
dem sich Tauben tummeln, hinter einen Korpulenten.

Eine meiner Patientinnen mit Flugphobie, die gezwungen
war, von Zeit zu Zeit nach Nordafrika zu fliegen, um ihre
Familie zu besuchen, fragte regelmäßig die Hostessen, ob
nicht ein Arzt im Flugzeug sei oder, falls nicht, ob sie einen
Platz neben jemandem haben könne, der gern viel redet,
denn Reden lenke sie von ihren Ängsten ab.

Diese Vorsichtsmaßnahmen sind in Wirklichkeit eine ab-
gemilderte Form von Vermeidung und verursachen die gleichen Probleme, denn sie verhindern die Nachprüfung, dass
keine Gefahr vorhanden ist. Folglich werden sie ebenfalls
mit der Zeit wirkungslos, auch wenn sie den relativen Vorteil gegenüber dem »echten« Vermeiden haben, eine abge-
schwächte Konfrontation zuzulassen.

Angst vorher, Angst mittendrin, Angst nachher: immer Angst

Je ernsthafter und vielfältiger eine Phobie ist, desto bestän-
diger wird sie die Person im Alltag heimsuchen, selbst
außerhalb von Momenten der Konfrontation: Man fühlt sich
immer schlecht, vor, während und nach den Konfrontationen.

Lange vorher Angst zu haben, wenn man weiß, dass Angst
bevorsteht, ist ein klassisches Phänomen. So berichtete mir
eine Patientin von ihrem Kalender im Kopf, in dem alle ihre
Wege aus dem Haus mit den entsprechenden »Risiken«, die
in ihren Augen bestanden, eingetragen waren: »In solchen
Fällen kann ich vierzehn Tage vorher schon nicht mehr
schlafen. Deshalb schlafe ich oft nicht gut.«

Diese vorauseilende Ängstlichkeit ist sehr bekannt, doch gibt es da noch etwas zu untersuchen, das mir als sehr wichtig erscheint: dieses Grübeln *nach* der Konfrontation. Man weiß seit langer Zeit, dass depressive Menschen sehr viel grübeln und sich angesichts misslungener Aktionen an alle ihre früheren Misserfolge erinnern, was sie noch trauriger macht. Auch das Gedächtnis der Phobiker scheint solchen Mechanismen zu gehorchen.[4,5] Das zeigt sich, wenn man mit ihnen über ihre Ängste spricht. Phobiker haben fast unbegrenzte Vorräte an Erinnerungen und Verfolgungsgeschichten, die ihre Ängste bestätigen.

5. Leisten Sie Widerstand nach festen Regeln

»Sich nicht in der U-Bahn in einer Ecke verschanzen, sich nicht mit gesenktem Kopf mit dem Rücken zur Tür setzen, sondern mit erhobenem Kopf einsteigen, durch den Wagen gehen und dabei die Passagiere anschauen, als suchte man jemanden. Auf der nächsten Station aussteigen, in den nächsten Wagen einsteigen, das Gleiche wiederholen. Und so auf meiner halbstündigen Fahrt morgens und abends. Es nicht anders auf einer Fahrt mit dem Zug machen: durch den ganzen Zug gehen, in alle Wagen einsteigen, in die Gesichter der Passagiere schauen, wie auf der Suche nach einer bekannten Person. Wenn man im Sommer an der Terrasse eines Cafés vorbeigeht, davor stehen bleiben und auch dort alle anschauen, als suche man einen Freund.« Solche täglichen Übungen verschreiben wir vielen unserer Patienten, die eine Blickphobie haben, wovon im Kapitel über Sozialphobien die Rede sein wird.

Diese Übungen sind bei der Arbeit an der Phobie absolut notwendig. Ohne Konfrontation mit der Angst kann es keinen Fortschritt geben. In der Verhaltenstherapie nennt man dies *Expositionsverfahren*. Wenn Sie unter einer Phobie leiden, werden Sie das wahrscheinlich mit Hilfe einer Fachkraft feststellen; wir werden später zeigen, wie die Phobie im Rahmen einer Therapie behandelt wird. Hier schon einmal die Grundlagen, die Sie zu Ihrem Nutzen wissen und beachten müssen. Sie werden feststellen, dass die Methode nur einfach aussieht, denn diese Konfrontationen müssen nach sehr genauen Regeln ablaufen, damit sie wirksam werden.

Warum Konfrontationen?

Wir haben bereits gesehen, wie eine Phobie durch fehlende Konfrontationen chronisch werden kann. Ärzte haben sehr früh erkannt, dass manche Patienten, wenn sie ihren Ängsten regelmäßig Widerstand leisten, sich von ihnen befreien können. Schon zu Beginn des 20. Jahrhunderts hat der bedeutende französische Psychologe Pierre Janet seinen Patienten progressive Konfrontationsstrategien empfohlen, die den derzeitigen Verhaltenstherapien mit der Exposition ziemlich nahe kommen.[6] Der Versuch, nicht mehr vor dem zu fliehen, was Angst macht, ist in gewisser Weise logisch und leuchtet der Umgebung der Phobiker ein, in der mit guten Ratschlägen nicht gespart, manchmal gar heftig gedrängt wird, »ins Wasser zu springen«. Er wird auch von den Patienten selbst unternommen, die sich oft vergeblich bemüht haben, der Angst Widerstand zu leisten. Warum haben diese Bemühungen nicht gefruchtet? Kurzfristig oder erzwungen sind sie nicht immer ergiebig, denn Widerstand gegen phobische Ängste muss einigen sehr genauen Regeln folgen, um auf Dauer zu wirken.

Regeln, die beachtet werden müssen, um phobische Ängste dauerhaft zu löschen

Damit die Konfrontation mit einer sehr großen Angst erfolgreich wird, muss man sich einige strenge Regeln zu eigen machen.

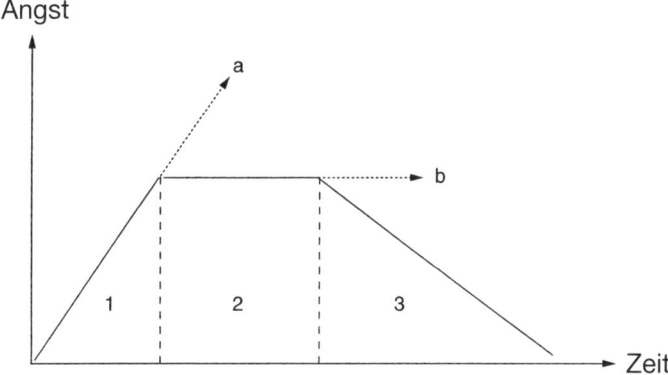

Intensität der Angst nach einer Sitzung mit längerer Exposition

Phase 1: Anstieg, Phase 2: Stillstand, Phase 3: Abstieg
Gepunktete Linien: a) Antizipation eines grenzenlosen Anstiegs der
Angst; b) Antizipation eines endlosen Angsterhalts im Höchstzustand.

Die Exposition muss lange dauern: Man muss in der beängstigenden Situation lange genug verharren, um zu merken, wie die Angst langsam nachzulassen beginnt. Man
schätzt, dass man die Übung erst beenden darf, wenn sich
das Angstgefühl mindestens um 50 Prozent abgeschwächt
hat. Expositionsübungen müssen daher mindestens 45 Minuten durchgehalten werden. Wenn meine Patienten diese
allein vornehmen, empfehle ich ihnen, immer eine bis zwei
Stunden einzuplanen. Das ist viel? Gewiss, es ist viel. Aber
machen Sie sich klar, dass die Phobie eine Vollzeitkrankheit
ist. Wenn Sie diese dilettantisch im Kurzzeittempo verschwinden lassen wollen, haben Sie kaum Chancen. Experi-
mentalstudien über den Verlauf einer Angstsequenz zeigen,
dass die Angst stets spürbar schwindet, sobald sich die Person lange genug der gefürchteten Situation aussetzt. Die
Patienten halten jedoch im Allgemeinen in der beängstigenden Lage nicht durch, weil sie befürchten, die Angst werde
auf unbestimmte Zeit ansteigen und sich auf eine Höhe steigern, die unerträglich und gefährlich wird, oder aber auf

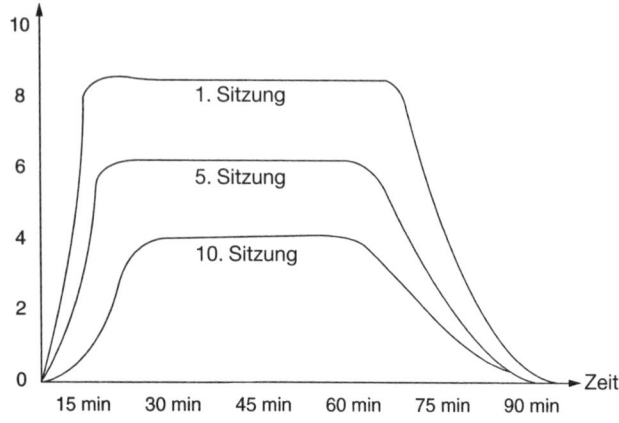

Niveau der Angst

1. Sitzung

5. Sitzung

10. Sitzung

Zeit

15 min 30 min 45 min 60 min 75 min 90 min

Entwicklung des Angstniveaus bei wiederholten Expositionen

höchstem Niveau bleiben und nie wieder nachlassen. Sie schließen daraus, dass es besser ist, die Situation körperlich oder gedanklich zu meiden, um zu überleben. Diese beiden Antizipationen sind, wie gesagt, falsch, aber solange der Patient nicht zu Ende denkt und sie überprüft, bleibt der Zweifel bestehen: »Wäre ich nicht abgehauen, hätte es bestimmt eine Katastrophe gegeben.«

Die Exposition muss vollständig sein: Es darf innerhalb der Exposition keine »subtilen« Vermeidungen geben. Bei Tierphobikern kann ein subtiles Vermeiden bedeuten, dass man vielleicht den Blick abwendet, um weniger Angst zu haben; bei den Panikern, sich auf ein Möbelstück zu stützen, um sich vor plötzlichem Unwohlsein abzusichern; bei Sozialphobikern, viel zu reden, um keine Stille, auch keinen prüfenden Blick ertragen zu müssen. Es gibt natürlich sehr viele solcher Situationen. Jede phobische Person muss lernen, sich dieser unbewussten Schwindeleien bewusst zu werden, die sonst die Wirksamkeit der Übungen verändern.

Die Expositionen müssen wiederholt werden: Um eine sehr große Angst wirksam zu behandeln, genügt nicht ein

96

Mal, sie müssen regelmäßig wiederholt werden. Nur die Wiederholung bewirkt, dass Intensität und Dauer der Angst wirklich dauerhaft schwinden, weil Sie mit Ihren Bemühungen biologisch auf die Neuroplastizität, diese Neukonfigurierung Ihrer Zerebralsynapsen, einwirken, von der ich zu Beginn sprach. Mit diesen Expositionen steigt das Angstgefühl weniger an, dauert auch weniger lange. Vergessen Sie nicht: Sie müssen Ihrem emotionalen Gehirn allmählich beibringen, dass keine Gefahr besteht, und diese Lehre bedarf, wie alle Lehren, regelmäßiger Wiederholungen. Sie müssen die von der Angst ausgelöste Reaktion »abnutzen«; eine meiner Patientinnen sagte im Laufe der Übungen, sie rüste sich, die »Angst zu ermüden«. Deshalb verschreiben die Therapeuten ihren Patienten zwischen den Sitzungen tägliche Übungen. Diese Übungen sind den Tonleitern vergleichbar, die Ihnen der Musiklehrer aufgeben würde. Wie diese sind sie unerlässlich für Ihre Erfolge.

Die Exposition muss schrittweise vorangehen: In den meisten Fällen empfiehlt man, sich nach und nach Situationen mit steigendem Schwierigkeitsgrad auszusetzen. Es hat keinen Zweck, sich Gewalt anzutun und den Boden unter den Füßen zu verlieren; das wäre kontraproduktiv. Wenn Ihnen das passiert, haben Sie ihr Ziel offenbar zu hoch gesteckt und müssen ein anspruchsloseres Ziel ansteuern. Sie müssen sich eine richtige Liste von Zielen aufstellen, die Sie schrittweise nacheinander abarbeiten. Für einen Höhenphobiker: sich auf einen Stuhl, dann auf einen Tisch stellen, auf eine Trittleiter oder eine Leiter klettern, sich über ein Balkon- oder Brückengeländer beugen usw. Denken Sie immer daran, dass die Phobie ein Ensemble alter Gewohnheiten ist, die man nicht mit einem Mal über Bord werfen kann. Wie Mark Twain schrieb: »Eine Gewohnheit wird man nicht los, wenn man sie aus dem Fenster wirft, man muss sie, Stufe um Stufe, die Treppe hinabschicken.«

Hier nun beispielsweise die Liste der Ziele, die ich mit einer meiner akrophoben Patientinnen (Angst vor Höhe und

Abgrund) während einer Therapie mit abgestufter Exposition zusammengestellt habe. Diese Übungen griffen in etwa auf das zurück, was wir gemeinsam in der Sitzung erarbeitet hatten, und die Patientin sollte sie zwischen den weiteren Sitzungen regelmäßig anwenden. Sie sind nach Schwierigkeitsgrad gestaffelt:

- jeden Morgen und jeden Abend im dritten Stock lange Zeit aus dem Fenster auf die Straße blicken, sich nicht unversehens nach den ersten Sekunden zurückziehen, sondern sich so lange über die Tiefe beugen, bis man das Unbehagen nicht mehr spürt;
- jedes Mal, bevor man die Haustreppe hinuntergeht, oben verharren und nach unten schauen, ohne sich am Geländer zu halten;
- auf der Straße stehen bleiben, den Kopf in den Nacken legen, um Denkmäler oder hohe Gebäude anzuschauen; in dieser Lage verharren, selbst wenn Schwindelgefühle auftreten;
- aufrecht auf einen Stuhl steigen, ohne sich mit den Händen abzustützen; lange Zeit stehen bleiben;
- sich über das Balkongeländer beugen, ohne sich verbissen anzuklammern;
- auf die oberste Stufe einer Trittleiter steigen, ohne sich festzuhalten.

6. Achten Sie auf sich und bringen Sie die anderen dazu, Ihre Ängste zu respektieren

Die Bemühungen, sich mit der Angst zu konfrontieren, die ich oben genannt habe, sind sehr viel subtiler und komplizierter, als man annimmt. Nicht allein der Versuch, kräftig gegen seine Ängste vorzugehen, bedeutet bereits, von einer Phobie zu genesen. Man muss auf Dauer wieder eine andere Beziehung zu seinen allergischen, diesen phobischen Ängsten aufbauen. Eine solche Arbeit verlangt Zeit und setzt voraus, dass man seine Kräfte richtig einschätzen, ökonomisch mit sich umgehen und vor allem auf sich achten kann: sich anspornen, ohne Gewalt anzuwenden. Die Devise bei der Konfrontation mit den Ängsten lautet: immer etwas mehr tun, als man spontan getan hätte, sich aber bei den anstrengenden Kämpfen nicht verbrauchen – und sich erinnern, dass man nicht etwa ein Mensch ohne Angst sein, sondern sich nicht von seinen Ängsten herumkommandieren oder überfordern lassen will.

Noch etwas: Bei Phobien, die auf allen Ebenen bedrohlich wirken und dazu führen, dass man depressiv[7] wird, sollte man sich nicht auf seine Phobie reduzieren lassen. Meine Patienten erinnere ich in unseren Therapiegruppen daran: »Sie sind nicht *irgendwie* Phobiker, vor allem das nicht *nur*! Auch wenn das Leiden bei chronischen Schmerzen Sie alles andere vergessen lässt. Sie sind einfach nur *normale Menschen, die unter einer Phobie leiden*, haben aber noch viele andere Merkmale und Fähigkeiten.« Kümmern Sie sich nicht nur um Ihre Symptome, sondern auch um Ihre Person!

Wenn Sie sich selbst respektieren, bringen Sie auch die anderen dazu, respektvoll mit Ihnen umzugehen. Sie müssen Ihre Ängste nicht verbergen, wie viele Phobiker meinen.

Phobische Personen überlegen oft, ob es gut ist, von ihren Ängsten zu sprechen. Auch fragen sie sich, auf welche Weise sie über ihre Phobie sprechen sollen. Ganz allgemein, um sich das Leben leichter zu machen, ist es am besten, klar und ohne Hemmungen davon zu sprechen.

Nun neigen aber viele phobische Personen dazu, ihre Ängste zu verstecken, um eine moralische Beurteilung, unnötige, vielmals gehörte und jetzt nicht anwendbare Ratschläge zu vermeiden, weil sie sich minderwertig vorkommen, wenn sie ihre Angst nicht bewältigen können, und meinen, andere Leute ginge das nichts an. Man sollte aber wissen, dass etwas zu verbergen sehr viel anstrengender ist.

Die Experimentalpsychologie hat in einer Untersuchung gezeigt, dass bei einem Probanden, von dem man verlangte, ein besonderes Thema in einer Unterredung zu meiden, ein sehr deutlich erhöhter Spannungszustand mit emotionalem Unbehagen entstanden war.[8] Es wird bereits alle Energie benötigt, um zu kämpfen und Widerstand zu leisten: Verschwenden Sie diese Energie nicht unnütz, indem Sie um jeden Preis Ihre wirklich vorhandenen Ängste verheimlichen.

Wie nun aber von seiner Phobie sprechen? Das geht sehr einfach, ohne dass man sich unbedingt als schwerkrank oder als Opfer darstellt. Ich führe mit meinen Patienten recht häufig Rollenspiele durch, um verschiedene Möglichkeiten zu testen, wie man, je nach Zusammenhang und Teilnehmern des Gesprächs, von seiner Angst sprechen kann. Insgesamt erweisen sich in den meisten Situationen folgende Erläuterungen als die besten: »Ich weiß, das wird ein bisschen absurd oder erstaunlich wirken, aber ich habe sehr große Angst in dieser und jener Situation. Diese Ängste sind wirklich schwer zu kontrollieren, ungefähr wie ein Asthma- oder Migräneanfall. Ich versuche, ihnen mit der Zeit die Stirn zu bieten, weil sie mich stören, aber noch habe ich es nicht zu einwandfreier Kontrolle gebracht. Sie könnten mir behilflich sein, wenn Sie dies oder jenes tun.« Eine phobische Person ist vollkommen berechtigt, von einem anderen Respekt zu fordern, ohne dass sich dieser gleich wie ein Therapeut verhalten muss. Wenn Sie Angst vor Katzen oder Hunden haben, können Sie das den Tierhaltern ruhig sagen. Wenn Sie vor Flugreisen Angst haben, können Sie mit einer Stewardess sprechen. Wenn Sie sich fürchten, vor einem Publikum zu sprechen, scheuen Sie sich nicht, es zu sagen, weil es ganz normal ist: Ungefähr 30 Prozent der Bevölkerung leiden unter demselben Problem. Und wäre es nur 1 Prozent, auch dann wären Sie vollkommen im Recht! Missbrauchen Sie jedoch dieses Recht nicht, demzufolge man Ihre Ängste beachten sollte. Es geht nicht darum, sie nur geltend zu machen, ohne etwas dagegen zu unternehmen. Wenn Sie sich so freimütig in Ihrer Umgebung verhalten, geschieht das eher, um nicht beeinträchtigt zu werden, wenn Sie sich Ihre »Dosis« Angst bei den Konfrontationen zumuten.

Ich erinnere mich in diesem Zusammenhang an eine meiner sozialphobischen Patientinnen, die im Auftrag eines großen pharmazeutischen Labors Arztpraxen aufsucht. Ihr ging es nicht schlecht, wenn sie mit Ärzten zusammentraf, denn sie hatte so gut wie keine Angst, vor eine einzelne Person zu treten. Hingegen musste sie jeden Montagmorgen an einer Konferenz mit ihrem Regionalchef und zwölf seiner Kollegen teilnehmen, und vor diesen Konferenzen hatte sie schreckliche Angst. Sie ergriff nie das Wort, fürchtete aber, was gelegentlich vorkam, dass jemand sie ansprechen und nach ihrer Meinung fragen könnte. Nach einiger Zeit konnte sie die Angst nicht mehr ertragen und wollte kündigen. Zu diesem Zeitpunkt kam sie in meine Praxis.

Ich habe versucht, sie zu überzeugen, dass sie nicht aus diesem Grund kündigen sollte, weil sie sich damit ihrer Phobie quasi ausliefern würde, zumal sie ihren Beruf mochte und gute Ergebnisse erzielte. Während der Unterredung gestand sie mir, sie habe nie gewagt, mit ihrem Chef über ihre pathologische Angst zu sprechen. Daraufhin führten wir ein kleines Rollenspiel durch, um verschiedene Möglichkeiten auszuloten, an das Thema heranzugehen. Sie hat den Chef danach um eine Unterredung gebeten, ihm ihre Ängste gestanden und ihm vor allem erklärt, aus Furcht und nicht aus Mangel an Interesse an der Gruppenarbeit sage sie nie ein Sterbenswörtchen. Sehr zu ihrer Überraschung zeigte sich ihr Chef sehr erleichtert und gab zu, zwar irgendetwas geahnt, aber angenommen zu haben, die Teamarbeit sei ihr unangenehm. Und er habe ihr dann seinerseits von seinen eigenen Erfahrungen erzählt, die ihm Angst machten.

7. Denken Sie über Ihre Angst nach, ihre Geschichte, ihre Funktion ... aber verlieren Sie dabei nicht die Orientierung!

Lange Zeit waren die von den Therapeuten vorgeschlagenen Lösungswege bei großen Ängsten immer dieselben: »Wir wollen auf Ihre Vergangenheit zurückkommen.« Bei vielen phobischen Patienten, die zu uns in die Praxis kamen, ließen sich die Therapien, die sie vorher erfahren hatten, in einem Satz zusammenfassen: »Wir haben über meine Kindheit gesprochen.« Das war auf alle Fälle nicht besonders ergiebig, was die Ängste betraf.

Natürlich ist unsere Vergangenheit für uns und unser Verständnis unserer Ängste von entscheidender Bedeutung. Man muss aber bei der Arbeit gegen die Phobie den richtigen Gebrauch von der Vergangenheit machen: darüber nachzudenken ist immer wichtig, doch genauso wichtig ist es, darin nicht zu versinken, zu ertrinken oder sich darin zu verlieren.

Man muss immer über die Geschichte seiner Ängste nachdenken

Doch reicht das im Allgemeinen nicht aus, um sie loszuwerden. Man kann jedoch viel aus Irrtümern lernen, die gezeigt haben, wie man nicht vorgehen sollte, weil dadurch Ängste größer geworden sind. Dann kommen Sie auch nicht in Versuchung, solche Ängste durch Erziehung oder als Vorbild an Ihre Kinder weiterzugeben. Den Kampf gegen seine Ängste gewinnt man immer nur in der Gegenwart. In der Vergangenheit zu stochern bringt nie die Lösung, sich seiner Ängste zu entledigen – was nicht heißt, dass man sie ganz außer Acht lassen sollte. Über die Herkunft seiner Phobie nachzudenken ist immer eine nützliche Etappe. Denn dadurch versteht man, wie sie sich eingenistet hat und man sie – unbewusst – genährt und erhalten hat. Man muss aber wissen, dass die Geschichte, die wir uns von unserer eigenen Phobie erzählen, immer eine unsichere, ungefähre Rekonstruktion ist. Sie besteht nur aus erklärenden Annahmen. Wir erklären uns unsere Phobien, wie auch manches andere, lieber einfach und zusammenhängend, während die Wirklichkeit immer viel komplizierter ist.

Hat man Vorteile als Phobiker?

Zu der Zeit, als ich Psychiater wurde, interessierten sich meine älteren Kollegen mehr für die Suche nach dem sogenannten »sekundären Krankheitsgewinn« der Phobie als für ihre Behandlung – vielleicht, weil sie über keine wirksame Methode der Behandlung verfügten und deshalb bei der Entwicklung der Ängste bei ihren Patienten eher Zeugen als Handelnde waren?

Dieser Hypothese vom sekundären Krankheitsgewinn lag zugrunde, dass man annahm, phobisch zu sein bringe mehr Vor- als Nachteile. Die maßlose Angst erlaube einem beispielsweise, stark beschützt zu werden oder die Angehörigen dadurch zu bestrafen, dass man ihnen das Leben schwermache. Nach dieser Theorie konnten agoraphobe Frauen dank ihrer Phobie immer jemanden bereit finden, sie zu begleiten und ihnen zur Seite zu stehen. Oder sie konnten sich sogar auf dem Altar der Agoraphobie opfern, was ihre Selbständigkeit vollkommen einschränkte, um – unbewusst – einem eifersüchtigen Ehemann zu Gefallen zu sein.

Der schematische Rückgriff auf derartige Theorien hat diese in Misskredit gebracht. Der Fehler beruhte wohl darauf, dass man sie so wichtig nahm. Ein weiterer Fehler wäre es allerdings, ihnen keinerlei Bedeutung beizumessen. Es bringt manchmal tatsächlich Vorteile, phobisch zu sein. Ich bin allerdings noch keinem Patienten begegnet, der die Phobien nicht beglückt gegen eine wirkliche Heilung eingetauscht hätte. Vorsicht bei Therapeuten, die darauf versessen sind, ausschließlich die berühmten Vorteile zu betonen!

8. Gehen Sie sorgsam mit sich um: Ängste, Phobien und Lebenshygiene

Hier nun ein paar *kleine* Ratschläge mit bescheidener Wirkung. Wenn auch weder ausreichend noch unbedingt notwendig, sind alle diese kleinen Einzelheiten dennoch nützlich. Wie bei einem Seil jede Faser für sich allein unzureichend ist, können sie alle miteinander wirksam sein und ein Seil bilden. Das Prinzip ist einfach: Alles, was Ihrer Gesundheit gut tut, hilft auch gegen Ihre Phobie.

Körperliche Übungen

Jede Art körperlicher Übung tut Personen gut, die unter sehr großen Ängsten leiden, zunächst aus allgemeinen Gründen: Alle Menschen fühlen sich wohler, wenn sie regelmäßig Sport treiben.[9] Zudem wirkt sportliche Aktivität günstig auf die Stimmung; man weiß, dass sie die Stimmung verbessert,[10] allerdings nur, wenn wir uns regelmäßig körperlich betätigen und keinerlei Wunder davon erwarten, sondern eine Investition auf Dauer darin sehen.

Schließlich wirkt Sport besonders bei Hypersensibilität, »dieser Angst vor der Angst«, von der wir gesprochen haben.[11] Sport verringert zum Teil die mit der Angst verbundenen Körperempfindungen, wie erhöhter Puls, Atemschwierigkeiten, Schwitzen usw. Wenn man sich mit ihnen vertraut gemacht hat, reagiert man, wenn diese Phänomene in beängstigenden Situationen auftauchen, weniger heftig. Bei Personen, die unter einer Phobie ihrer eigenen psychischen Empfindungen leiden, was bei panischen Störungen der Fall ist, sind kräftige Übungen nötig, aber auch bei Personen, die aus lauter Angst, es könnte ihnen schlecht bekommen, größte Schwierigkeiten haben. Der Therapeut muss sich manchmal in einen Gymnastiklehrer verwandeln! So lasse ich oft meine Patienten einen kleinen Lauf oder Seilspringen machen (sehr geeignet, um den Puls zu beschleunigen, wie die Boxer sehr gut wissen), oder ich lasse sie die fünf Etagen im Praxisgebäude auf allen Vieren erklimmen. Manchmal begegnen ihnen auf der Treppe meine Kollegen, die sich bei unserer kleinen Gruppe von Verhaltenstherapeuten über nichts mehr wundern …

Wünschenswert scheint es zu sein, drei Mal wöchentlich eine halbe Stunde lang in schnellstmöglichem Tempo zu gehen. Also auf in die Sportschuhe!

Ernährung

Bis heute gibt es noch keine Anti-Phobie-Diät. Sollte sich in künftigen Studien die emotionale Regulierung durch die berühmten Omega 3-Fettsäuren[12] bestätigen, kann man von ihnen auch eine Wirkung auf die emotionalen Störungen erwarten, wie sie bei maßlosen Ängsten auftreten. Es ist aber noch zu früh für eine Bestätigung. Erinnern wir uns, dass unser Körper diese Omega 3-Fettsäuren wie auch die Vitamine nicht selbst herstellen kann, die in Nahrungsmitteln wie fetten Fischen (Makrelen, Sardinen, Lachs, Thunfisch), in Nüssen, Rapsöl, in bestimmten Pflanzen wie Portulak oder Spinat vorkommen.

Dagegen weiß man, dass es unbekömmliche Nahrungsmittel, besser gesagt: zu meidende »Gifte«, gibt. Einige sind deutlich angstauslösend: zum Beispiel Kaffee, von dem man zeigen konnte, dass er die Angsttendenz verstärkt. Wenn Sie viel Kaffee getrunken haben, wachsen Ängste spürbar und lassen sich weniger kontrollieren. Stark dosiert führt das Koffein übrigens zu einer Abhängigkeit und dann zu einem verspannten Verhalten. Personen mit starker Phobie meiden ihn, denn sie können danach die körperliche Anspannung nicht ertragen. Viele andere aber trinken zu viel davon, was ohne ihr Wissen ihren emotionalen Zustand verschlimmert. Alkohol und Cannabis werden von Patienten genommen, die ihre Ängste regulieren wollen. Beide dämpfen zwar die psychische Spannung, jedoch um den Preis erheblich schädigender Wirkung, unter ihnen eine auffallend schnelle Abhängigkeit. Im Unterschied zu denen, die zu viel davon benutzen, als handele es sich um Medikamente, ertragen gewisse Patienten das Gefühl nicht, die Kontrolle über sich zu verlieren, bekannt als Wirkung von Alkohol oder Haschisch, und meiden sie mit Bedacht, was sehr klar bestätigt, dass jede Angst teilweise ihren eigenen biologischen und psychischen Gesetzen gehorcht.

Was schließlich den Tabak angeht, so zeigt sich das Phänomen gleich zwei Mal: Die Patienten haben oft den Eindruck, Rauchen beruhige sie für kurze Zeit, aber man vermutet auch, dass Tabak auf lange Zeit schwächend wirkt. Verfügbare Studien zeigen in der Tat, dass zahlreiche Raucher unter phobischen Störungen leiden. Tabak scheint ihnen als Stimmungsregulativ zu dienen. Beide Nachteile bringen jedoch mit sich, dass die Ängstlichkeit erhöht wird und die Symptome bei Entwöhnung explodieren: Nervosität und Schlaflosigkeit sind die Folge und treiben oft den Patienten dazu, wieder rückfällig zu werden. Eine geeignete Therapie könnte helfen.[13]

Stress erhöht die Ängste

Alle phobischen Patienten wissen, dass es »Tage mit und Tage ohne gibt«: Tage, an denen die Ängste merkwürdig wenig bedrückend sind, und andere, an denen sie sich auf schlimme Weise steigern. Eine Erklärung für dieses Schwanken liegt oft im Stressniveau. Je gestresster Sie vom Alltagsleben sind, desto deutlicher wird sich Ihre Phobie zeigen und Sie behindern.

Es ist bekannt, dass die Aktivierung des sympathischen Nervensystems, eine Komponente beim Stress, die Voraussetzungen für Angst begünstigt: Wenn man schon aus anderen Gründen gestresst ist, hinterlässt eine unangenehme Erfahrung tiefere und dauerhaftere Spuren. Viele panische Patienten beschreiben daher, dass sie vor ihrer ersten Panikattacke eine schwere existentielle Stressperiode mit realen oder symbolischen Trennungen und vielen Veränderungen erlebt haben, an die sie sich im Allgemeinen sehr genau erinnern, weil ihre Erinnerung traumatisch ist.[14] Je angespannter Sie sind, desto stärker werden die Angstanlässe zu schmerzlichen emotionalen Erfahrungen und hinterlassen bleibende Spuren. Dies ist eine der indirekten Ursachen dafür, dass die Stressbehandlung phobischer Personen Erfolg hat.

9. Lernen Sie, sich zu entspannen und zu meditieren

Phobien sind psychosomatische Erkrankungen im wahrsten Sinne des Wortes. Der Körper zeigt viele ihrer Symptome. Und diese somatischen Botschaften nähren und verschlimmern ihrerseits die psychischen Phänomene. Deshalb muss man versuchen, den Teufelskreis zu durchbrechen…

Warum und wie sich entspannen?

Phobische Personen sind zu oft psychisch und physisch extrem angespannt.[15] Entspannungsübungen können ihr »emotionales Bremssystem«, das parasympathische Nervensystem, kräftigen, denn die körperliche Anspannung ist vom Einsatz des sympathischen Systems abhängig, dessen Gegenspieler das parasympathische ist. Die Entspannung aktiviert das parasympathische System, das den Puls verlangsamt, die Muskeln entspannt und andere Zeichen wider jene setzt, die die Angst schüren.

Entspannung ist deshalb sehr nützlich. Sie kann aber als einzige therapeutische Maßnahme nicht ausreichen, ist eher ein Werkzeug für Lebensqualität, für emotionale Regulierung, eine langfristige Investition, und keine Methode, um Angstexplosionen zu begegnen.

Entspannung lässt sich auf Stufen unterschiedlicher Komplexität in die Tat umsetzen. Auf einer ersten Stufe sollte man sich nur seiner Körpergefühle bewusst werden, danach erreicht man sie durch einfache Übungen, so oft wie möglich und in verschiedenen Situationen (in bequemer Lage tief und ruhig durchatmen), um den mittleren Grad der Spannung durch die Angst in sogenannten »Mini-Entspannungen«[16] herabzusetzen.

Auf etwas höherer Stufe schlägt man zur Entspannung vollständigere Übungen vor, mit denen man körperliche Entspannung erlernt, und geht nach und nach zu automatischer Anwendung über: Je öfter ich mich entspanne, desto leichter fällt es mir, mich schnell zu entspannen. Das Körpergedächtnis arbeitet zum Glück in zwei Richtungen, wenn es auch leider einfacher und natürlicher ist, sich anzuspannen, statt zu entspannen. In der Natur haben immer lebenerhaltende Reflexe den Vorrang vor denen, die die Lebensqualität verbessern.

Die phobische Person kann, wenn sie den Tonus des Sympathicus senkt, hoffen, sich aus der Gefahrenzone zu retten, in der die große körperliche Anspannung zum brutalen Ausbruch von Angstkrisen führen kann.

Vorsicht: Die Entspannung hat nicht zum Ziel, das Angstgefühl ganz auszuschalten. Man sollte, wenn die Angst wiederkehrt, dies nicht als Beweis eines Misserfolgs oder der Nutzlosigkeit von Entspannung ansehen. Man sollte sie ganz allgemein mehr als eine Verbesserung der Lebensqualität denn als ein Therapieverfahren verstehen.

Kann Meditation angesichts maßloser Ängste nützlich sein?

In den letzten Jahren haben sich Meditationstechniken bei phobischen Störungen zu einer gewissen Mode entwickelt. Ihre Verdienste, gesamtpsychisches Wohlbefinden zu bewirken, sind bestätigt worden.[17] Über die genaue therapeutische Wirkung kann man noch nichts Verbindliches sagen.[18] Die Entspannung fällt phobischen Personen deshalb schwerer, weil sie gewöhnlich sehr wachsam gegenüber der Umgebung, ihren Gedanken und ihren körperlichen Eindrücken sind. Für sie könnte sich die Meditation auf drei Ebenen vorteilhaft auswirken.

Eine erste Wirkung könnte darin bestehen, die Entspannung durch eine ruhige Umgebung zu erleichtern, die im Alltag nicht einfach herzustellen ist. Ein weiteres wichtiges Anliegen ist es, die Schwierigkeit zu beheben, die darin besteht, die Aufmerksamkeit der Patienten auf etwas anderes als auf die misstrauische Wachsamkeit zu richten. Paradoxerweise zeigt sich, sobald sie das Objekt ihrer Angst aufgespürt haben, dass es ihnen aufgrund ihres Vermeidungsreflexes sehr schwerfällt, ihre Aufmerksamkeit auf diesen Gegenstand ihrer Angst zu richten. In den Meditationssitzungen muss man ihnen gewissermaßen antrainieren, besser mit dieser Aufmerksamkeit umzugehen und Konfrontationen mit Bildern und anderen beängstigenden Situationen einfacher zu bewältigen.

Ein letzter Vorteil kann darin bestehen, Fähigkeiten entwickeln zu lernen, negative Gemütszustände zu akzeptieren. Das ist beispielsweise eins der Ziele buddhistischer Meditation.[19] Daher nutzen einige Therapeuten die Meditation vor allem, um depressive Rückfälle zu verhüten,[20] aber seit kurzem auch bei anderen psychotherapeutischen Behandlungen von Angstproblemen.[21] Mit meinen Patienten verwenden wir oft in solchen Momenten das Bild vom Korken, der auf dem Ozean schwimmt: Die Angstwellen lassen ihn steigen und fallen, er schwimmt aber dennoch, auch wenn die Wellen riesig sind. Man muss sie nur vorüberrollen lassen.

10. Bemühen Sie sich dauerhaft

Kann man wirklich von einer Phobie genesen und eines Tages seine Ängste endgültig loswerden? Oder muss man einen kleinen Fundus an phobischen Tendenzen behalten?

Wie es scheint, bleibt man irgendwie immer ein »ehemaliger Phobiker«. Die Erfahrung sehr großer Ängste erstreckt sich im Leben allgemein über mehrere Jahre und hat ein Stück von uns zum Inhalt, das man nicht auslöschen kann. Es bleiben die emotionalen Schwachstellen, die ursprünglich vorhanden waren. Das macht aber nichts. Wichtig ist, dass man seine Phobie bereits überwunden hat. Dann ist es wie beim Fahrradfahren – man kann es nicht verlernen.

Die regelmäßigen Berichte unserer phobischen Patienten zeigen, dass die meisten besser gegen einen Rückfall in pathologische Ängste gefeit sind, wenn sie alle Bemühungen, von denen wir gesprochen haben, dauerhaft fortsetzen. Das fällt ihnen umso leichter, als das, was *anstrengend* war, mit der Zeit immer mehr automatisch zum Lebensstil gehört.

Die Expositionsübungen vor der Angst in Form von »psychoemotionaler Gymnastik« erweisen sich zweifellos als die wirksamste Methode. Deshalb ermutigen wir unsere Patienten, Konfrontationen mit ihren »liebsten Ängsten« durchzuführen. Den sozialphobischen raten wir, am Ende der Therapie Theater zu spielen oder einem Club, einem Verein beizutreten, damit sie oft vor einer Gruppe das Wort ergreifen können; den panisch gestörten, sich in die Menge zu stürzen, beispielsweise immer wieder am Samstag und beim Schlussverkauf einkaufen zu gehen; den Taubenphobikern, sich zu überwinden und die Tauben auf den Plätzen zu füttern.

Die »Erinnerungsspritzen« scheinen eine wichtige Rolle dabei zu spielen, erreichte Fortschritte zu erhalten, und sie sind ein sehr guter Rückfallschutz. Sie sichern bei phobischen Ängsten die natürlichen Vorgänge der Narbenbildung. Denn im Grunde ist es das Ziel all dieser Bemühungen, uns Lebenserfahrungen zu ermöglichen, die uns bereichern und nicht ärmer machen. Es ist das »normale« Schicksal einer unberechtigten Angst (ich spreche natürlich nicht von Ängsten vor einer wirklich drohenden Gefahr), dass sie verschwindet: dass wir, wenn uns eine oder mehrere Erfahrungen schmerzhaft betroffen haben, selbst festzustellen, dass die befürchtete Gefahr bei den späteren Konfrontationen nicht auftaucht, wodurch wir langsam gesunden. Aus diesem Grund werden die meisten Personen nach einem Hundebiss nicht hundephobisch. Nun lassen aber die Mechanismen der Angsterkrankungen, der Phobien, diese psychische Narbenbildung nicht zu. Gerade diese ist aber das Ziel der Bemühungen, die wir beschrieben haben.

So werden unsere ehemaligen phobischen »Altpatienten« immer widerstandsfähiger gegenüber der Rückkehr der Angst. Einer von ihnen, der einer ernsthaften panischen Störung entkommen war, besuchte mich jedes Jahr zu einem rituellen Gespräch, das in Anbetracht seiner Fortschritte wenig nützlich, für ihn aber überzeugend war. Eines Tages hatte er die Arbeit in der Therapie mit der Konstruktion eines erdbebensicheren Hauses verglichen: »Früher brach ich unter den Schlägen der Panikattacken zusammen. Jetzt habe ich den Eindruck, mir ein Haus gebaut zu haben, dem kein Erdbeben etwas anhaben kann. Ich fühle den Stoß kommen, vorübergehen und verschwinden. Das ist mir schon oft passiert. Wie Sie es mir empfohlen haben, erprobe ich mich regelmäßig in den meistgefürchteten Situationen. Ich stelle fest, dass ich bestehe. Dann habe ich keine Angst mehr. Ich bin entschlossen, nicht bereits vorher Angst zu haben. Mir nicht mehr vorher einen Rückfall einzureden, das Leben zu genießen.«

5 Wissenswertes zur Behandlung von Phobien

> Die Wissenschaft, die Kenntnisse vermittelt,
> und die Medizin, die heilt, sind bestimmt sehr
> gut; aber die Wissenschaft, die täuscht, und die
> Medizin, die tötet, sind schlecht. Lehrt uns
> folglich, sie zu unterscheiden.
>
> *Jean-Jacques Rousseau*, Emile, I

Wenn Sie ernsthafte Ängste haben, müssen Sie sich vielleicht an einen Therapeuten wenden. Paradox ist aber, dass Sie sich damit in neue Ärgernisse begeben. Wie kann man die gute Therapie und den guten Therapeuten finden?

Nehmen wir an, Sie haben Herzprobleme und holen sich den Rat von zehn Kardiologen; und wahrscheinlich liegen deren Einschätzungen, mitsamt den Vorschlägen für die passende Behandlung, dicht beieinander. Geht es aber um psychische Schwierigkeiten, dann suchen Sie zehn Psychiater, Psychologen oder Psychotherapeuten auf; das Angebot macht die Wahl komplizierter. Vermutlich verlassen Sie die zehn Vorgespräche mit zehn verschiedenen Befunden und einer großen Vielfalt an therapeutischen Empfehlungen.

Optimisten werden Ihnen sagen, diese Vielfalt sei eine Chance. Es sei doch besser, mehrere Methoden als nur eine zu haben, um geheilt zu werden. Pessimisten werden betonen, dass dies zahlreiche Probleme mit sich bringt.

Zunächst fühlen sich die Patienten in einer solchen Landschaft aus verschiedenen Behandlungsangeboten mit völlig unvorhersehbarer Logik verloren. Sie werden sich zu Recht fragen, ob die unterschiedlichen Herangehensweisen dieselbe Wirkung haben. Überdies werden viele Gegner der Psychologie ihre fehlende Exaktheit ins Feld führen, um zu folgern, dass man in ihr keine vertrauenerweckende, wissenschaftliche Disziplin sehen kann. Halten wir fest, um das Bild abzurunden, dass viele Therapeuten zu dieser Verwirrung noch fröhlich beitragen, indem sie sich verantwortungslos verhalten, ihre Methode oft als die einzig wirksame anbieten, während alle anderen wirkungslos oder schädlich seien. Das hängt mit ihrer Ausbildung zusammen. In den Fakultäten für Psychologie indoktrinieren die Lehrer ihre Studenten, statt Toleranz und geistige Offenheit zu fördern. Es hängt aber auch mit einer falschen Schlussfolgerung zusammen. Wenn man Therapeut der einen Schule ist, bekommt man aus den anderen Schulen nur die gescheiterten Fälle zu sehen. Ein Verhaltensforscher verbringt seine Zeit damit, Patienten aufzunehmen, bei denen die Psychoanalyse nicht funktioniert hat, denn die anderen, bei denen sie erfolgreich verlief, suchen ihn nicht auf.

Kommen wir aber zum Wichtigsten zurück, zu den Personen, die unter sehr starken Ängsten leiden. Ihre Erwartung ist einzig und allein, geheilt zu werden. Nun ist die Definition dessen, was in der Psychologie »Heilung« heißt, nicht besonders einfach.

Kann man von einer Phobie genesen?

Einen Menschen zu heilen bedeutet nicht nur, seine Symptome zurückgedrängt oder zum Verschwinden gebracht zu haben. Es heißt auch, die Betroffenen davon überzeugt zu haben, dass sie sich ihnen widersetzen, sobald sie erneut auftreten.

Wegen ihrer biologischen Wurzeln ist die Phobie eine Form chronischer Verletzlichkeit, deren Behandlung voraussetzt, dass man lernt, die Gefahren, die sie erzeugt, einzudämmen. Davon wird beeinflusst, was man unter der Heilung von einer Phobie versteht.

Geheilt sein heißt zunächst, dass die Symptome geringer werden oder verschwinden

Heilung von einer Phobie bedeutet, dass man geringere und schwächere Symptome hat. Unter den unangenehmsten, deretwegen die Patienten Therapien machen, finden sich emotionale Erscheinungen (Angst und manchmal Scham) und solche im Verhalten (Vermeidungen).

Von einer Taubenphobie ist man befreit, wenn man keine oder nur eine unbedeutende Furcht vor Tauben hat, so dass man sie nicht mehr meidet. Ich mache keinen Umweg mehr um den Platz, oder »wenn eine kühnere Taube unter den anderen mir oder meinem Kind in der Sandkiste zu nahe kommt, kann ich sie ohne Bangen verjagen«.

Die andere Frage stellt sich, ob man *ausnahmslos* alle Angstsymptome zum Verschwinden bringen soll. Heißt *geheilt sein*, sich *nie mehr* dem Risiko auszusetzen, Angst zu empfinden?

Wie schon gesagt, ist das Ziel einer Therapie, die Angst quantitativ zu mäßigen und qualitativ zu erreichen, dass der Patient sie zu überwinden vermag. Denn bei Phobien ist nicht allein die Angst, sondern die Tatsache das Problem, dass sie den Betroffenen unfähig zur Kontrolle über sie macht. Es geht um die Verletzlichkeit.

Geheilt sein heißt auch, dass man gelernt hat, seinen Ängsten Widerstand zu leisten

Das ist das zweite unerlässliche Kriterium, will man von Heilung sprechen: dass man fähig ist, einer Wiederkehr der Angst zu widerstehen. Häufig ist eine Rückfall in die Angst für Patienten entmutigend; nachdem sie Fortschritte gemacht haben, fühlen sie sich durch eine neue Angstattacke, die sie abermals in die Flucht treiben kann, erschüttert. Ist es ein Rückfall? Oder beweist es womöglich, dass die Bemühungen vergeblich waren? Es ist nichts anderes als der normale Heilungsprozess: Die Angst verschwindet nicht mit einem Mal, es wird weitere Ausbrüche geben, die aber immer seltener werden, weniger heftig, weniger schwächend wirken.

Im Falle panischer Attacken, oft verbunden mit Agoraphobie, heißt »geheilt«, am Ende nichts mehr davon zu spüren. Doch vorher muss man erst einmal in der Lage sein, diesen Anfällen sehr schnell Einhalt zu gebieten, falls eine Attacke wieder einsetzt, was in anstrengenden oder stressigen Zeiten der Fall sein kann. Gegenüber der Rückkehr dieser Angst lassen sich die Patienten dann nicht mehr aus der Ruhe bringen und tun, was nötig ist, um die aufsteigende Angst zu begrenzen und zu verhindern, dass sie in Panik ausartet.

Das setzt voraus, dass die Person aktiv an ihrer Genesung teilgenommen, die Angstmechanismen verstanden und schon vor Ort mit der Unterstützung des Therapeuten ausprobiert hat, wie man eine aufsteigende Angst bekämpfen kann.

Über welche Instrumente verfügen wir heute, um Patienten zu heilen?

Da es so viele und unterschiedliche Phobien gibt, ist es nicht überraschend, dass auch viele Wege zur Genesung führen. Vielleicht stimmt es ja wirklich, dass jede Therapiemethode phobische Patienten zu heilen vermag. Außerdem gibt es die vielen phobischen Personen, die nie einen Therapeuten zu Gesicht bekommen, weil sie auf sehr eigenen Wegen gesund geworden sind.

Jedenfalls haben phobische Personen ein Recht darauf zu erfahren, was am besten oder in den meisten Fällen wirkt: was also zuerst ausprobiert werden sollte. Folglich muss man sich um Auswertungsergebnisse kümmern, damit man die Fragen beantworten kann, die alle Patienten zu Recht stellen.

Oft ist es die Frage bei Medikamenten, auf welche Weise ein bestimmter Wirkstoff bei verschiedenen Erscheinungsformen der Phobie wirkt. Werde ich nur beruhigt? Oder werde ich auch Situationen aushalten können, die mich heute so stark ängstigen? Werde ich unerwünschte Nebenwirkungen haben? Bleiben meine Fortschritte erhalten, wenn das Beruhigungsmittel abgesetzt wird? Von jedem Medikamentenhersteller verlangt die Rechtsprechung heute, dass er diese Fragen beantwortet. Erst nach gründlichen Untersuchungen kann man die Wirksamkeit bei der Behandlung bestimmter Phobien bestätigen. Wir werden sehen, dass man heute gewisse, ganz besondere Antidepressiva vorzieht, die mit einem Neurotransmitter wirken, mit Serotonin, wovon sich ihr Name »serotoninerge Antidepressiva« ableitet. Gerade mit diesen Mitteln hat man die meisten Untersuchungen zur Wirksamkeit bei der Behandlung von Phobien vorgenommen.

Zu den Psychotherapien werden folgende Fragen gestellt: Wie lange dauert die Behandlung? Worin genau besteht sie? Welche Beweise hat man für ihre Wirksamkeit? Sind die Wirkungen dauerhaft? Bei wie viel Prozent der Patienten mit der gleichen Phobie hat die Therapie Besserung gebracht? Wie erstaunlich die Tatsache auch sein mag, es gab bis heute keine Auswertung von Psychotherapien, die das große Publikum erreicht hätte. Wo es doch schon Psychotherapien lange vor den modernen Medikamenten gab! Eine solche Auswertung ist indes maßgeblich für die Patienten, die sich sonst darauf verlassen müssen, was Therapeuten, die sie aufsuchen, ihnen sagen. Zum Glück beginnt sich das zu ändern, vor allem mit der jüngsten Veröffentlichung zur Wirkungsweise der Psychotherapien von INSERM (Institut national de la santé et de la recherche médicale), dem nationalen französischen Gesundheitsinstitut.[1] Diese Zusammenfassung aller verfügbaren Untersuchungen erinnert an das, was seit vielen Jahren wissenschaftlich bekannt war: Die geeigneten Psychotherapien für phobische Störungen sind in erster Linie Kognitive Verhaltenstherapien (KVT). Die anderen Therapieformen sind in ihrer heutigen Form nicht so deutlich oder nicht so häufig wirksam. Deshalb ist es logisch, mit einer KVT zu beginnen, ehe man sich anderen Therapien zuwendet.

Wenn die KVT und Medikamente heute die einzigen beweiskräftigen Mittel sind, so wahrscheinlich deshalb, weil sie in gleicher Weise auf den biologischen Bereich der Phobien einwirken.[2] Was bei Medikamenten nicht erstaunlich ist, da Moleküle auf die Chemie im Gehirn wirken, ist bei der Wirkung von Psychotherapien sehr viel aufsehenerregender! Einer der Vorteile der KVT gegenüber Medikamenten besteht darin, dass die biologischen Veränderungen im zerebralen Bereich gewissermaßen »selbstgemacht« sind, als habe man ein endogenes Medikament selbst hergestellt. – Wie aber können psychotherapeutische Maßnahmen auf das Gehirn einwirken? In diesem Wissen besteht in den letzten Jahren einer der größten Fortschritte der Psychiatrie.

Notwendige biologische Wege zur Heilung

Hier noch einmal die Gründe, warum eine Phobie auftritt: 1. Von Natur haben wir gewisse Ängste (Tiere, Abgrund, Dunkelheit, unbekannte Personen…); 2. sie beruhen auf zerebralen Schaltvorgängen bei allen Menschen; 3. die Zufälle der Genetik oder des Lebens haben bewirkt, dass einige von uns »sehr große Ängste« haben; 4. diese phobischen Ängste entstehen aus einer Unregelmäßigkeit der zerebralen Schaltkreise normaler Angst bei zu viel Beschleunigung und nicht genügend Regulierung, so wie Allergien auf einer Unregelmäßigkeit der normalen Immunabwehr beruhen oder Bluthochdruck auf einer Unregelmäßigkeit der Mechanismen, die unseren Blutdruck regeln.

Unser Gehirn heilen, damit es unseren Geist heilt

Bei all seiner Komplexität ist das Gehirn schließlich ein Organ unseres Körpers, und unsere Gedanken wie unsere Gefühle haben eine *materielle* Basis. In unserem Gehirn findet zwischen unseren Neuronen (den Zellen unseres Gehirns) über die Synapsen (Verbindungssysteme zwischen diesen Zellen) ein Informationsaustausch statt. Eine erfolgreiche Behandlung muss zwangsläufig auf diesen biologischen Bereich einwirken, direkt, wie Medikamente, oder indirekt, wie die KVT.

Im vorigen Kapitel habe ich schon erläutert, wie die phobischen Unregelmäßigkeiten schematisch dargestellt werden können: als gestörte Harmonie im Dialog zwischen Amygdala, diesem echten Angstzentrum, und dem präfrontalen Kortex, der verschiedene Aufgaben hat, unter anderem die Regulierung unserer Ängste zu vernünftigem Gebrauch.[3] Und die Neurowissenschaften sagen über die Heilung von emotionalen Störungen durch Psychotherapien,[4] es sei schwierig, seine phobischen Ängste nur dadurch heilen zu wollen, dass man an sie denkt und über sie spricht. Genau das ist das Problem der ausschließlich verbalen Psychotherapien: Sie haben auf Phobien einen denkbar geringen oder nur sehr langwierigen Einfluss, denn wahrscheinlich, um es einfach zu sagen, geben sie der Amygdala keinen Impuls, verursachen keine synaptische Rekonfigurierung, genannt Neuroplastizität, zwischen Amygdala und präfrontalem Kortex. Nun ist aber die Veränderung der funktionalen Gehirnarchitektur vermutlich notwendig, um bei so starken seelischen Störungen, wie Phobien es sind, eine Heilung zu erreichen.

Die eigene zerebrale Architektur durch die Psychotherapie verändern?

Vermutlich sind es die wirksamsten Psychotherapien, die eine emotionale Aktivierung hervorrufen, eine Rekonfiguration, einen Einsatz neuer synaptischer Verknüpfungen. Jede Therapie, die Phobien behandelt, muss in emotionale Erfahrung einmünden. Es geht aber nicht nur darum, »seine Emotionen zu befreien« oder sie gewaltsam zu empfinden, um vorwärtszukommen. Unerlässlich ist es, diese übrigens recht schmerzhafte Erfahrung der Konfrontation mit den Ängsten »einzurahmen« – mit angemessenem Verhalten und realitätsgerechten Schlussfolgerungen. Darum bemüht sich die KVT; sind die Ängste erst hervorgerufen, dann richtet man die Arbeit darauf, sie zu neutralisieren und zu entschärfen.[5]

Die während der KVT geforderten Anstrengungen müssen, wie gesagt, wiederholt werden. Es besteht nämlich eine offenkundige Ungleichheit bei Austausch und zerebralen Verknüpfungen zugunsten der Amygdala: Deren Verknüpfungen zum Kortex sind sehr zahlreich, während sie vom Kortex zur Amygdala viel geringer sind. Kurz gesagt, die Amygdala kann viel mit dem präfrontalen Kortex »reden« und ihm Befehle erteilen, hört selbst aber wenig auf ihn.

Um seine Ängste zu beherrschen, muss man sie folglich einberufen, hervorrufen und ihnen auf andere Weise Widerstand leisten, ein Mal, zehn Mal. Und allmählich entstehen neue zerebrale Verknüpfungen, nach der Theorie der Neuroplastizität. Es ist das Ziel der Verhaltenstherapien, dem Patienten behilflich zu sein, sich seinen Ängsten auszusetzen, und ihn zu lehren, stärkere Kräfte zu entwickeln, um sie durch tägliche Übungen zu konfrontieren, die er nach Beendigung der Therapie fortsetzt, wie ein Diabetiker und ein Hypertoniker, die bei der Ernährung ebenfalls ihrem Regime folgen müssen. Wenig poetisch, aber sehr wirksam.

Die Probe durch das Bild

Dank den Neuroimaging-Techniken kann man heute den physiologischen Einfluss der Psychotherapien sichtbar machen, zumindest den der KVT, und die wahrscheinliche Verbindung zwischen dieser biologischen Wirksamkeit und der »vor Ort«. Noch interessanter ist es zu zeigen, dass die Therapien genauso stark, manchmal stärker noch als die geeignetsten Medikamente auf die zerebralen Strukturen wirken. Selbst im Fall von so ernsthaften Pathologien wie schwersten depressiven Zuständen[6] oder Zwangsvorstellungen,[7] und natürlich bei Phobien. Man hat bei Spinnen-[8] oder Sozialphobien[9] mit den ersten Untersuchungen begonnen, aus denen das hervorgeht. Andere sind in Arbeit. Die Ergebnisse werden sich vermutlich nach und nach bei Trauer- und Angststörung im gesamten Bereich der »emotionalen Störungen« bestätigen. Die Psychotherapie kann also die funktionale Architektur des Gehirns verändern, und das sogar am Ursprung maßloser Angstreaktionen.

Medikamente gegen Phobien?

Es gibt kein »antiphobisches« Medikament, etwa so, wie beispielsweise »Antidepressiva«. Aber viele Wirkstoffe helfen auch bei phobischen Ängsten. Beruhigungsmittel, Anxiolytica, wie Benzodiazepine schläfern die Angst nur ein. Andere, etwa Bromazepam oder Xanax, verringern zwar schnell die Angstgefühle, bergen aber die Gefahr der Gewöhnung. Sie dürfen überhaupt nur kurzfristig in Extremfällen der Angst benutzt werden. So bekundete mir eine Patientin: »Die Beruhigungsmittel betäuben meine Angst, aber sobald die Wirkung nachlässt, ist wieder alles wie vorher.« Einige Antidepressiva halten die Angst in Grenzen und erhöhen den Serotoninspiegel, den zerebralen Neurotransmitter.

120

Neuroimaging-Techniken haben sogar gezeigt, dass Benzodiazepine während des Schlafs das emotionale System der Amygdala teilweise lahmlegen. Wie wir wissen, wiederholt und speichert unser Gehirn jedoch gerade nachts, was es am Tage erfahren hat. Patienten unter Benzodiazepinen machen in der Verhaltenstherapie langsamere Fortschritte als andere.

Gibt es Bio-Medikamente mit antiphobischer Wirkung?

Kürzlich hat man in der Psychiatrie die Aufmerksamkeit auf Medikamente pflanzlichen Ursprungs gerichtet und dabei Johanniskraut für die Behandlung von gemäßigten Depressionszuständen[10] in Betracht gezogen. Doch ist ohne nähere Untersuchungen vorläufig von einer solchen Behandlung bei phobischen Störungen abzusehen.[11] Außerdem dürfen toxische Wirkungen von pflanzlichen Mitteln in Verbindung mit anderen Medikamenten nicht außer Acht gelassen werden. Andererseits kann man nur wünschen, dass diese Untersuchungen pflanzlicher Wirkstoffe fortschreiten, denn im Kampf gegen schwere Phobien sind alle Hilfen willkommen.

Kognitive Therapie und andere Formen von Verhaltenstherapien

Lange Zeit als Lehrtherapien beeichnet, als »Dressur«, wie die Verleumder sagten, haben sie sich als die wirksamsten erwiesen, um eine Heilung von Phobien zu erwirken. Vielleicht unterscheiden sie sich bei dieser Art von Störungen am deutlichsten von allen anderen Therapieformen. Sie erweitern die Bewegungsfreiheit und die Selbstachtung der phobischen Person. Sie verursachen aber auch am wenigsten den folgenden Nebeneffekt: die Abhängigkeit von der Therapie und der Person des Therapeuten.

Worin bestehen Verhaltenstherapien?

Verhaltenstherapien gelten seit über zehn Jahren als die in erster Linie empfohlenen Therapien für die wirksamste Behandlung phobischer Zustände.[12] Sie beruhen auf einem Ensemble von Ergebnissen, die aus der wissenschaftlichen und der experimentellen Psychologie gewonnen wurden, und übernehmen diese Methodik, indem sie ihre Ergebnisse systematisch auswerten. Weit entfernt von einem Corpus festgefahrener Kenntnisse, entwickeln sich ihre Techniken regelmäßig weiter. Manche Methoden, die vor zehn Jahren noch überall verwendet wurden, sind heute weniger üblich, und andere sind neu aufgetaucht.

Kognitive Verhaltenstherapien (KVT) legen besonderen Wert auf die Arbeit über Symptome und die Anpassung an das Umfeld, mehr als auf das Verstehen von Details aus der Vergangenheit, die allein das Individuum zum Gegenstand haben. Der Therapeut bedient sich relativ strenger Verhaltensregeln, gibt dem Patienten Informationen und Ratschläge, lässt ihn Übungen während und zwischen den Sitzungen machen. Ziel der Therapie ist es, den Patienten in die Lage zu versetzen, gegen das anzukämpfen, was ihm Angst macht, und eben dadurch die erforderliche Selbständigkeit und Würde wiederzuerlangen.

Diesen Maßnahmen zufolge sollen die Patienten Fähigkeiten zur Heilung von ihren Ängsten im Sinne einer Selbstheilung erwerben. Konfrontationen sollen Erfahrungswerte erbringen, die man nutzen kann, wenn man sie ohne den Therapeuten fortsetzt. Der Patient bekommt zwar oft Dinge zu hören, die man ihm auch anderswo empfohlen hat, aber diesmal werden ihm diese Dinge in der Situation, am Ort der Angst selbst mitgeteilt. Eines Tages hat mir eine Patientin dies am Schluss der Therapie ausgezeichnet erklärt: »Alles, was Sie mir während unserer Arbeit erklärt haben, hatte man mir zwar schon *gesagt,* aber nur hier hat man es mir *gezeigt,* und hier habe ich es auch *verstanden.*«

Ein Lob dem gesunden Menschenverstand

Dem Laien mögen diese Therapien als überaus simpel erscheinen: dem Gegenstand seiner Ängste Widerstand leisten, und das am besten schrittweise, was ist das im Grunde anderes, als den gesunden Menschenverstand zu benutzen? Das stimmt, aber seltsamerweise war dieser gesunde Menschenverstand in der Psychotherapie nicht immer gegenwärtig. Einige Therapeuten haben es vorgezogen, mancherlei Umwege zu nehmen, und ihren Patienten erklärt, man solle sich vor allem nicht zu sehr auf die Heilung, auf das Ausbleiben von Symptomen konzentrieren; sie haben sich sogar über den »furor sanandi«, die Heilungswut, bei einigen ihrer Kollegen lustig gemacht. Der Philosoph Raymond Aron, dem Sartre den Rang ablief, sprach vom »Lächeln des gesunden Menschenverstands«. Und ein anderer, Franc-Nohain, vergessen von der Literatur, schrieb: »Wir haben den menschlichen Scharfsinn nicht etwa, um große Dinge zu vollbringen, sondern um uns daran zu hindern, Dummheiten zu machen.«[13] In der Psychotherapie ist dieser Verstand sehr lange Zeit außer Acht gelassen worden. Er ist wieder da, und das ist eine gute Nachricht.

Viele überkommene Ideen widersprechen dem gesunden Menschenverstand, etwa dass Leid einen Menschen bedeutender und schöpferisch macht. Ich erinnere mich, ein Interview mit Woody Allen gelesen zu haben; man fragte ihn, ob seine Ängstlichkeit nicht der Motor für sein Talent sei. Er hat höflich geantwortet: »Ich glaube nicht, dass man je ängstlicher, desto kreativer ist. Im Gegenteil, die Arbeit wird umso besser, wenn man heiter ist. Ich hatte nie bei dem Gedanken Angst, es nicht mehr zu sein.«[14]

Welche Techniken verwendet die KVT?

Am wichtigsten sind die Exposition (sich mit seinen Ängsten konfrontieren) und die kognitive Neustrukturierung (seine Gedankensysteme ändern und kritisch sehen). Andere therapeutische Mittel fügt man manchmal den beiden Grundbestandteilen hinzu: Entspannung mit Atemkontrolle (man leitet in Situationen der Konfrontation die Patienten bei sehr großer Angst dazu an, sie durch derartige Techniken zu dämpfen) und durch Selbstbestätigung (die darin besteht, durch Rollenspiele zu lernen, was man will oder empfindet). Beide Methoden haben erkennbar zum Ziel, der phobischen Person zu helfen, in solchen Situationen ein Stück weit die Kontrolle zurückzugewinnen, statt sich von körperlichen Empfindungen, die man als gänzlich unkontrollierbar empfindet, oder von anderen Personen, die man für stärker hält als man selbst, überrollen zu lassen.

Worin besteht die Technik der Exposition?

Im vorigen Kapitel habe ich schon einige Grundsätze beim Umgang mit dem Expositionsverfahren erwähnt. Die Technik besteht darin, dem Patienten mehrere phobogene Situationen mit wachsendem Angstpegel vorzulegen, ohne uns darum zu kümmern – zumindest anfangs nicht –, ob der Patient sich während der Exposition entspannt fühlt, und ihn nur mit dem zu konfrontieren, was er fürchtet, bis seine Angst mindestens um 50 Prozent zurückgeht.

Diese Exposition kann sich in der Vorstellung abspielen (mit erdachten Bildern), bevor man die Übungen in der realen Situation ausführt. Letztere werden von den Therapeuten bevorzugt. Inzwischen wird diese Technik auch für die Phobiebehandlung empfohlen.

Jede Expositionssitzung muss lange dauern, oft eine Stunde. Wichtig ist dabei, dass der Patient sich nicht aus der Situation entfernt, solange seine Angst nicht spürbar nachgelassen hat. Während der Exposition muss er sich auf den phobogenen Stimulus konzentrieren und so wenig wie möglich Ablenkungsstrategien zu Hilfe nehmen (an anderes denken, woanders hinschauen usw.), denn diese scheinen sonst gute Resultate der Exposition zu verändern.[15] Es ist folglich ganz wichtig, dass der Therapeut darauf achtet, die Aufmerksamkeit der Person auf die gerade stattfindende Übung, das phobogene Objekt und die Angstempfindungen zu lenken, vor allem in den besonderen angstauslösenden (anxiogenen) Situationen.

Übrigens dient der Therapeut häufig während der Expositionssitzungen als »Modell«; er geht dem Patienten bei den gestellten Aufgaben voran und liefert ein Beispiel für konfrontatives Verhalten gegenüber dem Angstobjekt.

So einfach diese Techniken anmuten mögen, sie verlangen vom Therapeuten viel Erfahrung. Und er darf nicht vergessen, dass sie die Patienten in heftigen Stress versetzen: deshalb auch die Regel, in Einzelschritten vorzugehen.

Zu diesem Thema fällt mir eine sehr anrührende Geschichte ein, die ich erfuhr, als ich für Therapeuten ein Seminar über Sozialphobie hielt. Am Ende der Sitzung, die ich der Exposition und ihren Regeln gewidmet hatte, erbat eine sehr beunruhigte Teilnehmerin das Wort und erzählte: »Ich verstehe, was Sie sagen wollen. Mein Vater war Sozialphobiker. Eines Tages starb meine Mutter. Er litt furchtbar und begriff auf einmal, dass er sich nicht mehr in ihren Schutz hinter sie begeben konnte, wie er es bis dahin getan hatte. Das vollzog sich sehr schnell, zumal er am Tag der Beerdigung 200 Personen die Hand geben musste.« Die Gruppe wie auch ich erwarteten daraufhin ein glückliches Ende der Geschichte, etwa so: »Am Tag nach dieser Prüfung war seine Phobie verschwunden.« Die Kollegin musste bei ihren folgenden Worten ein Schluchzen unterdrücken: »Als ich am nächsten Morgen zu ihm ging, war er tot. Ich glaube, dass ihn vor allem der Kummer umgebracht hat. Aber die 200 Hände, die er schütteln musste, die 200 Gesichter, denen er in die Augen schauen musste, die 200 Antworten, die er auf die Beileidsbekundungen geben musste, haben sicherlich alles noch beschleunigt. Seither achte ich stets darauf, ganz behutsam und schrittweise vorzugehen, wenn ich meine Patienten exponiere.« Wie alle wirksamen Behandlungen darf auch die Expositionstherapie nicht überdosiert werden, schon gar nicht bei sehr verletzlichen Personen.

Die vorrangigen Expositionsmethoden

Es gibt mehrere mögliche Arten der Exposition, die ich weiter unten für jeden Phobietypus genauer betrachten will. Das gemeinsame Ziel ist bei allen Therapiesitzungen, die Person in kleinen »Angstdosierungen« zu »desensibilisieren«.

Die situativen Expositionen sind die herkömmlichen: Der Patient wird eingeladen, sich mit dem zu konfrontieren, was er fürchtet. Man fordert beispielsweise die Person mit einer Spritzenphobie auf, mit einer Spritze zu hantieren; die mit einer Tierphobie, sich dem Tier zu nähern, vor dem sie Angst hat; die mit einer Fahrstuhlphobie, den Fahrstuhl zu nehmen; die Person mit einer Sozialphobie, einen Bericht vor Publikum abzugeben. Somit ist das Wesen der Kognitiven und Verhaltenstherapien sehr konkret, sehr lebendig, bei denen Patienten und Therapeuten regelmäßig in die Arena der Ängste hinabsteigen. Oft wird der Therapeut dazu gebracht, sein Sprechzimmer zu verlassen, um den Patienten an die Orte der Exposition zu begleiten: zu einer Hundehütte, auf eine Brücke, in einen Supermarkt. Das ist zu Beginn der Therapie sogar wünschenswert. Die begleitete Exposition hat nämlich viele Vorteile. Sie erlaubt dem Therapeuten, vor Ort festzustellen, wie sich sein Patient angesichts der Angst verhält, und sie bietet ihm auch die Möglichkeit, in der Angstsituation unmittelbar an den Reaktionen zu arbeiten. Für die Therapeuten ist dies insofern unangenehm, als sie gezwungen werden, ihr angenehmes Büro zu verlassen.

Die interozeptiven Expositionen: Interozeption bezeichnet alle körperlichen Gefühle. Viele phobische Personen fürchten diese Gefühle als Zeichen aufsteigender Panik. Derartige Körpergefühle, »interozeptive Phobien« genannt, treten mit einem Reflex auf, den die Angst hervorruft. Der Therapeut wird sich bemühen, diese Körpergefühle in der Sitzung auszulösen, um dem Patienten beizubringen, wie er sie beherrschen und angstfrei ertragen kann. Er schlägt dem Patienten vor, mehrere Minuten lang sehr schnell und tief zu atmen, dreht ihn schnell auf einem Drehstuhl, um ihm leichte Schwindelgefühle zu bereiten, lässt ihn Treppen auf allen Vieren nehmen, um starkes Herzklopfen zu erreichen, lässt ihn lange stehen, um leichte Hochdruckgefühle hervorzurufen, lässt ihn sich allzu dick einhüllen, bis er rot wird oder unter den Blicken eines anderen schwitzt.

Die Expositionen in der Phantasie richtet man für Patienten ein, deren Angst zu maßlos ist, als dass sie sich mit ihr direkt konfrontieren könnten. In einem solchen Fall empfiehlt man ihnen, noch ehe man zu Expositionen in realen Situationen übergeht, eine Desensibilisierung, auch »systematische Desensibilisierung« genannt. Sie besteht darin, dass man sich schrittweise die phobogene Situation, die vorher in aufsteigende anxiogene Etappen zerlegt worden ist, ruhig und entspannt vorstellt. Der Patient liegt mit geschlossenen Augen, und sobald er entspannt ist, fängt er an, sich allmählich in die Situationen zu versetzen, die er befürchtet, was oft (aber nicht immer) den Angstreflex verstärkt. Diese Technik war die erste, die man in großem Umfang zur Behandlung von Phobien verwendete. Heute zieht man ihr wegen ihrer Länge und Beschwerlichkeit Expositionstechniken vor Ort vor. Sie behält jedoch für Phobien ihre Bedeutung, in denen die Angstbelastung sehr stark ist und unvorbereitete Konfrontationen nicht möglich sind. Auf jeden Fall müssen danach richtige Expositionsübungen in der realen Situation folgen.

Expositionen durch virtuelle Bilder. Die Expositionen *in vivo* oder mit Begleitung sind bei manchen Phobien, wie bei der Flugphobie, schwer herzustellen. Daher stoßen die Techniken virtueller Bildangebote bei den Verhaltensforschern auf großes Interesse. Wenn man die Patienten richtig vorbereitet, kann man sie den befürchteten Gefühlen aussetzen und dennoch vor Ort bleiben. Diese Therapien sind schon erfolgreich bei agrophoben,[16] bei arachnophoben,[17] flugphobischen[18] und sozialphobischen[19,20] Patienten getestet worden. Da sie sich bei Patienten mit schwachen Phobien als ausreichend bewährt haben, können sie in allen Fällen zur Vorbereitung der »eigentlichen« KVT dienen.

Seine automatischen Gedanken verändern

»Wenn ich mich über den Abgrund beuge, zieht er mich hinab«; »wenn ich erröte, werden es alle sehen und mich auslachen.« Ein wichtiger Anlass für psychotherapeutische Maßnahmen[21] findet sich im Denkvorgang phobischer Patienten. In der Sprache der Therapeuten nennt man »Kognition« einen automatischen Gedanken, der im Denken einer Person auftaucht. Auf diese Art oft unbewusster Gedanken (zwar nicht bewusst, aber wenn man sich um ein wenig Introspektion bemüht, erreichbar) verlegen sich die kognitiven Therapien.

Der erste Schritt, genannt die Selbst-Beobachtung, besteht darin, dass man sich dieser mentalen Vorgänge deutlich bewusst wird, was deshalb nicht immer einfach ist, weil Patienten natürlich dazu neigen, mit pseudorationalen Begründungen auf ihre Gedanken zu reagieren: »Ich nehme keine Fahrstühle mehr, denn es ist viel gesünder, Treppen zu steigen«, »Alle Hunde können gefährlich werden, weil sie ja vom Wolf abstammen, deshalb ist es auch normal, dass man Angst vor ihnen hat«. In einigen Fällen macht es schon Angst, nur an das zu denken, was Angst macht, und Patienten, die zu Panik neigen, wollen ihre Ängste nicht *hören*; sie vermeiden zum Beispiel, gewisse Worte zu denken oder auszusprechen, wie »Unwohlsein«, »Angst«, die bei ihnen Angstkrisen auslösen. Diese Patienten greifen auf mentale Fluchtstrategien zurück (»kognitive Vermeidungen«), indem sie das Radio ständig anlassen oder immer gerade etwas tun (sprechen, lesen), wenn die Angst sich meldet.

Nach dieser Selbst-Beobachtung veranlasst man den Patienten, über seine Kognitionen nachzudenken und ihre Wirkung zu untersuchen: Jetzt geht es nicht darum, ihn daran zu erinnern, dass seine Ängste »unvernünftig« sind (seine Umgebung hat das bereits übernommen), sondern darum, ihm dabei zu helfen, sie sich vor Augen zu halten und seine Katastrophenszenarien zu analysieren. Wovor hat er wirklich Angst? Was wird seiner Auffassung nach passieren, wenn er sich der Situation stellt? Wie wird er reagieren? Welche Konsequenzen könnte das auf Dauer haben? Wie kann man die Auswirkungen überprüfen?

Beim letzten, unerlässlichen Schritt fordert der Therapeut seinen Patienten auf, »Realitätsbeweise« zu führen, die den Sinn haben, zu prüfen, ob die phobischen Vorhersagen verlässlich sind. Der Therapeut wird etwa einem Panischen vorschlagen – der voraussagt, in zehn Minuten in einer Warteschlange ohnmächtig zu werden oder eine Panikattacke zu bekommen – diese Vorhersage zu testen, wozu er seinen Patienten in Stoßzeiten in ein Postamt oder ein Geschäft begleitet. Nur wenn man diese kognitive Annäherung damit verbindet, dass der Patient in die Situation versetzt wird, werden dem emotionalen Gehirn des Patienten die kognitiven Veränderungen »glaubwürdig«.

Eine Neuheit in der Herangehensweise der Verhaltenstherapien: EMDR

EMDR ist eine Form von Kurztherapie; mit ihr will man beim Patienten emotional quälende Augenblicke seines Daseins, bei denen seine Symptome sich gezeigt haben, hervorrufen, zum Beispiel bei einer Person mit Wasser- oder

Erstickungsphobie die Erinnerung an den Moment kurz vor dem Ertrinken.

Während der Patient psychisch und gefühlsmäßig wieder in seine schmerzlichen Erinnerungen eintaucht, macht der Therapeut mit dem Finger oder irgendeinem Gegenstand schnelle seitliche Bewegungen, die der Patient mit den Augen verfolgen soll. Mit dieser Maßnahme versucht man die schmerzlich erinnerten Gefühle außer Kraft zu setzen und eine Neuprogrammierung einzurichten. Daher der Name EMDR: Eye Movement Desentization and Reprocessing.

Man hat zwar nicht genau festgestellt, durch welchen Mechanismus EMDR wirkt, aber diese Methode hat sich bei der Behandlung von psychischen Traumata bewährt.[22]

Eine der häufigsten Folgen psychischer Schocks zeigt sich darin, dass die panischen Ängste fortbestehen, man werde wieder in die Situation geraten, in der man die traumatische Erfahrung gemacht hat. Wurde man in einem Parkhaus angegriffen oder hatte einen Autounfall, dann ist man womöglich unfähig, sich diesen Situationen erneut auszusetzen. Es handelt sich in gewisser Weise um zweitrangige Phobien als Folge eines Traumas. Deshalb hat man Tests gemacht, um EMDR bei Patienten zu prüfen, die unter phobischen Störungen leiden.[23] Die ersten Ergebnisse sind zwar interessant, aber man muss abwarten, bis man mehr darüber weiß, um diese Methode regelmäßig auf Phobiker anzuwenden.

Nach meiner Erfahrung kann EMDR nützlich sein, wenn bestimmte Erinnerungen an Angst oder Beschämung unerträglich sind oder Jahre später noch schmerzen. Das kommt bei Sozialphobikern oft vor, wenn sie in der Öffentlichkeit gedemütigt wurden und nicht ohne ein Gefühl schlimmsten Unbehagens und großer Trauer darauf zurückkommen können. Oder auch bei Patienten, die heftige Panikattacken erlebt haben und es im Allgemeinen meiden, an diese Vorfälle zu denken.

6 Ängste und Phobien: ein Gruppenporträt

Die Phobie ist keine Neurose

Die »phobischen Neurosen« – ein Ausdruck, der heute kaum mehr Verwendung findet – wurden in der psychoanalytischen Terminologie anfangs »Angsthysterien« genannt, was ihren sexuellen Charakter unterstrich. Den Psychoanalytikern zufolge waren die Phobien also der Ausdruck eines unbewussten Konflikts (den man zuerst lösen musste, um dann so zu tun, als könne man sehen, wie die Symptome verschwinden …) und stellten zudem ein Bollwerk gegen die gravierenderen Ängste dar (und als solches mussten diese Symptome »respektiert« werden, auf die Gefahr hin, zu erleben, dass der von seiner Phobie Befreite nun noch stärker dekompensierte). Auch wenn diese Art, die Phobie zu sehen, in ihrer Zeit, am Ende des 19. Jahrhunderts, revolutionär war und auch wenn sie die Entwicklung der modernen Psychotherapie ermöglichte, ist sie dennoch heute veraltet, einerseits wegen der mageren Resultate der analytischen Therapien bei phobischen Störungen, aber auch, weil die Verhaltenstherapien eindeutige und dauerhafte Ergebnisse bringen – ohne Wiederauftreten oder Substitution der Symptome –, und dies auf sehr unterschiedlichen theoretischen Grundlagen.

Was mich in meiner psychotherapeutischen Arbeit mit phobischen Menschen am meisten verblüffte, war meine Feststellung, dass sie – abgesehen von ihrer Phobie – meistens normal sind. Aus diesem Grund lehne ich die frühere Gewohnheit ab, ihre Beschwerden als »phobische Neurosen« zu bezeichnen.

Meiner Meinung nach ist es besser, die Bezeichnung »Neurose« aufzugeben, und zwar aus zwei Gründen. Erstens ist das Wort »Neurose«, nachdem es lediglich ein medizinischer Ausdruck (eine Wortschöpfung des schottischen Arztes William Cullen im 18. Jahrhundert) war, zu einem Werturteil geworden. Wenn man heute von einer »neurotischen« Person spricht, dann meint man jemanden, der kompliziert ist, der keine Selbstbeherrschung hat. Zu bestimmten Zeiten war es in der Psychiatrie üblich, jede unter Depressionen oder Ängsten leidende Frau schematisch als »hysterische Neurotikerin« zu diagnostizieren. Einer meiner Kollegen sagte einmal im Scherz: »Ich habe niemals hysterische Patientinnen getroffen, nur unglückliche.« Der zweite Grund, weswegen wir vorsichtig mit dem Begriff »Neurose« sein sollten, ist, dass er ganz direkt mit der Freud'schen Theorie über die Phobien assoziiert wird, die heute widerlegt ist. Nicht alle Behauptungen Freuds waren falsch, aber viele. Es ist ganz selbstverständlich, dass man ihn als historische Persönlichkeit respektiert, nicht jedoch, dass man weiterhin blindlings seiner Lehre folgt und sich ständig auf seine Schriften – oder die seiner Schüler – beruft, als seien sie Zauberformeln, nach dem Motto: »Freud hat es geschrieben, Lacan hat es gesagt.« Freud wollte eine Wissenschaft begründen. Leider rief er bei einigen seiner Schüler eine geradezu religiöse Vision von der Psychotherapie hervor: Es gab »heilige« Schriften, Sakrilegien, Exkommunikationen, »Religionskriege«… Aber all das betrifft nur die kleine Welt der Therapeuten und sollte nicht die Hilfe beeinträchtigen, die phobische Patienten benötigen.

Die drei Gruppen der Phobien

Nach der heutigen wissenschaftlichen Klassifikation, die die meisten Forschungsteams auf der ganzen Welt verwenden,[1] werden die Phobien in drei Hauptgruppen eingeteilt, von denen jede einen ziemlich präzisen Angsttyp umreißt:

- *Die spezifischen Phobien* betreffen vor allem die Phobien vor Tieren, Naturelementen, Blut und Verletzungen. Diese Phobien habe ich weiter oben »einfache Phobien« genannt. Sie stellen nur ein begrenztes Handikap dar, denn trotz der damit verbundenen »Vermeidungsstrategien« sind sie mit einer fast normalen Lebensweise vereinbar.
- *Die sozialen Phobien* bestehen in einer ausgeprägten Angst vor dem Blick und dem Urteil anderer Menschen. Diese Phobien werden oft als besonders einschneidend betrachtet, denn durch das Vermeiden sozialer Begegnungen kann der phobische Mensch zahlreiche Aktivitäten im Bereich der Beziehungen nicht wahrnehmen, die für sein Gleichgewicht und seine persönliche Entwicklung so entscheidend sind.
- *Die Panikstörung mit Platzangst* ist durch die Furcht gekennzeichnet, von einem Unwohlsein befallen zu werden, vor allem in der Öffentlichkeit. Sie ist sehr hinderlich, denn ihre heftigen und Unsicherheit auslösenden Angstkrisen haben Vermeidungsstrategien zur Folge, die kein wirklich autonomes Leben zulassen. In diesem Fall kann es zum Problem werden, wenn der Betroffene auch nur das Haus verlassen muss.

Diese beiden letztgenannten Gruppen, die sozialen Phobien und die Panikstörung, bezeichnet man auch als »komplexe Phobien«, denn im Unterschied zu den »einfachen« oder den spezifischen Phobien können sie in verschiedenen und subtilen Zusammenhängen auftreten. Und vor allem kann der Patient sie nur schwer kontrollieren: Man kann Tauben immer aus dem Weg gehen, und man kann es vermeiden, vor tiefen Abgründen stehen zu müssen, aber es ist wesentlich schwieriger, seinen Mitmenschen aus dem Weg zu gehen oder darauf zu verzichten, das Haus zu verlassen. Wie ich noch zeigen werde, sind mit diesen vielschichtigen Phobien noch viel mehr Komplikationen verbunden, wie Depression, Flucht in den Alkohol und zahlreiche andere Verhaltensweisen, die die Lebensqualität beeinträchtigen.

Schließlich werden wir im letzten Kapitel eher selten auftretende Ängste und Phobien behandeln und ebenso eine ganze Anzahl von psychischen Störungen, denen man die Bezeichnung »Phobie« verliehen hat, obwohl sie unterschiedliche psychopathologische Mechanismen aufweisen.

Tatsächlich ist die Versuchung für Psychiater und Psychologen, aber auch für die breite Öffentlichkeit groß, das Wort »Phobie« mit anderen griechischen Wortteilen zu verbinden, um ganz unterschiedliche Befürchtungen und Aversionen zu definieren: Die Xenophobie oder die Homophobie bezeichnen eher Antipathien oder Misstrauen gegenüber Fremden oder Homosexuellen als authentische panische Ängste. Die abergläubische Furcht vor der Zahl 13 ist keine echte Angst. Was die Neophobie (Angst vor Neuem) angeht, die bei Kindern oder älteren Menschen häufig vorkommt, so ist sie im Grunde mehr eine Abneigung gegen jede Form von Veränderung – in der Ernährung, in den Beziehungen oder in anderer Hinsicht – als ein tatsächlicher Drang, alles Neue zu meiden.

Das Wort »Phobie« wird zweifellos deshalb so oft verwendet, weil wir über einen Allgemeinbegriff verfügen wollen, um alle Emotionen zu bezeichnen, die mit dem Wunsch verbunden sind, eine Distanz zwischen uns und irgendetwas anderem herzustellen, das wir – zu Recht oder zu Unrecht – als unangenehm oder beunruhigend wahrnehmen.

7 »Einfache« Ängste und Phobien: vor Tieren, vor dem Fliegen, vor Blut und vor Wasser

> »Ich war großen Qualen preisgegeben: Einige
> niemals abreißende und sehr intensive
> Gedanken verdarben mir mein ganzes übriges
> Denken und die gesamte restliche Welt.«
>
> *Paul Valéry*, Die fixe Idee oder zwei Männer am Meer

Als Francesca in mein Sprechzimmer trat, fiel ihr Blick zuerst reflexartig auf meine Fenster. Ihr besorgtes Gesicht entspannte sich sofort, denn sie sah, dass sie alle geschlossen waren. An diesem Morgen im Juli suchte sie mich zum ersten Mal auf. Hier in Toulouse war es wie immer sehr heiß. Daher blieben die Fenster häufig geöffnet. Allerdings nicht in meinem Zimmer. Um arbeiten zu können, ohne unter der Hitze zu leiden, hatte ich mir gerade am Vortag ein kleines Klimagerät gekauft. Dadurch konnte mir Francesca in aller Ruhe ihre Geschichte erzählen, ohne befürchten zu müssen, eine Taube könnte ganz plötzlich zum Fenster hereinfliegen. Denn genau das war ihr Problem: Sie hatte Angst vor Tauben.

Francesca war 27 Jahre alt, sah gut, ja blühend aus und war mit einem italienischen Ingenieur verheiratet, der für zwei Jahre nach Toulouse gekommen war, um in der Luftfahrtindustrie zu arbeiten. Sie hatte seit ihrer Kindheit eine panische Angst vor Vögeln. Und sie erinnerte sich genau, wann diese Angst zum ersten Mal aufgetreten war: Im Alter von drei oder vier Jahren wurde sie tagsüber von einer Tante beaufsichtigt, die zahlreiche Vögel in Käfigen züchtete. Als Anhängerin altmodischer Pädagogik drohte sie der kleinen Francesca oft, einen Käfig zu öffnen, damit die Vögel ihr in die Ohren pickten und sie an den Haaren zögen, falls sie nicht brav wäre und ihre Suppe nicht aufäße. Eines Tages war Francesca nicht mehr gewillt, sich der Drohung zu beugen, und leistete Widerstand, woraufhin die Tante tatsächlich eine Taube herausholte, um dem Kind Angst zu machen. Aber der Vogel entkam ihr und flatterte nun im ganzen Zimmer herum, stieß gegen Wände und Fenster, was bei dem Kind eine Panik und bei der Tante eine gewisse Aufregung auslöste. Seit diesem Tag ertrug Francesca keine Vögel mehr, selbst wenn sie eingesperrt waren.

An einem Sonntag kehrten ihre Eltern mit einer lebenden Henne vom Markt zurück, die sie bei einer Verlosung gewonnen hatten. Dieses Tier versetzte Francesca in einen solchen Schrecken, dass sie es wegschaffen mussten. In ihrer Kindheit und Pubertät wurde sie wegen ihrer Angst oft von ihrer Umgebung geneckt. Einer ihrer älteren Brüder machte ihr sogar eines Tages ein bösartiges Geschenk: eine Schachtel, die einen Vogel enthielt. Als Francesca das Päckchen öffnete, flog er heraus.

Als sie herangewachsen war, organisierte sie ihr Leben so, dass sie nie mit Vögeln in Berührung kam. Ihr Mann, der von ihrer Phobie wusste, nahm ihre Vermeidungsstrategien hin. Aber als er nach Toulouse versetzt wurde, wo er ein internationales Luftfahrtprojekt leiten sollte, musste Francesca zu ihrem Entsetzen entdecken, dass im Stadtzentrum, wo ihre Dienstwohnung lag, unzählige Tauben herumflatterten. Ihre Phobie erhielt dadurch neue Nahrung und bezog sich nun hauptsächlich auf diese Vogelart.

»Vor allem ihr Aussehen stößt mich so ab: diese lidlosen Augen, die scheußlichen roten Beine und die schmutzigen Krallen. Und das Geräusch, wenn sie davonfliegen. Wovor ich genau Angst habe? Ich weiß nicht recht. Vielleicht davor, dass sie mir mit ihren Schnäbeln ein Auge durchbohren, wenn sie wegfliegen, oder dass sie sich mit ihren Krallen in meinen Haaren verfangen oder dass sie in Panik geraten, denn sie sind wahnsinnig dumm. Außerdem flößen sie mir

Ekel ein. Einfach unvorstellbar, mit ihren Federn in Berührung zu kommen. Meistens habe ich eine reflexartige Angst, die schneller als meine Gedanken ist.«

Plötzlich sah ich, wie sie bleich wurde. Sie hielt im Sprechen inne und blickte starr auf einen Punkt hinter mir: Eine Taube hatte sich auf die Fensterbank gesetzt und beobachtete uns mit ihren runden Augen, wobei sie ihren Kopf von rechts nach links drehte. Das Fenster war geschlossen, aber Francesca begann nach Atem zu ringen. Ich erlebte das Anfangsstadium einer ihrer Panikattacken mit. Ich stand auf, um den Vogel zu verscheuchen. Francescas Angst war keineswegs vorgetäuscht. Als ich ihr den Puls maß, war er bei 140! Nach diesem Zwischenfall brach sie in Tränen aus: »Es ist absurd, einfach blöd. Sie haben ja gesehen, in welchen Zustand mich so ein Tier versetzt! Und das, obwohl Ihr Fenster geschlossen war. Wenn es offen gewesen wäre, wäre ich rausgelaufen. Ich kann mich dann einfach nicht mehr beherrschen.«

Starke Ängste und »spezifische« Phobien

Diese Gruppe von Ängsten ist sicherlich am leichtesten zu verstehen: Ein Mensch empfindet große Furcht vor etwas ganz Speziellem und tut alles, um ihm auszuweichen. Die Objekte oder die Situationen, die eine solche Angst ausgelöst haben könnten, sind vielfältig, aber man kann sie im Wesentlichen in vier große Typen einteilen: Angst vor Tieren, Angst vor Naturelementen, Angst vor bestimmten Situationen, vor Blut und Verletzungen.

Immerhin leidet etwa jeder Zweite an übergroßen und hinderlichen Ängsten dieses Typs. Die Bezeichnung »spezifisch« verweist darauf, dass diese Ängste im Allgemeinen fest umrissen sind. Abgesehen von den Augenblicken, in denen der Betreffende mit dem konfrontiert wird, was ihn ängstigt, und abgesehen von den Augenblicken, die dieser Konfrontation unmittelbar vorausgehen, fühlt er sich in

Sicherheit. Früher nannte man diese Ängste und Phobien aufgrund ihres begrenzten Ausmaßes »einfach«. Aber mitunter erschweren sie das Leben ganz erheblich.

Wie bei den anderen Formen der übergroßen Ängste kann man die Frage, wo die normalen Ängste aufhören und die krankhaften beginnen, so beantworten: Es gibt dafür verschiedene Kriterien – die emotionale Intensität der Angst (bei den Phobien bis zur Panik), der übermächtige Drang, vor dem Gefürchteten davonzulaufen (und nicht nur eine gewisse Beklemmung, weil man ihm ausgesetzt ist) und die verschlimmernde Eigendynamik der Phobien (weder lang andauernde noch wiederholte Konfrontationen bringen Erleichterung). Es ist zwar notwendig, solche Indikatoren zu definieren und festzulegen, wo normale Ängste aufhören und wo krankhafte anfangen, doch die Realität ist ganz anders. Es gibt keine feste Grenze, und man nimmt an, dass sehr ausgeprägte Ängste ein Handikap darstellen, das dem der Phobien in etwa gleichkommt, auch wenn sie nicht alle Kriterien erfüllen, die diese Diagnose im medizinischen Sinne zulassen.

Je nach Studien und Testinstrumenten hat man festgestellt, dass etwa 10–20 Prozent aller Menschen unter spezifischen Phobien leiden.[1] Von diesen Störungen sind im Allgemeinen doppelt so viele Frauen betroffen wie Männer, mit Ausnahme der Phobie vor Blut und Verletzungen, die beide Geschlechter im gleichen Maße betrifft.[2]

Zweifellos sind es die spezifischen Ängste und Phobien, die im Leben am allerfrühesten in Erscheinung treten. Oft reagiert ein Mensch schon bei der allerersten Konfrontation mit übergroßer Angst. Seltener liegen der Phobie genau umrissene Erfahrungen zugrunde, aber sie können natürlich den Boden dafür bereiten: Eine ausgeprägte Angst vor Hunden kann nach einem Biss durch einen Hund auftreten, andererseits bekommen nicht alle Kinder, die gebissen wurden, eine Hundephobie. Die Ergebnisse der meisten Studien sprechen dafür, dass die Gene starken Einfluss auf diese spezifischen Phobien haben. Dazu kommt, dass sie auch

Die wichtigsten Typen der spezifischen Ängste und Phobien

Ängste und Phobien vor Tieren	Vögel (insbesondere Tauben), Insekten (Spinnen, Kakerlaken und Wespen), Hunde, Katzen, Schlangen
Ängste und Phobien vor Naturelementen	Wasser, Abgründe, Gewitter, Dunkelheit
Ängste und Phobien vor bestimmten Situationen	Klaustrophobie (Angst vor geschlossenen Räumen, Aufzügen, überfüllten Geschäften, Tunnels) Transportmittel (Flugzeug, Zug, Auto)
Ängste und Phobien vor Blut und Verletzungen	Injektionen, Blutentnahmen, Besuch beim Zahnarzt

noch durch bestimmte Ereignisse im Leben sowie durch elterliche Vorbilder verstärkt werden. Bei zahlreichen Betroffenen litt entweder der Vater oder die Mutter unter denselben Ängsten.

Außerdem beobachtet man je nach Lebensalter verschiedene Grade der Intensität dieser Ängste. So sind die Ängste vor Tieren bei jungen Menschen ausgeprägter und hinderlicher; und bei der Angst vor dem Fliegen ist es genau umgekehrt, sie wird erst mit den Jahren schlimmer. Dafür gibt es mehrere Erklärungen, aber die wahrscheinlichste ist, dass es leichter ist, seine Angst vor Tieren mit der Zeit zu zügeln. Man kann selbst bestimmen, wie lange man sich ihnen durch Fotos, Filme oder in natura – seien sie im Käfig oder hinter Glas – aussetzt. Schlimmstenfalls läuft man weg, wenn man auf ein Tier stößt und sich nicht stark genug fühlt, seine Gegenwart zu ertragen.

Dagegen ist die Flugangst eher eine Angst, die man ganz oder gar nicht hat. Es ist unmöglich, beim ersten Mal mit fünf Minuten Flug zu beginnen und die Dauer dann auf zehn, später auf fünfzehn Minuten zu erhöhen – man reist im Flugzeug oder eben nicht, und sobald die Maschine abgehoben hat, kann man nicht mehr heraus, nicht einmal mit dem Fallschirm.

Alle übergroßen Ängste, denen man sich nicht schrittweise aussetzen kann, haben natürlicherweise die Tendenz, schlimmer zu werden, denn jede Konfrontation – auch wenn sie zwangsläufig nicht häufig geschieht und darum umso heftiger ist – bedeutet ein Trauma mehr. Das gilt beispielsweise auch für bestimmte Phobien wie etwa für die übermäßige Angst, in der Öffentlichkeit das Wort zu ergreifen.

Sind die spezifischen Phobien eigentlich Krankheiten?

Wenn diese spezifischen Ängste das Stadium der Phobie erreichen, haben sie zumeist nur begrenzte Auswirkungen. Die Ausweichmanöver, die sie den Leidenden aufzwingen, hindern sie gewöhnlich nicht daran, ein fast normales Leben zu führen. Deswegen suchen diese Menschen seltener einen Psychiater oder Psychologen auf als die anderen (wie Patienten mit Platzangst oder Sozialphobie).

Unter den Phobien, die einen Betroffenen veranlassen, einen Spezialisten zu Rate zu ziehen, findet man:[3]

- Phobien vor Hunden, Katzen, vor Aufzügen oder anderen Transportmitteln. Wie stark der Wunsch ist, sich davon heilen zu lassen, hängt davon ab, wie oft man dem, was einen ängstigt, ausgesetzt ist. Eine Phobie vor Kängurus wird einen Menschen in unseren Breiten kaum dazu bringen, eine Therapie zu machen;
- das Phänomen, dass ein Patient gleichzeitig unter mehreren Phobien leidet. Es kommt ziemlich häufig vor und verstärkt die alltäglichen Behinderungen;
- das Phänomen, dass ein Betroffener in gefürchteten Situationen so heftige Panikattacken bekommt, dass er Angst hat, den Verstand zu verlieren oder einen Herzinfarkt zu bekommen.

Am häufigsten suchen unter Ängsten Leidende nach einer Veränderung, die ihre Lebensweise umgestaltet hat, einen Spezialisten auf: so etwa ein Manager, der unter großer Flugangst litt und deshalb bisher immer mit dem Auto oder dem Zug gereist war, aber vor kurzem befördert wurde, wodurch er nun des Öfteren ein Flugzeug nehmen musste. Oder eine junge Frau, die panische Angst vor Blut hatte und stets Spritzen und Blutabnahmen zu meiden suchte, nun aber dem Mann ihres Lebens begegnet war und sich ein Kind wünschte, was einige medizinische Untersuchungen erforderlich machte.

Ein paar wissenschaftliche Anmerkungen zu Ängsten und spezifischen Phobien

Im Allgemeinen verstärken Phobiker selbst noch die Merkmale, die ihnen Angst machen: In ihren Augen sind alle Spinnen riesig und ungeheuer schnell; der sanfteste Abhang löst Schwindelgefühl aus. Diese Irrtümer in der Wahrnehmung[4] hängen natürlich von der Intensität der Ängste ab. Zuweilen machen sie sich in den Momenten bemerkbar, wo die Betroffenen sich bedroht glauben. Vielleicht sind sie eine Art Überlebensmechanismus vom Typ »Lupeneffekt«, der eine Gefahr automatisch größer wirken lässt. Wie auch immer, die Umgebung dieser Phobiker darf eines nie vergessen: Wenn es um ihre Ängste geht, leben sie nicht in derselben Realität wie andere Menschen. Ein Sprung vom Zwei-Meter-Brett löst bei einem unter Höhenangst Leidenden dieselbe Furcht aus wie bei Ihnen ein Sprung vom Zehn-Meter-Brett. Nach einer Therapie verschwinden diese Wahrnehmungsirrtümer.

Diese Verzerrungen beschränken sich nicht auf Größe oder Höhe. Wenn ein unter Zoophobie (Angst vor Tieren) Leidender sich den gefürchteten Tieren nähert, so »sieht« er, wie sie auf ihn zulaufen, und »spürt« sie körperlich. Wenn ein Akrophobiker sich zu einem Abgrund hinunterbeugt, hat er das Gefühl, er würde überkippen. Diese Sinnesaktivierungen bestätigen, welch bedeutende Rolle die Einbildung bei den phobischen Ängsten spielt; aber man findet sie auch bei der Erzeugung bestimmter Bilder im Gehirn, die eine Aktivierung des Großhirnbereichs vermuten lässt, insbesondere des visuellen Kortex, neben der Stimulation des limbischen Systems, das bekanntlich der Sitz der Angstemotionen ist.[5] Bei Menschen, die Angst vor Tieren haben, insbesondere vor Spinnen, Insekten oder Schlangen, scheint die Aktivierung des präfrontalen – »somatisch-sensitiven« – Kortex auf ein Aktivieren der Tastempfindungen hinzuweisen, die man mit der empfundenen Furcht assoziiert.

Überdies verzerren Phobiker häufig den Zusammenhang der gegebenen Informationen. Das heißt, sie konzentrieren sich nur auf das, was ihnen Angst macht, und vergessen dabei, das zu sehen, was sie beruhigen könnte.[6] Stehen sie einem Hund gegenüber, so spielt es für sie keine Rolle, ob dieser klein ist oder an der Leine gehalten wird oder völlig harmlos aussieht. All diese Elemente sind irrelevant angesichts des zentralen Reizes: die Anwesenheit oder Abwesenheit eines Hundes. Je gravierender die Phobie ist, desto offenkundiger ist dieses »Alles oder nichts«. So kann ein einfaches Wort oder ein harmloses Bild des gefürchteten Gegenstands echte Ängste auslösen. Unser rationales Gehirn weiß, dass keine Gefahr droht, aber unsere zerebrale Amygdala, die noch schneller reagiert, hat schon Alarm geschlagen.

Ängste und Phobien vor Tieren

Übergroße Ängste vor Tieren, die immer wieder in Kinofilmen dargestellt wurden *(Die Vögel, Der weiße Hai, Arachnophobia)* gehören zu den häufigsten, insbesondere bei Frauen, die 75–90 Prozent der Betroffenen ausmachen. Die Tiere, die am meisten Angst auslösen, sind in dieser Reihenfolge: Insekten, Mäuse und Schlangen. Phobien vor Vögeln, Hunden, Katzen und Pferden sind ebenfalls oft zu beobachten. Bei diesen Phobien fürchtet der Betroffene entweder einen Angriff durch das Tier (Biss oder Stich), oder er empfindet Ekel und Abneigung. Multikulturelle Studien ergaben, dass Ekel übrigens noch weiter verbreitet zu sein scheint als Angst.[7] So haben die Inder weniger Angst vor Spinnen als die Bewohner der westlichen Welt, ekeln sich jedoch im selben Maß davor.

An dieser Stelle soll betont werden, dass man von Phobien nur dann spricht, wenn es sich um die Furcht vor ungefährlichen Tieren handelt. Ängste, die sich auf Tiere beziehen, die ganz objektiv gefährlich sind (Tiger, Krokodile, Haie), werden in allen Kulturen der Welt als normal erachtet.

In unseren westlichen Breiten hält sich das mit den Tierphobien verbundene Handikap meistens in Grenzen, zumindest in urbanen Gebieten. Trotzdem kann eine gewisse Beklemmung daraus erwachsen, vor allem bei der Phobie vor Hunden oder vor Vögeln (insbesondere vor Tauben), die Stadtbewohner bei ihren täglichen Gängen beeinträchtigt, oder bei der Insektenphobie, weswegen sie Ausflüge in die Natur oder Häuser auf dem Lande meiden.

Eine Studie mit Personen, die unter schweren Tierphobien litten, gliedert die verschiedenen Komponenten ihrer Ängste folgendermaßen auf:[8]

- die Bewegung des Tieres (77 Prozent). Führt man mit Patienten Übungen durch, bei denen sie den Tieren ausgesetzt werden, dann zucken sie zusammen, sobald sich das Tier bewegt. Viele Betroffene fürchten sich vor dem unberechenbaren Zickzackflug bestimmter Insekten;
- die äußere Erscheinung (64 Prozent): das lidlose Auge der Tauben, der Hinterleib von großen Spinnen, die Zähne bei Hunden. Menschen, die sich vor Schlangen fürchten, reagieren sehr heftig auf bestimmte Formen. Ein Ast, der auf

der Erde liegt, oder auch nur der Gürtel eines Morgen-
rocks, der auf den Boden gefallen ist und vage an die
Form des Reptils erinnert, lässt sie vor Schreck zusam-
menfahren;

● das Geräusch, das die Tiere verursachen (27 Prozent). Der
klappernde Flügelschlag der Tauben, das Hundegebell,
das Summen der Wespen.

● In derselben Studie erklärten 40 Prozent der Patienten,
dass sie tatsächlich befürchteten, die Begegnung mit dem
besagten Tier könnte ernsthafte Folgen haben (sie könnten den Verstand verlieren oder angegriffen werden).

Tierphobien sind meist spezifisch: Man hat Angst vor Tauben, aber nicht vor Spatzen, vor Wespen, aber nicht vor Bienen. Doch zuweilen erstrecken sie sich auch auf alle Vertreter
einer bestimmten Gattung: Vögel, fliegende oder kriechende
Insekten.

Ängste und Phobien vor Naturelementen

Wie bei den Tierphobien sind es hauptsächlich die Frauen,
die sich vor den Naturelementen fürchten (75–90 Prozent),
mit einer Ausnahme: die Höhenangst (Akrophobie), bei der
die Frauen nur eine knappe Mehrheit ausmachen (50–70
Prozent). Die wichtigsten Phobien auslösenden Phänomene
sind Höhen und Abgründe, Wasser, Dunkelheit, Blitze und
Donner.

Das Ausmaß des Handikaps variiert entsprechend den
Einschränkungen des Betroffenen. Für einen Menschen, der
unter Höhenangst leidet, ist es im Allgemeinen nicht möglich, aus einem weit oben gelegenen Fenster zu schauen, und
noch weniger, auf einen Balkon hinauszutreten, aber auch
nicht, Wanderungen in die Berge zu unternehmen, Ski zu
fahren oder Brücken zu überqueren. Von der Angst vor Abgründen, gemeinhin als »Vertigo – Höhenschwindel« be-

zeichnet, sind etwa 12 Prozent der Bevölkerung betroffen. Aber echte Akrophobien kommen sicherlich seltener vor. Mehr als jede andere Angst kann man sie auch »stellvertretend« spüren. Beobachten Akrophobe, wie sich ein anderer einem Abgrund nähert, löst dies bei den meisten ein Gefühl der Beklemmung aus. Höhenängstliche Mütter können ihre Kinder im Allgemeinen nicht auf Ausflügen in die Berge oder auf Felsenklippen am Meer oder zur Besichtigung von Burgen begleiten, noch ertragen sie es mitanzusehen, wie sich ihre Sprösslinge einem Fenster oder einem Balkon nähern.

Auch die Angst vor dem Wasser kommt häufig vor. Angeblich sollen 2–5 Prozent der Bevölkerung davon betroffen sein. Sie ist besonders in der Freizeit hinderlich; Schwimmbäder oder Strände werden dann zu bedrohlichen Orten. Auch Kreuzfahrten sind tabu. Oft ist es den Betroffenen nicht möglich, beim Baden oder Duschen den Kopf unter Wasser zu tauchen. In Wirklichkeit ist die Aquaphobie nicht so sehr die Angst *vor* dem Wasser als die Angst *im* Wasser. Die Patienten können ohne weiteres Wasser trinken. Aber sie ertragen die Vorstellung nicht, ins Wasser einzutauchen. Sie meinen, sie könnten dann in Panik geraten und dadurch ertrinken.[9] Es ist durchaus möglich, dass sie heftige Ängste empfinden, wenn sie im Flugzeug den Ozean überfliegen, aber sie fühlen sich gut, wenn sie über dem Festland fliegen.

Die Französischlehrerin Rosemarie hatte mit 48 Jahren immer noch Angst vor dem Wasser. Sie wuchs in einer ländlichen Umgebung auf und war erst als Erwachsene zum ersten Mal ans Meer gekommen. In ihrer Kindheit war sie nie in ein Schwimmbad gegangen. Sie konnte auch nicht schwimmen. Sie berichtete dem behandelnden Arzt, dass sie sich auf einem Schiff stets unbehaglich fühlte: »Wenn ich an die ungeheure Tiefe des Wassers denke, das da unter mir ist, bekomme ich eine Gänsehaut.« Wenn sie Urlaub am Meer machte, blieb sie immer nur am Strand, und bei den seltenen Berührungen mit einer Welle verspürte sie heftige Angst. Vor einigen Jahren wollte sie endlich schwimmen lernen. Sie konnte die Schwimmbewegungen richtig ausführen, war aber außerstande, sich vom Beckenrand des Schwimmbads zu entfernen. Unter keinen Umständen war sie bereit, das Becken zu durchqueren, weil sie sich dann nicht jederzeit irgendwo festhalten konnte. Im Allgemeinen vermied sie es zu baden, wenn sie allein zu Hause war, weil sie fürchtete, sie könnte von einem Unwohlsein befallen werden und dann ertrinken. Aber auch beim Duschen fühlte sie sich unbehaglich, denn sie ertrug es nicht, wenn ihr Kopf ganz unter Wasser war, und ebenso wenig das Gefühl, dass ihr Wasser in die Ohren, in die Nase und in die Augen »dringen wollte«. In ihrem ganzen Leben hatte sie den Kopf noch nie vollständig unter Wasser gesteckt.

Einer meiner Patienten erzählte mir, dass seine Mutter mit ihrer Angst vor dem Gewitter in solchen Fällen immer die ganze Familie ins Auto packte und so lange herumfuhr, bis das Unwetter aufhörte, denn sie hatte einmal gelesen, dass man im Auto nicht vom Blitz erschlagen werden kann: Die Isolierung der Reifen bewirkt das, was die Physiker »Faradayscher Käfig« nennen. Der Patient selbst bekam keine Gewitterphobie – er kam wegen eines anderen Problems –, aber er wurde sehr nervös, wenn es blitzte, und lehnte jeden Ausflug ins Gebirge ab, sobald der Himmel sich bewölkte, um dort ja nicht von einem Gewitter überrascht zu werden. Denn in Bezug auf Gebirgsgewitter hatte er von furchteinflößenden Szenarien gehört und darüber gelesen: »Wenn ein paar Funken von der statischen Elektrizität auf die Eispickel fallen würden, hätte ich mit Sicherheit sofort einen Herzstillstand!« Auf seine Bitte hin haben wir gemeinsam an seinen Ängsten gearbeitet, denn er befürchtete, sie auf seine Kinder zu übertragen. Diese Arbeit bestand vor allem darin, ihn dem Blitzlicht von Fotoapparaten auszusetzen und ihm gleichzeitig das auf Band aufgenommene Geräusch eines Gewitters vorzuspielen (ja, so etwas gibt es; es ist nützlich bei der Behandlung spezifischer Phobien – und es fördert Neugier und Kreativität). Außerdem suchten wir alle Informationen zusammen, die wir über die angeblichen und die tatsächlichen Risiken finden konnten, von einem Blitz erschlagen zu werden, und sahen uns die Ratschläge an, wie man dies vermeiden kann. Zu guter Letzt lasen wir Berichte und Geschichten, in denen es um vom Blitz erschlagene Menschen ging, angefangen bei *Tim und Struppi – Die sieben Kristallkugeln.*

Angst vor der Dunkelheit ist natürlich bei kleinen Kindern verbreitet, aber echte Phobien dieser Art gibt es auch bei Erwachsenen. Diese Menschen können niemals ohne Licht schlafen und fürchten ganz besonders, nachts in völliger Finsternis aufzuwachen. Ihre Befürchtungen sind nicht immer dieselben, die man auch bei den Kindern findet. Neben der Angst vor Mördern und nächtlichen Einbrechern beobachtet man bei ihnen ziemlich häufig »unaussprechliche« Ängste, die eigentlich nicht genau einzuordnen sind und von den Patienten oft mit der Angst vor dem Tod assoziiert werden. »Es ist, als läge ich in meinem Grab«, berichtete mir einer. Überdies gibt es die Angst vor Albträumen, die immer wiederkehren, sobald der Betroffene eingeschlafen ist; sie tritt häufig bei Traumaopfern auf.

Angst, keine Luft zu bekommen, und Klaustrophobie

Die Klaustrophobie ist die panische Angst, eingeschlossen zu sein, und äußert sich in verschiedenen Formen: in der Angst vor zu kleinen oder fensterlosen Räumen und in der Angst vor Aufzügen, insbesondere wenn sie eng und nicht aus Glas sind (»sargartige Aufzüge« nennen die betroffenen Patienten sie oft). Offenbar leiden 2–5 Prozent der erwachsenen Bevölkerung unter dieser Phobie, die im Alltag ziemlich hinderlich ist.[10] Radiologen sind oft damit konfrontiert, denn 4–10 Prozent ihrer Patienten ertragen es nicht, in bestimmte Apparate »eingesperrt« zu werden, wie bei CT-Scannern oder bei der Ganzkörper-Kernspintomographie.[11] Wenn diese Menschen solche Untersuchungen benötigen, weil der Verdacht auf eine schwere körperliche Krankheit besteht, bitte ich zuweilen darum, dass man mir den Röntgenraum in dem Krankenhaus, wo ich arbeite, eine Zeit lang zur Verfügung stellt, damit ich die Patienten behutsam auf diese Situation vorbereiten kann.

In gravierenden Fällen erstreckt sich diese Angst auch auf zahlreiche andere Gegebenheiten, nicht nur auf geschlossene Räume und Aufzüge. Oft werden Hemdkragen oder zu enge Kleidungsstücke, Schönheitsmasken oder Taucheranzüge nicht ertragen. Denn im Allgemeinen fürchten klaustrophobische Patienten zu ersticken, indem sie an überfüllten Orten (wie in Warteschlangen vor einem Konzertschalter oder in öffentlichen Verkehrsmitteln zu Stoßzeiten) erdrückt werden, oder nicht genug Sauerstoff zu bekommen (beispielsweise in feststeckenden Aufzügen oder in der U-Bahn, wenn sie einmal zwischen zwei Stationen stehen bleibt). Man hat beobachtet, dass von dieser Angst auch nicht phobische Personen erfasst werden. So neigen viele Menschen dazu, ihren Sauerstoffbedarf in einem geschlossenen Raum zu überschätzen. Tatsächlich kann ein Mensch eine fast unbegrenzte Zeit lang in einem ungelüfteten Raum überleben, ehe die Sauerstoffreserven erschöpft sind.

Anlässlich der Eröffnung des Euro-Tunnels unter dem Ärmelkanal verwiesen englische Boulevardblätter auf Statistiken, wonach dieses Phänomen sehr verbreitet ist. Danach bekommen sechs von zehn Engländern bei der Vorstellung, durch diesen Tunnel zu fahren, Angst.[12] Doch die Klaustrophobie hat etwas Instinkthaftes, der Angst ähnlich, die ein Tier vermutlich empfindet, das gefangen wurde und sich nun, ohne Chance, zu entkommen, in den Pranken eines Räubers befindet; oder der Angst, wenn man durch einen

Erdrutsch verschüttet wurde. Deshalb ist sie bei allen Menschen in unterschiedlichem Ausmaß vorhanden. Ich selbst hätte nie Höhlenforschung betreiben und an einem engen, schlauchartigen Ort arbeiten wollen, der viele Meter unter der Erde liegt.

Schließlich sollte man darauf hinweisen, dass viele Klaustrophobe auch unter Panikstörungen leiden, die ich im Folgenden behandle. Die Klaustrophobie ist ja nur ein Element einer Phobie, die sich auch auf zahlreiche andere Bereiche erstreckt.

Ängste und Phobien vor Transportmitteln

Die *Flugangst* ist die häufigste unter den Transportmittelphobien und soll 8–11 Prozent aller Menschen betreffen. Aber die Patienten, die Angst vor dem Fliegen haben, scheinen sich auf drei verschiedene Gruppen zu verteilen, die sehr unterschiedliche Merkmale aufweisen.[13]

- Eine erste Untergruppe betrifft Menschen, die Angst haben, »sich in der Luft zu befinden und dabei über einem Abgrund zu schweben«. Sie haben während des Flugs keine akuten Angstkrisen (sogenannte Panikattacken), aber sie sind vor dem Flug und während des Fliegens sehr angespannt. Dennoch gehören sie zu der Untergruppe, die am häufigsten imstande ist, mit dem Flugzeug zu reisen.
- Zu einer zweiten Untergruppe zählen Personen, die einen hohen Angstlevel aufweisen und, da sie sich im Fluggastraum eingeklemmt fühlen, befürchten, eine Angstkrise zu erleiden und dadurch die Kontrolle über sich selbst zu verlieren. Im Allgemeinen tun sie alles, um Reisen mit dem Flugzeug zu vermeiden.
- Ein dritte Untergruppe umfasst Menschen, die sich davor fürchten, mit anderen Menschen zusammen zu sein. Bei ihnen ist vor allem der Aspekt der sozialen Angst von Be-

deutung. Sie fürchten sich vor allem davor, in einem Flugzeug mit anderen Passagieren »zusammengepfercht«, beim Durchqueren des Ganges von ihnen gemustert zu werden, oder sehr nahe neben Mitreisenden sitzen zu müssen.

Flugzeugreisen sind noch aus anderen Gründen interessant für die Angstforscher, weil jeder Mensch diese Angst irgendwann einmal verspüren kann. Aber es gibt dabei große Unterschiede zwischen den einzelnen Menschen. Diese Unterschiede beziehen sich auf den Zeitpunkt, an dem die Angst ausgelöst wird. Manche haben schon Angst, bevor sie ins Flugzeug steigen, oder bei dem geringsten Laut wie einem Knarren im Gepäckraum. Auch die Intensität der empfundenen Angst ist nicht bei allen gleich: In ein und derselben Situation, etwa bei einem Luftloch, geraten manche in Panik, andere dagegen fahren nur überrascht auf. Ferner ist die Dauer der Angst unterschiedlich. Manche Menschen, die unfähig sind, ihrer Aufregung Herr zu werden, haben eine lange Zeit Angst – während des gesamten Flugs und sogar noch lange danach. Verschieden sind überdies auch die *Reaktionen* auf die Angst, die jeder Passagier auf seine Weise bewältigt. Um sie zu vergessen oder zu begrenzen, versuchen manche, zu schlafen, andere, zu lesen, wieder andere trinken Alkohol, unterhalten sich mit ihren Nachbarn, versuchen sich zu entspannen, über das Leben nachzudenken, ja, unter Umständen sogar zu beten.

Wie bei den Menschen, die unter Flugangst leiden, stößt man auch bei denen, die Angst vor dem *Autofahren* haben, auf ganz unterschiedliche Konstellationen.[14] Manche wurden eines Tages Opfer eines Verkehrsunfalls, der eine traumatische Prägung hinterließ. Sobald sie sich wieder ans Steuer setzen, befällt sie ein Gefühl des Unbehagens, das mit der Erinnerung an den Unfall verbunden ist. Anscheinend leiden etwa 20 Prozent der Menschen, die einmal in einen Autounfalls verwickelt waren, danach an Ängsten vor dem Fahren, und das mehrere Jahre lang.[15] Diese Ängste erreichen nicht immer das Stadium der Phobie, aber falls es zu einem weiteren Unfall kommt, werden die Risiken einer phobischen Konditionierung größer. Diese Personen müssen dann wie Opfer psychischer Traumata behandelt werden: indem man sie den traumatischen Erinnerungen vielfach aussetzt.[16] Andere leiden nun unter der Angst, sie könnten beim Autofahren selbst die Kontrolle verlieren. Sie meinen, von einem Unwohlsein befallen zu werden und daraufhin das Bewusstsein zu verlieren, oder sie fürchten den zwanghaften inneren Drang, ruckartig auf die Seite zu fahren und ihren Wagen an den Randstreifen oder unter den Sattelschlepper lenken zu müssen, der ihnen gerade entgegenkommt. Hier handelt es sich oft um Personen, die unter Panikstörungen leiden. Darunter finden sich ganz besondere Fälle, die darauf verweisen, dass die Phobie vor dem Autofahren die Folge einer anderen Phobie ist. So haben Klaustrophobe Angst, durch Tunnels zu fahren, und Menschen mit Höhenangst fürchten sich vor dem Fahren in den Bergen.

Ängste und Phobien vor Blut und Verletzungen

Marc war Bauleiter. Mit 32 Jahren suchte er wegen seiner Phobie vor Blut psychologischen Rat. Sein Vater hatte sein ganzes Leben lang unter demselben Problem gelitten. Wie Marc wurde er regelmäßig ohnmächtig, wenn er eine Spritze bekam oder wenn ihm Blut abgenommen wurde. Ein Jahr zuvor hatte Marc seinen Ängsten trotzen und bei der ersten Entbindung seiner Frau dabei sein wollen: Es bekam ihm schlecht. Obwohl er spürte, wie ihm ein Unwohlsein drohte, versuchte er, stoisch stehen zu bleiben, fiel aber schließlich hintenüber, wobei er den Monitor mit sich riss und sich eine Wunde an der Kopfhaut zuzog. Er wurde ein zweites Mal ohnmächtig, als man ihn nebenan, in der chirurgischen Abteilung, mit sechs Stichen nähte. Als er endlich zurückkam, war seine kleine Tochter schon auf der Welt. Seit diesem Tag musste Marc feststellen, dass seine Phobie immer schlimmer wurde. Er konnte nicht mehr zum Zahnarzt gehen, obwohl ein Zahn behandlungsbedürftig war, und auch seinen Großvater, der im Krankenhaus lag, nicht besuchen (»Schon allein von dem Geruch des Krankenhauses werde ich ohnmächtig«). Vor kurzem hatte er Freunde bitten müssen, das Thema zu wechseln, als sie sich bei einem abendlichen Treffen über Autounfälle unterhielten, die sie miterlebt hatten. »Ich schäme mich, so zu sein, ich gebe sicherlich kein sehr männliches Bild ab. Meine Frau will noch ein zweites Kind, aber ich kann mir einfach nicht vorstellen, bei der Entbindung dabei zu sein. Das ist bestimmt nicht normal.«

Die Gesamtheit der Ängste, die mit Blut zusammenhängen, wie die Angst, Blut sehen zu müssen, die Angst vor Injektionen, Verletzungen und Operationen, stellt eine Gruppe ganz besonderer Phobien dar. Ursache ist zumeist der visuelle Reiz. Aber diese Patienten reagieren überdies sehr empfindlich auf die damit verbundenen Gerüche, wie die von frischem Blut, von Desinfektionsmitteln oder Anästhetika, von Krankenhausfluren sowie auf bestimmte schmerzhafte Empfindungen wie durch Spritzen und Injektionen. Manche Menschen werden beim Anblick des Blutes anderer oder auch ihres eigenen Blutes von Unwohlsein befallen, ja, es gibt sogar Frauen, die das Blut ihrer eigenen Menstruation nur schwer ertragen. Die Phobie vor zahnärztlichen Behandlungen kann mit der Phobie vor Blut, aber auch mit der Phobie vor dem Ersticken verbunden sein: Die Patienten halten es dann nicht aus, etwas im Mund zu haben.

Diese spezifische Phobie, dies sehr weit verbreitet ist (4 Prozent der Bevölkerung leiden darunter), weist physiologische Merkmale auf, die sie eindeutig von anderen Phobien unterscheiden. Wo die meisten phobogenen Reize eine Beschleunigung des Herzrhythmus (Tachykardie, Herzrasen) auslösen und – entgegen den Befürchtungen mancher Patienten – nur sehr selten eine Ohnmacht zur Folge haben, gehen die Phobien vor Blut und vor Spritzen meistens mit einer Verlangsamung der Herzfrequenz (Bradykardie) einher und führen häufig zu einer Ohnmacht (mehr als drei Viertel dieser Betroffenen weisen Anzeichen dafür auf, dass sie beim Anblick des Blutes oder auch nur bei dessen Geruch das Bewusstsein verlieren könnten). Übrigens braucht diese Bradykardie eine gewisse Zeit, um sich – nach einer kurzen Phase der Tachykardie – zu entwickeln, und tritt nur dann ein, wenn der Betroffene mindestens 10–20 Sekunden lang dem phobogenen Stimulus ausgesetzt ist, wie Studien beweisen. Menschen, die unter dieser Phobie leiden, haben also im Allgemeinen genügend Zeit, um zu merken, dass sie von ihrem Unwohlsein erfasst werden, und können daher den jeweiligen Ort verlassen oder sich hinlegen, um nicht hinzufallen. Von der Evolution her betrachtet ist es möglich, dass sich die Mechanismen der Phobie aus den Reflexen zum Schutz des Organismus bei Verletzungen heraus gebildet haben: Um zu vermeiden, dass der Körper zu viel Blut verliert, sinkt unser Blutdruck. Dadurch wird zwar das Ausmaß des Blutverlusts in Grenzen gehalten – was aber wiederum Ohnmachten durch erhöhten Blutdruck wahrscheinlicher macht. Diese Reflexreaktion tritt bei Phobikern in übersteigertem Maß auf.

Bei dieser Untergruppe der Phobien überwiegen die Frauen nicht unbedingt: Sie stellen »nur« 50–70 Prozent der Betroffenen. Dies ist umso bemerkenswerter, als es den Anschein hat, als würden die Männer die Intensität ihrer Angst vor dem Blut aus Gründen ihres sozialen Ansehens herunterspielen. Vielen liegt daran, nicht als Schwächling zu gelten.[17] In den meisten Fällen tritt die Phobie bereits vor dem zehnten Lebensjahr auf,[18] wobei die genetischen Einflüsse vermutlich eine wichtige Rolle spielen.

Das dadurch bedingte Handikap kann den Zugang zu bestimmten Berufen – wie Arzt, Krankenpfleger/-schwester, Polizist oder Soldat – erschweren. Zudem ist es für Eltern sehr lästig, wenn sie befürchten müssen, die Wunden und

Beulen ihrer Sprösslinge nicht versorgen zu können, ohne dabei sofort ohnmächtig zu werden. Aber das Hauptproblem liegt zweifellos darin, dass die Patienten vielen medizinischen Behandlungen oder Untersuchungen aus dem Weg gehen – was dazu führen kann, dass sie ihre Gesundheit sträflich vernachlässigen, indem sie systematisch Blutentnahmen, Impfungen und Operationen vermeiden, ja zuweilen sogar trotz Dringlichkeit nicht einmal eine Arztpraxis aufsuchen.

Die Phobie vor zahnärztlichen Behandlungen ähnelt der vor Blut und Verletzungen. Hier führt die Angst zu sehr unangenehmen Konsequenzen für die Gesundheit der Zähne.[19] Für den Diabetes hat ein französisches Forscherteam[20] gezeigt, dass Zuckerkranke, die Angst vor Blut oder Spritzen hatten, nur ungern bereit waren, regelmäßig ihren Blutzuckerspiegel kontrollieren zu lassen, denn dies machte zusätzliche Einstiche erforderlich. Aber diese Kontrollen sind nun einmal notwendig für die Anpassung der Insulindosen. Es handelt sich also um besorgniserregende Phobien, die Fachleute erkennen müssen.

Da die Phobien vor Blut und Injektionen mit einer Neigung zu niedrigem Blutdruck und zu Ohnmachten einhergehen, müssen dann, wenn die Betroffenen in der Therapie bestimmten Dingen ausgesetzt werden, besondere Techniken zum Einsatz kommen, weil der Therapeut sonst Gefahr läuft, bei den Patienten Zustände des Unwohlseins hervorzurufen, die sie veranlassen, den phobischen Reiz künftig vollkommen zu vermeiden. Zwei Hauptstrategien werden dafür angewendet: Man kann den Patienten bitten, sich hinzulegen, und ihn dann mit bestimmten Situationen konfrontieren; aber das ist nicht immer einfach. Oder man nutzt eine Technik, bei der der Patient selbst seinen Blutdruck erhöht, indem er seine Muskeln stark anspannt.[21] Im Folgenden die Leitlinien dieser speziellen Methode; es sind Übungen, die im Stehen oder Herumgehen durchgeführt werden können und die es dem Patienten ersparen, sich hinlegen zu müssen:

154

- Der Therapeut lehrt den Betroffenen zuvor, die allerersten Anzeichen für das Absinken seines Blutdrucks zu erkennen, das einer Ohnmacht vorausgeht (Tachykardie, auf die eine Bradykardie folgt, Gefühl der Leere im Kopf).
- Er bittet den Patienten, in diesem Augenblick die Muskeln in Unterarmen, Beinen, Brust und Bauch anzuspannen.
- Der dadurch erzeugte Druck muss 20 Sekunden lang aufrechterhalten werden (beispielsweise, bis sich ein Gefühl der Wärme im Gesicht einstellt).
- Dann entspannt der Patient sich wieder (aber ohne völlig zu relaxen) und wiederholt die Übung fünfmal.

Sobald der Patient die Methode beherrscht, kann er den einschlägigen Situationen ausgesetzt werden. Die Ergebnisse sind sehr zufriedenstellend, selbst bei einer geringen Anzahl von Sitzungen.[22] Der Patient hat gelernt, beim Gefühl einer herannahenden Ohnmacht nicht mehr in Panik zu geraten, und stellt sich nun darauf ein.

Und wenn man gleichzeitig unter mehreren Ängsten leidet?

Wenn ein Mensch unter einer spezifischen Phobie leidet, weist er im Allgemeinen auch zahlreiche andere Ängste auf. Eine diesbezügliche Studie hat gezeigt, dass die spezifischen Phobien nur bei einem Viertel der Betroffenen allein auftreten.[23] Obwohl diese Ängste nicht immer so stark sind, dass sie als Phobien bezeichnet werden müssten,[24] bezeugen sie doch bei den meisten betroffenen Personen eine allgemeine Anfälligkeit für Ängste. Doch das ändert nichts an den Behandlungsstrategien. Es ist zwecklos zu versuchen, an einer eventuellen »phobischen Grundveranlagung« nur abstrakt zu arbeiten. Wirksamer scheint es zu sein, sich der Phobie zu widmen, die am hinderlichsten ist. Danach beobachtet man sehr häufig einen sogenannten »Schneeballeffekt«: Nachdem ein Patient gelernt hat, eine erste Angst zu überwinden, nehmen seine anderen Ängste im Allgemeinen ab; an ihnen kann er nötigenfalls dann auch allein arbeiten, indem er dieselben Strategien anwendet.

Zu diesen Mehrfachphobien las ich während eines Aufenthalts in den Vereinigten Staaten, wo ich an einem Psychiatriekongress teilnahm, in der *New York Times* einen erstaunlichen Artikel.[25] Darin schilderte der Journalist die grauenvolle Situation von Menschen, die Opfer eines Flugzeugunfalls über dem Meer geworden waren, sich deshalb nun im Wasser befanden und Gefahr liefen, von Haien angegriffen zu werden. In dem ganzseitigen Artikel, der sehr gut dokumentiert war, erteilte der Journalist Ratschläge, wie man in solchen Fällen die Überlebenschancen erhöhen konnte. Ein solcher Artikel ist vermutlich nützlich für Menschen, die nicht phobisch veranlagt sind, muss aber sowohl die Personen in Schrecken versetzen, die unter Flugangst leiden, als auch solche, die Angst vor dem Baden im Meer haben.

Soll man seinen Ängsten allein entgegentreten?

In dem Film *Der Gefangene von Askaban*[26] wird der Zauberschüler Harry Potter vor furchterregende Prüfungen gestellt, die er zudem auch noch allein bestehen muss. So bereitet ein Lehrer der Zauberschule von Poudlard die Schüler darauf vor, sich in einer Übung ihren Ängsten vor den »Irrwichten« zu stellen, Geistern, die die Form dessen annehmen, was man am meisten fürchtet. Man kann sie nur dann zurückdrängen, wenn man nicht vor ihnen flieht, sondern sich, ohne schwach zu werden, mit ihnen konfrontiert, und indem man Humor aufbringt und Abstand gewinnt, und natürlich eine Zauberformel verwendet!

Aber als Harry an der Reihe ist, wird aus der Übung ein Desaster, und der Lehrer muss einschreiten, um ihm das Leben zu retten. Was er am meisten fürchtet, sind grausige Geister, die so genannten »Dementoren«, von denen er schon einmal angegriffen wurde. Die Dementoren verkörpern die Angst. Ihr Bestreben ist es, alles Positive, glücklich Machende und Kraftvolle aus den Menschen herauszusaugen, bis zur Ermattung und zum Tod. Ihre Anwesenheit kündet sich durch Eiseskälte an – eine zweifache Metapher für die Kälte des Todes und die Angst (wie zahlreiche Redewendungen bezeugen, beispielsweise »das Blut gefror ihm in den Adern«). Will man ihnen widerstehen, muss man seine gesamten Energien mobilisieren und sich an seine stärksten und glücklichsten Erinnerungen klammern – und man darf nicht erwarten, dass einem jemand zu Hilfe kommt. Die Botschaft des Films ist eindeutig: Nur wir selbst halten den Schlüssel dafür in den Händen, wie wir unseren Ängsten Einhalt gebieten können.

Eine Selbsthilfetherapie ist zuweilen bei einfachen Ängsten möglich: vor Tieren, vor leeren Räumen, vor Dunkelheit, vor Blut. Während ich dies niederschreibe, kommt mir Timothée, der Sohn eines Freundes, in den Sinn, der wusste, dass ich auf Ängste spezialisiert bin. Als er einmal auf der Durchreise in Paris war, kam er zu mir und bat mich um ein paar Ratschläge. Obwohl schon zehn Jahr alt und überdies mutig und ein kleiner Raufbold, hatte er große Angst vor der Dunkelheit. Nachts konnte er ohne Licht nicht schlafen, was zwar kein Problem war, wenn er zu Hause schlief, ihn aber in Verlegenheit brachte, wenn er bei Freunden übernachtete. Wie sollte er ihnen diese »kindliche« Angst eingestehen? Auch ging er sehr ungern in den Keller. Wenn seine Eltern ihn darum baten – seine Mutter, damit er die fertige Wäsche aus der Waschmaschine holte, oder sein Vater, damit er eine Flasche Wein heraufbrachte –, kostete es ihn immer große Überwindung, nicht abzulehnen. Mehrfach war er auf der schlecht beleuchteten Kellertreppe hingefallen, weil er viel zu hastig wieder hinaufgelaufen war. Im Allgemeinen ließ er das Licht hinter sich brennen, was ihm die Vorhaltungen seiner Eltern einbrachte, denen er seine großen Ängste lange Zeit nicht eingestehen wollte. Auch bei Gewitter wurde er von Panik ergriffen, und zwar wegen des Stromausfalls, der häufig damit verbunden ist. Als ich mit ihm über seine Furcht vor der Dunkelheit sprach, gestand er mir, er ängstige sich davor, von einem Ungeheuer oder einem Mörder angefallen zu werden. Natürlich war ihm bewusst, dass so etwas äußerst unwahrscheinlich war, doch minderte dies seine Beklemmungen nicht.

Daher erklärte ich ihm, wie unsere Ängste »funktionieren«, und vor allem, dass sie nicht aufhören, wenn man ihnen nachgibt. Weicht man vor der Angst nicht zurück, dann ist sie es, die am Ende immer zurückweicht, setzte ich ihm auseinander. Danach machten wir eine kleine Übung im Keller des Hauses, wo Timothée eine Viertelstunde lang eingeschlossen blieb. Hierauf erarbeiteten wir eine genaue Strategie: Täglich nach der Schule sollte er in den Keller gehen, um seine Angst zu konfrontieren. Er würde in der Finsternis bleiben, um sich schauen und so lange dort ausharren, bis die Angst verschwunden wäre. Wenn er irgendetwas im Keller holen müsste, sollte er jetzt absichtlich langsam gehen. Und wenn die Panik ihn erfasste, würde er seine Schritte nicht beschleunigen, sondern sich umdrehen und stehen bleiben, um zu sehen, was hinter ihm wäre, anstatt sich irgendetwas vorzustellen – natürlich das Schlimmste.

Einen Monat später rief Timothée mich an, um mir etwas Wichtiges mitzueilen: Er hatte keine Angst mehr vor der Dunkelheit. Unter schallendem Gelächter gab er dann den Hörer an seinen Vater weiter. Der gestand mir etwas, was er bisher noch niemandem anvertraut hatte – dass er unter genau denselben Ängsten litt wie sein Sohn!

Zuweilen genügt ein kleiner Aufwand, um unbedeutende Ängste zu überwinden. Gibt man ihnen jedoch nach, so nisten sie sich dauerhaft ein. Phobien hingegen erfordern im Allgemeinen die Hilfe eines Therapeuten, außer unter gewissen Umständen …

Kann man eine spezifische Phobie in Eigenregie heilen?

Die Antwort lautet sicherlich »nein«, wenn es sich um komplexe Phobien handelt, aber für spezifische Phobien lautet sie »ja, vorausgesetzt, dass …«

Ja, vorausgesetzt, dass Ihre Phobie nicht durch andere Probleme verschlimmert wird: durch eine Depression, durch regelmäßigen Alkohol- oder Medikamentenkonsum, durch Herzkrankheiten.

Ja, vorausgesetzt, dass Sie die in diesem Buch vorgeschlagenen Regeln einhalten. Sie müssen die Phobie regelmäßig und schrittweise konfrontieren. Das wird Ihnen besser gelingen, wenn Sie nicht allein sind. Sie können Freunde oder Verwandte bitten, Ihnen beizustehen, oder auch Vereinigungen, wie in Frankreich »Le pied dans l'eau«, die Menschen, die unter einer Wasserphobie leiden, Unterweisungen im Schwimmbad anbieten.[27]

Es gibt noch nicht genügend wissenschaftliche Studien über solche Selbsttherapien bei echten Phobien. Aber einige gibt es schon, und anhand spezieller Bücher[28] oder Computerprogramme für die Eigenbehandlung,[29] die auch im Internet[30] abrufbar sind, kann man sich Hilfe holen – immerhin ein erster Schritt, der für manche Patienten schon genügen kann. Sind die Menschen, die am wenigsten betroffen sind, auch die motiviertesten?

Wie soll man Ängste und spezifische Phobien heilen?

Unter allen psychischen Störungen sind die spezifischen Phobien am leichtesten zu behandeln, sofern man die richtige Methode anwendet: Desensibilisierung, indem man der Angst schrittweise ausgesetzt wird. Ich habe diese Methode an anderer Stelle schon erläutert und möchte hier nur an die Merkmale erinnern, die zu den spezifischen Phobien gehören.

Die kognitiven Verhaltenstherapien sind bei spezifischen Phobien besonders wirksam und erzielen bei 80 Prozent der Patienten eine Verbesserung (siehe Tabelle). Diese Ergebnisse sind deshalb so interessant, weil höchstwahrscheinlich nur die Personen, die am stärksten betroffen sind, Hilfe suchen. Wie gesagt, gibt es bis heute keinerlei Beweis für die Wirksamkeit eines Medikaments, um die spezifischen Phobien zu heilen.

Ergebnisse der Verhaltenstherapien bei spezifischen Phobien[31]

Art der spezifischen Phobie	Prozentsatz der Patienten mit deutlicher Besserung	Durchschnittl. Behandlungs- dauer
Höhenangst	77%	4 Stunden
Tierphobie	87%	2 Stunden
Phobie vor Blut	85%	5 Stunden
Phobie vor Spritzen	80%	2 Stunden
Klaustrophobie	86%	3 Stunden
Phobie vor dem Zahnarzt	90%	7 Stunden
Flugangst	80–90%	6–8 Stunden

Das Vorgehen ist einfach. Nachdem man dem Patienten das Wesen und die Funktionsweise seiner phobischen Ängste erklärt hat und gesagt hat, welches Ziel die Therapie hat (die Ängste zu beherrschen, aber nicht, sie zum Verschwinden zu bringen), sollte man

- zusammen mit dem Patienten den Gegenstand und das spezifische Wesen seiner Ängste feststellen, beispielsweise große Spinnen und die Angst, von ihnen angegriffen und dann gebissen zu werden, und dann … ja, was eigentlich? Oft haben die Patienten ihre Ängste gar nicht wirklich zu Ende gedacht;
- eine Liste mit Situationen erstellen, die Angst auslösen –

angefangen bei solchen, die am besten zu bewältigen sind (Bilder oder Gedanken konfrontieren), bis hin zu den schwierigsten (die Situation selbst konfrontieren);

- eine Entspannungstechnik lernen;
- die Richtigkeit der Informationen überprüfen, die der Patient über seine Ängste hat: Die Spinne wird ihn bei der geringsten Bewegung angreifen, ein Flugzeug, dessen Motor versagt, kann mitten in der Luft auseinanderbrechen;
- über diese Katastrophenszenarien mit ihm sprechen und sie in Frage stellen;
- mit Übungen der Konfrontation beginnen und auch für zu Hause Übungen anordnen, die zwar leichter sind, aber regelmäßig durchgeführt werden sollten.

Hier eine Liste zur Desensibilisierung, die ein Patient mit einer Hundephobie verwendete:

- Ich schaue mir in Zeitschriften Fotos von Hunden an, die knurren und die Zähne fletschen.
- Ich halte mich in etwa zehn Metern Entfernung von großen Hunden auf, die von ihren Herrchen an der Leine gehalten werden.
- Ich gehe noch näher an sie heran.
- Ich gehe in einen Hundezwinger oder einen Laden, wo man Hunde verkauft.
- Ich gehe an dem Eisengitter einer Villa vorbei, hinter dem große, knurrende und mit den Zähnen fletschende Hunde den Passanten hinterherbellen.
- Ich spreche mit dem Besitzer eines großen, an der Leine gehaltenen Hundes und nähere mich dabei dem Tier bis auf etwa einen Meter.
- Ich streichele einen kleinen Hund.
- Ich streichele einen großen, an der Leine gehaltenen Hund.
- Ich knie mich nieder, um einen großen Hund zu streicheln und mich auf seine Höhe zu begeben.

Gibt es für bestimmte spezifische Phobien eine »Schnellbehandlung«?

Es hat den Anschein, als könnten die spezifischen Phobien zuweilen in nur wenigen Sitzungen geheilt werden. Die in den Studien am häufigsten genannte Therapiedauer beträgt fünf Sitzungen von je etwa einer Stunde.

Auch haben verschiedene Forschungsarbeiten die Wirksamkeit der Behandlung mittels einer einzigen dreistündigen Sitzung bewiesen, und zwar bei mehreren Arten der spezifischen Phobien: bei Spinnenphobien[32] und bei der Phobie vor Spritzen.[33] Diese guten Ergebnisse in nur einer Sitzung könnten – wegen ihrer Einfachheit und der Zeitersparnis – die Therapeuten veranlassen, sich dieser Technik bevorzugt zu bedienen. Solche einmaligen Sitzungen können zudem mit ganzen Gruppen durchgeführt werden, etwa mit Personen, die an Spinnenphobien leiden.[34] Hier wurde ebenfalls beobachtet, dass die guten Resultate noch ein Jahr danach anhielten.

Aber es ist noch nicht sicher, ob diese Resultate auch so lange anhalten wie bei den klassischen Therapien.[35] Es mag sinnvoll sein, die Therapiedauer zu begrenzen, weil es zu wenige Therapeuten und Zentren gibt, die auf Ängste spezialisiert sind. Aber eine gewisse Anzahl von Therapiestunden, in denen der Patient mit der jeweiligen Situation konfrontiert wird, kann sicherlich nicht unterschritten werden. Ansonsten wird die Behandlung nicht die erhoffte Wirksamkeit haben.

Die virtuelle Realität im Dienste der spezifischen Phobien

Es gibt zahlreiche Gründe, warum Therapien, in denen die Betroffenen einer realen Situation ausgesetzt werden, unter Umständen schwer durchzuführen sind. In manchen Gegenden gibt es nur wenige Therapeuten, oder es handelt sich um Phobien, bei denen der Therapeut seinen Patienten nur schwerlich begleiten kann, oder es ist für den Patienten unmöglich, sich »auf Knopfdruck« seinem Problem zu stellen,

wie beispielsweise bei der Flugangst. Ein interessantes therapeutisches Instrumentarium sind bestimmte Utensilien (Mas-
ken, Handschuhe, verstellbare Stühle), die es dem Betroffenen erleichtern, in eine virtuelle Realität einzutauchen. Die
virtuellen Therapien für einfache Phobien waren inzwischen
Gegenstand zahlreicher kontrollierter Studien und haben sich
besonders bei Phobien vor Spinnen, vor dem Fliegen, vor
Aufzügen und vor Abgründen als effizient erwiesen.[36]

Was wurde aus den Patienten, von denen ich Ihnen in diesem Kapitel berichtete?

Francesca und die Vogelphobie

Francescas Therapie zog sich über etwa 40 Sitzungen hin.
Diese für eine spezifische Phobie relativ hohe Stundenzahl
ergab sich aus der Intensität ihrer Ängste. Fast in jeder
Etappe war eine Vorbereitung erforderlich, bei der sich die
Patientin dem jeweiligen Objekt durch Imagination aus-
setzte. Nachdem sie sich entspannt hatte, stellte sie sich
selbst in der gefürchteten Situation vor. Ich verlangte immer
erst dann von ihr, sie auch an Ort und Stelle zu konfrontieren, wenn sie imstande war, sie zu visualisieren, ohne von
Panik erfasst zu werden.
   Die Etappen, die wir zurücklegten, sahen so aus:

- Wir schauten lange und aufmerksam Fotos von Tauben
  an.
- Wir schauten einen Videofilm über Tauben an, den ihr
  Mann in der Grünanlage vor ihrem Wohnhaus gedreht
  hatte.
- Wir näherten uns langsam einem Platz, auf dem sich im-
  mer viele Tauben aufhielten, und beobachteten sie aus der
  Ferne.
- Wir gingen in eine Vogelhandlung.

- Wir gingen an Käfige heran, in denen sich Tauben befanden.
- Wir steckten einen Finger durch die Käfigstäbe, auf die Gefahr hin, von den Vögeln im Käfig berührt zu werden.
- Wir hoben Taubenfedern auf, hielten sie lange in den Händen und betrachteten sie eingehend.
- Wir setzten uns auf eine Bank in der Grünanlage, die nach Francescas Worten »von Tauben übersät war«.
- Wir fütterten die Tauben.

Die Sitzungen mit Francesca waren sehr amüsant, weil viele Menschen daran teilnahmen. Zuweilen stieß sie ziemlich laute Schreie – oft auf Italienisch – aus, wie *Mama mia!* oder *Madonna, Madonna!*, aus denen Angst und dann erstaunte Befriedigung zu hören war, wenn sie sah, dass »es funktionierte«. Deshalb erhielten wir häufig Ratschläge von Passanten, die uns sogar ihre Hilfe anboten. Gegen Ende der Therapie schlug der Vogelhändler, den ich kannte – er hatte mir schon bei den Therapien mehrerer anderer phobischer Personen »assistiert« –, Francesca vor, doch einmal eine kleine Taube in die Hand zu nehmen. Sie war sehr gerührt, denn dadurch kam ihr die Zerbrechlichkeit des Vogels zu Bewusstsein: »Ich habe begriffen, dass ich von so zarten, kleinen Tieren nichts zu befürchten hatte«, sagte sie ein wenig später zu mir. Dennoch wurde Francesca nie eine wirkliche Taubenfreundin.

Rosemarie und die Wasserphobie

Rosemarie benötigte etwa zehn Sitzungen mit mir, aber sie nahm zusätzlich noch die Hilfe einer Vereinigung in Anspruch, die den Namen »Le pied dans l'eau« trägt und Menschen, die Angst vor dem Wasser haben, Unterweisungen im Schwimmbad anbietet, die sehr nützlich und wirksam sind.

Hier sind die wichtigsten Übungen, die ich zusammen mit Rosemarie machte oder die ich ihr zu praktizieren empfahl:

- regelmäßig zu gurgeln, damit sie sich daran gewöhnte, Wasser im Hals zu haben;
- mit Wasser im Mund zu sprechen, um sich ganz bewusst dem Risiko auszusetzen, etwas davon zu verschlucken, denn sie fürchtete immer, zu ersticken. Was die Erstickungsanfälle anging, so waren es dann eher unsere Lachanfälle während der Übungen (Patientin und Therapeut sprachen beide mit Wasser im Mund miteinander), die Probleme bereiteten;
- so lange wie möglich den Atem anzuhalten;
- den Kopf in ein mit Wasser gefülltes Waschbecken zu stecken;
- eine Tauchermaske mit einem Schnorchel zu kaufen, sich von dem Verkäufer erklären zu lassen, wie man sie benutzt, und sie danach in der Badewanne auszuprobieren;
- zusammen mit einer Freundin und später allein ins Schwimmbad zu gehen, den Bademeister über ihre Angst vor dem Wasser in Kenntnis zu setzen, »damit er mich stärker überwacht, falls ich in der Gefahr bin zu ertrinken«, und danach »anonym« schwimmen zu gehen.

Nach Beendigung dieser Therapie nahm Rosemarie die Einladung von Freunden zu einer Kreuzfahrt an – und genoss sie dann in vollen Zügen!

Marc und die Angst vor dem Blut

Marc musste mehrere Anläufe machen, um seine Phobie loszuwerden, und er unterbrach die Therapie zweimal. Er fürchtete insbesondere seine Anfälle von Unwohlsein, und vor allem hasste er es, sich in einem Krankenhaus aufzuhalten. Er mochte weder den Ort, an dem es so viele Spritzen gab, noch die charakteristischen Gerüche in den verschiedenen Stationen, wo man den Patienten Blut abnahm. Im Ganzen waren etwa 20 Sitzungen erforderlich.

Zuerst brachte ich ihm eine Entspannungstechnik bei, die

mit einer Kontrolle in der Atmung zusammenhing, außerdem eine Methode, wie man seinen Blutdruck leicht erhöhen kann, wenn man eine Ohnmacht nahen spürt: Man umfasst mit beiden überkreuzten Händen die Unterarme und zieht fest daran, wobei man noch dazu die Brust- und Bauchmuskeln anspannt.

Ich erklärte ihm zudem, was eine vagale Synkope eigentlich sei, die ihn in bestimmten Situationen befiel: Die einzige Gefahr, die damit verbunden war, bestand darin, dass er umfallen konnte. Es genügte also, wenn er seine Umgebung davon in Kenntnis setzte. Er sollte zwar nicht so tun, als habe er kein Problem, dieses besondere physiologische Merkmal jedoch einfach hinnehmen und, wenn notwendig, nicht davor zurückscheuen, sich hinzulegen. Über die Bewusstlosigkeit brauchte er sich keine Sorgen zu machen. Wenn sie auftrat, dann war sie immer nur von sehr kurzer Dauer, das heißt, sie hielt einige Sekunden lang an und hatte keinerlei Folgen.

Dann begannen etappenweise die Situationen der Konfrontation. Sie bestanden anfangs darin, Wörter wie Blut, Einstich, Nadel, Spritze, Vene, Blutabnahme, diagnostisches Labor, Operation, Chirurgie und Ähnliches zu hören, zu lesen und auszusprechen. Danach wurde Marc aufgefordert, sich Fotos von Impfungen und Blutabnahmen anzuschauen, die aus Lehrbüchern für Krankenpfleger oder medizinischen Zeitschriften stammten (von denen ich eine ganze Sammlung habe; ich bewahre sie in einem Ordner mit der Überschrift »Blutphobie« auf). Diesen Ordner lieh ich Marc für einige Wochen, damit er sich jeden Tag ein wenig damit beschäftigte. Anschließend übte er sich darin, seine Ellenbeuge oder die anderer Menschen seiner Umgebung zu betrachten, denn sonderbarerweise ertrug er es nicht, diesen Körperteil sehen zu müssen, weil er ihn mit der Vorstellung verband, an dieser Stelle würde eine Nadel ins Fleisch gestochen. Nach und nach war er imstande, eine Nadel für intramuskuläre Injektionen, die noch in ihrer Verpackung steckte, anzuschauen.

Auch hier gab ich ihm eine mit. Nach einer Weile konnte er ins Untersuchungszimmer einer Station gehen und sich dort das gesamte verwendete Material betrachten. Als nächsten Schritt bat ich ihn, Injektionsnadeln in die Hand zu nehmen, die noch eingepackt waren, und dann, sie aus ihrer Verpackung herauszunehmen. »Ich fühle mich wie Dornröschen«, sagte er in solchen Momenten mit einem leicht verkrampften Lächeln. Tatsächlich ging er mit den Nadeln um, als wären sie gefährliche Sprengkörper und genauso bedrohlich wie ein vergifteter Spinnrocken.

Am Ende der Therapie bat ich ihn, sich selbst mit einer Nadel zu stechen, ohne dass Blut herauskam – an den Fingerkuppen, dann an anderen Körperregionen und schließlich an der Ellenbeuge. Danach demonstrierte ich ihm an mir selbst, wie man etwas stärker mit der Nadel drücken konnte, damit ein kleiner Blutstropfen austrat; und er willigte ein, es bei sich auszuprobieren. Dann simulierte eine Stationsschwester eine Blutentnahme bei ihm; das heißt, sie führte vor seinen Augen alle gewohnten Handlungen durch, hielt jedoch in dem Augenblick inne, wo sie ihm ins Fleisch hätte stechen sollen. Nach mehreren solchen Simulationen erklärte sich Marc zu einer echten Blutentnahme bereit, wodurch man einige seiner Blutwerte testen konnte, denn das hatte er seit Jahren immer wieder hinausgeschoben. Marc fühlte dabei eine Ohnmacht nahen, aber dank unserer Diskussionen und Übungen im Vorfeld schockierte es ihn zum ersten Mal nicht.

Schließlich besuchten wir die Blutzentrale meines Krankenhauses, was ich dem Leiter zuvor angekündigt hatte, der meinem Patienten dann vieles erklärte. Dieser traute sich, Fragen zu stellen, ohne Angst, sich lächerlich zu machen, und auch hier ließ er sich noch einmal Blut abnehmen. Auch diesmal befiel ihn ein Unwohlsein, aber er konnte es mühelos in den Griff bekommen. Die Laborantin teilte Marc mit, dass sie diese Unpässlichkeiten sehr häufig bei Leuten beobachtete, denen sie Blut abnahm.

Seit seiner Therapie versuchen Marc und seine Frau ein zweites Kind zu bekommen, und haben jetzt keine Angst mehr vor einer Katastrophe im Kreißsaal. Ich freue mich schon auf die Karte mit der Ankündigung und vor allem – ich muss es gestehen – auf die Berichterstattung über die Entbindung, wie sie der Papa erlebt hat.

8 Soziale Ängste und Phobien

> »Meine Schüchternheit war die Geißel
> meines Lebens.«
>
> *Montesquieu*

18 Uhr, Haltestelle Glacière, auf der Linie 6 der Pariser Métro. Vom einen Ende des überfüllten Wagens aus ruft eine junge Frau laut und gestenreich jemandem etwas zu, der am anderen Ende sitzt: »Hallo! Jean-Philippe! Na, wie geht's dir?« Jean-Philippe wirkt peinlich berührt. Einige Fahrgäste, froh über die kleine Ablenkung, heben die Köpfe, um die Szene zu beobachten. Der junge Mann errötet ein wenig, aber er antwortet und bemüht sich dabei, so laut zu rufen, dass er den Lärm im Wagen übertönt:

»Mir geht's gut. Und dir? Wie geht's dir?«

»Sehr gut, danke. Arbeitest du immer noch hier in diesem Viertel?«

»Ja, ja …«

»Also dann, bis bald.«

»Ja, bis bald …«

Unterdessen schauen die meisten Fahrgäste interessiert zu. In der Pariser Métro ist es nicht üblich, sich in dieser Lautstärke etwas zuzurufen. Doch sobald der Dialog beendet ist, widmen sich viele wieder ihrer vorigen Beschäftigung: Sie lesen, träumen vor sich hin und dösen. Jean-Philippe wechselt ein paar Worte mit einer anderen jungen Frau mit rotem Haar, die neben ihm sitzt; sie lächelt ihn häufig an und scheint ihm Mut zu machen. Er beginnt jetzt, alle Fahrgäste im Wagen aufmerksam anzuschauen, ganze Minuten lang. Sein Gesicht, das zuerst verkrampft ist, entspannt sich nach und nach. Eine Viertelstunde später steigen Jean-Philippe und seine Begleiterin aus. Die junge Frau, die so lautstark das Wort an ihn gerichtet hatte, auch, und alle drei treffen sich auf dem Bahnsteig und unterhalten sich angeregt, wobei sie gelegentlich in Lachen ausbrechen. Als die nächste Métro einfährt, steigen sie ein und beginnen genau dasselbe Manöver von neuem.

Wenn Sie eines Tages eine solche Szene beobachten, dann sind Sie vielleicht Zeuge einer unserer psychotherapeutischen Gruppensitzungen, in denen es um soziale Ängste geht. Sie können uns dann ruhig begrüßen und uns Ihre Eindrücke mitteilen, das würde uns freuen. Sie können uns auch am Rande eines Fußgängerüberwegs begegnen, wie wir die Autofahrer, die vor der roten Ampel stehen, beobachten, als suchten wir jemanden. Oder auch, wie wir an schönen Tagen auf der Terrasse eines überfüllten Cafés sitzen und mit großem Getöse ungeschickt eine Sodaflasche umstoßen, womit wir die Blicke der anderen Gäste auf uns ziehen und einen mürrischen, brummelnden Kellner auf den Plan rufen, der mit Schaufel und Besen die Scherben wegkehren muss. Auch kaufen wir zuweilen eine Zeitung und haben dabei ein schweißüberströmtes Gesicht – die Tropfen stellen wir mit einem Zerstäuber her. Oft halten wir zehn Passanten hintereinander auf der Straße an, um nach dem Weg oder nach der Uhrzeit zu fragen. Dabei achten wir darauf, sie anzulächeln und ihnen in die Augen zu schauen. Kurzum, wir üben uns darin, an allen sozialen Ängsten zu arbeiten.

Die zwischenmenschlichen Kontakte, die Angst machen

Im Leben der Menschen wird das, was ein Vergnügen sein sollte, zuweilen zur Qual. Beispielsweise können das Gespräche mit unseren Mitmenschen sein. Wenn dieser Austausch uns Angst macht, kann dies viel Leiden verursachen.

Die meisten Menschen sind in bestimmten sozialen Situationen schon einmal verlegen geworden oder haben sich gehemmt gefühlt: wenn sie öffentlich das Wort ergriffen haben, wenn sie Unbekannten begegneten, von denen sie beeindruckt waren, wenn sie eine Gehaltserhöhung wollten oder eine Liebeserklärung machten. Was die Psychologen als »soziale Angst« bezeichnen, ist ganz sicher eine Emotion, die jeder Mensch kennt. Diese Form der Furcht reicht von einer milden und überwindbaren bis hin zu einer schweren, pathologischen und zerstörerischen Angst und ist im Großen und Ganzen gekennzeichnet durch:

- ein Gefühl des Unbehagens in sozialen Situationen, was von einer einfachen Gehemmtheit bis hin zur Panikattacke gehen kann;
- eine übertriebene Angst vor den Blicken und dem Urteil der anderen über die eigene Person und das eigene Verhalten;
- eine Neigung, sich auf sich selbst zu konzentrieren, auf das, was man denkt und was man fühlt, und nicht auf die momentan bestehende Situation.

Soziale Situationen als Ursachen der Angst

Natürlich gibt es unendlich viele soziale Situationen, die Auslöser von Angst oder starker Beklemmung sein können, aber man kann sie dennoch in fünf Kategorien einteilen. Ganz sicher ist die Angst vor bestimmten sozialen Situationen vor allem eine Angst vor den Blicken und der Einschätzung der anderen: Man fürchtet sich davor, bei seinen alltäglichen Tätigkeiten beurteilt zu werden, selbst wenn das gar nicht der Fall ist. Es gibt Menschen, die vor allen diesen Situationen Angst haben, aber die meisten fürchten sich nur vor ganz bestimmten Situationen.

Situationen, in denen es um Bewährung geht

Sie umfassen alle Lebenslagen, in denen man befürchtet, explizit beurteilt zu werden. Man steht einer oder mehreren

Personen gegenüber, die da sind, um einzuschätzen, was man sagt oder tut, und die Art und Weise zu beurteilen, wie man es sagen oder tun wird. Jede Prüfung, jedes Vorstellungsgespräch und jedes Referat, jedes öffentliche Sprechen gehört in diese Kategorie. Es ist unnötig, eigens darauf hinzuweisen, dass die meisten Menschen diese Angst kennen. Der wesentliche Unterschied zwischen den Betroffenen besteht also nicht darin, ob die Angst auftritt oder nicht, sondern darin, inwieweit sie die Angst überwinden können. Viele Künstler beispielsweise sagen aus, dass sie Angst haben, bevor sie auf die Bühne treten, dass diese Angst jedoch vergeht, sobald sie mit ihrem Spiel beginnen. Wenn das nicht der Fall ist, müssen sie auf ihre Karriere verzichten, auch wenn sie noch so talentiert sind. Viele begabte Musiker werden Musiklehrer, weil sie nicht in der Lage sind, öffentlich aufzutreten.

Doch auch bei Menschen, die nicht professionelle Künstler sind, kann heftige Angst zahlreiche Probleme bereiten, denn dann sind sie außerstande, in der Öffentlichkeit das Wort zu ergreifen. Es fällt ihnen schwer, bei einem Elternabend ihre Meinung zu äußern, bei einem Gottesdienst einen Text vorzulesen, irgendein Produkt vorzuführen oder am Stammtisch etwas zu sagen.

Situationen, in denen man beobachtet wird

Überall, wo man unfreiwillig die aufmerksamen Blicke anderer auf sich zieht: wenn man vor einer überfüllten Caféterrasse vorbeigeht, zu spät in einen Kinosaal oder ins Theater kommt und seinen Platz in der ersten Reihe hat, wenn man begonnen hat, seinem Tischnachbarn etwas zu erzählen, und plötzlich feststellen muss, dass alle anderen Gäste ebenfalls zuhören – kurz, wenn man mit einem Mal spürt, dass alle Blicke auf einen gerichtet sind, was man weder gewollt noch vorhergesehen hat. Diese Art Angst betrifft viele Menschen. Sie wird dadurch begünstigt, dass etwas Unerwartetes oder Ungewohntes eintritt.

So hat mir eine Freundin erzählt, dass sie einmal bei einer Hochzeitsfeier mit Gästen, von denen sie fast niemanden kannte, ein Boot nahm, um auf den kleinen Teich zu rudern, der sich auf dem Grundstück befand, wo die Feier stattfand. In der Mitte des Teichs angekommen, musste sie zu ihrem Entsetzen feststellen, dass alle Gäste sie vom Ufer aus beobachteten. Das Ende dieser kleinen Bootsfahrt war dann viel weniger angenehm: »Alle diese Blicke von Unbekannten, die auf mich gerichtet waren, ohne dass ich hörte, was sie sagten, flößten mir Unbehagen ein. Ich hatte den Eindruck, ich würde immer ungeschickter rudern. Ich bemühte mich, so schnell ich konnte, zum Ufer zu kommen. Als ich landete, merkte ich, dass ich leicht zitterte. Ich brauchte eine Viertelstunde, um mich zu beruhigen.«

Situationen, in denen man sich behaupten muss
Auch sie lassen die allseits bekannte soziale Angst aufsteigen: eine Gehaltserhöhung verlangen, eine Liebeserklärung machen, laute Nachbarn bitten, ihre Stereoanlage leiser zu stellen, oder einfach einmal *Nein* sagen … Solche Anlässe empfinden viele als heikel, ohne darauf unbedingt mit starken Angstgefühlen zu reagieren. Aber für einige – schüchterne und gehemmte – Menschen sind solche Momente so unangenehm, dass sie ihnen möglicherweise aus dem Weg gehen, und zwar aufgrund der dumpfen Angst, die sie auslösen.

»Lange Zeit fiel es mir schwer, zuzugeben, dass ich nicht selbstsicher war«, erzählte uns Yves, Ingenieur beim Tiefbauamt. »Aber heute bin ich in der Lage, es mir selbst einzugestehen. Ich habe Angst, Leuten etwas abzuschlagen und Nein zu sagen. Ich habe mich immer damit abgefunden und gedacht, ich bin eben nett. Aber seit kurzem habe ich verstanden, dass das nicht nur Nettigkeit war – es war auch Schwäche und vor allem Angst. Ich hatte Angst vor den Reaktionen der anderen; Angst, dass sie wütend werden könnten, dass sie mich nicht mehr lieben könnten. An dem Tag, wo ich das begriffen und vor allem akzeptiert habe, habe ich beschlossen, mich zu ändern. Etwas aus Freundlichkeit tun – ja. Aber aus Angst – nein.«

Situationen, in denen man über sich sprechen muss

In diesen Momenten muss man anderen etwas von sich selbst preisgeben, Privates oder die psychische Verfassung. Manchen Menschen bereitet das Unbehagen, vor allem, wenn sie überzeugt sind, dass ihre Lage – oder bestimmte Aspekte von ihr – etwas Minderwertiges hat. Als Yves arbeitslos war, fürchtete er sich vor Einladungen bei Unbekannten, aus Angst, die Frage »Und Sie, was machen Sie beruflich?« beantworten zu müssen. Dasselbe gilt für Unverheiratete, die älter als dreißig sind und manchmal befürchten, man könnte sie fragen, warum sie keinen Ehepartner oder keine Kinder haben. Die Furcht, Gegenstand eines negativen Urteils zu werden, kann einen Menschen dazu treiben, entweder solche Situationen zu meiden oder andere durch kühles Auftreten auf Distanz zu halten, oder aber auch durch Humor und Selbstironie, was eine andere Art ist, nicht wirklich über sich selbst zu sprechen – falls das zur Gewohnheit wird.

Das war bei Flore der Fall, die von einer ihrer Arbeitskolleginnen so beschrieben wird: »Anfangs fand ich sie sehr witzig, sie machte sich immer über sich selbst lustig, lachte über ihre kleinen Eigenheiten, ihre Fehler, ihre Grenzen. Es ist selten, dass Menschen einen gewissen Abstand von sich selbst haben können. Dann fiel mir auf, dass sie zwar schon seit einigen Monaten in unserer Abteilung war, wir aber noch immer nicht viel über sie wussten und auch nicht, was sie wirklich dachte. Und vor allem nicht, was sie fühlte. Als ich darüber nachdachte, entdeckte ich, dass sie nie ihre Meinung sagte, nie ihre Emotionen ausdrückte – sei es Ärger oder Vergnügen. Später sind wir Freundinnen geworden, und ich habe sie kennengelernt. Ich habe entdeckt, dass sie sehr sensibel und ziemlich unglücklich war. Sie hatte große

Angst, anderen zu missfallen; sie war zutiefst überzeugt, dass sie nicht interessant für andere war. Ihr Humor diente ihr als seelischer Panzer; ohne ihn fühlte sie sich nackt und hässlich.«

Small talk

Können sogar Situationen wie eine kleine Plauderei über den Regen und das schöne Wetter Angst machen? Kaum denkbar. Dennoch bleiben nur wenige Menschen locker, wenn während einer abendlichen Zusammenkunft einmal Stille eintritt. Es fällt ihnen schwer, einfach das Zusammensein zu genießen, das Feuer, das im Kamin knistert, ein Glas Wein und das Vergnügen, mit anderen Menschen eine gute Mahlzeit einzunehmen. Die Stille verursacht leichtes Unbehagen, das mit dem Satz »Ein Engel geht durch den Raum« gut ausgedrückt ist und das Signal zum Bemühen setzt, das unterbrochene Gespräch wieder in Gang zu bringen. Oder mussten Sie schon einmal mit jemandem, den Sie nicht kannten, in einem Aufzug fahren oder eine kurze Strecke im Auto zurücklegen und fühlten sich gezwungen, Konversation zu machen? So etwas ist nicht immer angenehm, nicht wahr? Es stellt sich dann oft die Angst vor der Stille ein und davor, Banales zu sagen. Dahinter steht natürlich immer die Angst, keinen guten Eindruck zu machen. Diese sozialen Ängste, die bei den meisten Menschen begrenzt sind, bekommen zuweilen bei denen, die unter einer Sozialphobie leiden, erhebliche Bedeutung.

Hinter der Angst: Scham

Die sozialen Ängste sind fast immer mit anderen negativen Emotionen vermischt. Die Angst steht dabei oft im Mittelpunkt. Wenn Sie darauf warten, Ihr Produkt mündlich vorführen zu können, werden Sie in dem Augenblick, wo die Veranstaltung beginnt, dieses Vorgefühl, diese Ängstlichkeit verspüren. Und genau dann, wenn man Sie auf das Podium bittet, werden Sie die »Verkörperung« der Angst spüren, die sich durch beschleunigte Herzfrequenz und ein Druckgefühl im Magen und in der Kehle bemerkbar macht. Das ist das Lampenfieber. Schlimmstenfalls erleiden die Betroffenen eine Panikattacke, die sie daran hindern wird, ihre Vorführung zu Ende zu bringen, und sie zwingt, sie vorzeitig abzubrechen.

Aber oft ist da auch mehr als Angst: Beklemmung, Verlegenheit, ja Scham. So wie die Angst die Emotion der Gefahr ist, ist die Scham die Emotion, die mit der Überzeugung einhergeht, dass man diese schwierige Lage nicht zu meistern wusste und dies unter den verstohlen missbilligenden Blicken der oder des anderen.[1] Der Philosoph Luc de Vauvenargues meinte: »Schüchternheit kann Furcht vor Missbilligung sein, Scham die Gewissheit darüber.« Die meisten sozialen Ängste entspringen der Furcht, negativ beurteilt zu werden. Wenn diese Furcht zur Gewissheit geworden ist – mehr aufgrund unserer innerer Überzeugungen als aufgrund der wirklichen Tatsachen –, dann setzt uns nicht mehr die Angst zu, sondern die Scham. Wenn ich die Neigung zum Rotwerden (Erythrophobie) habe, dann habe ich Angst, vor anderen Menschen rot zu werden. Aber wenn ich rot geworden bin, dann habe ich keine Angst mehr – das Gefürchtete ist ja eingetreten. Doch das ist nicht besser, denn ich empfinde Scham, und ich habe nur noch einen Wunsch: im Erdboden zu versinken. Denn die Scham kann in ihrer Wirkung noch destruktiver sein als die Angst. Sie ist dauerhafter und tückischer, denn sie führt dazu, dass man sich selbst abwertend betrachtet. Sie treibt den Betroffenen dazu, sich – zuweilen auf Dauer – nach einem sozialen Kontakt, den man nach eigener Beurteilung als demütigend oder einfach als »misslungen« betrachtet, zurückzuziehen.

In sehr extremen Fällen schildern uns Patienten, dass sie von wahrhaften »Schamattacken« erfasst werden (so wie es Panikattacken gibt). Sie fühlen sich dann nicht in Lebensgefahr wie in der Emotion der Angst, sondern in einer sozia-

176

len Gefahr, als würden sie in den Augen der anderen ganz und gar ihre Stellung und ihren Wert verlieren. Im Übrigen glauben die Ethologen – Wissenschaftler, die sich mit der Verhaltensbiologie beschäftigen –, dass die Emotionen der Scham ihren Ursprung in den Beziehungen von Dominanz und Akzeptanz innerhalb der Tiergruppen haben. Sie betonen, dass man diese Überlegungen über die Dominanz miteinbeziehen muss, um die subtilen Mechanismen der sozialen Ängste gut zu verstehen.[2] Man ist der Meinung, dass sie das Erbe der beiden Typen von Urangst sind: der reflexartigen Angst vor dem Fremden, die sich bei vielen kleinen Kindern zeigt, und der Scham, wenn man seinen Arbeitsplatz verliert, oder dem Vorgefühl der Angst, dass diese Scham auftreten könnte. Jedes Mitglied einer Tiergruppe, das heißt, auch jeder Mensch, muss also spüren, dass sein Verhalten ihm erlaubt, in den Augen der anderen einen bestimmten Rang einzunehmen. Jedes Mal, wenn dieser Rang in Frage gestellt wird – wenn etwa ein männliches dominantes Tier einen Kampf verliert –, wird das Tier Anzeichen geben, die wir Menschen als Scham interpretieren würden: Eine Zeit lang vermeidet der gedemütigte Betroffene die Blicke der anderen, kapselt sich ab und bleibt abseits.

Beklemmung, Verlegenheit, Skrupel: Alle Emotionen, die auf die Scham zurückgehen, spielen also eine wichtige Rolle, die das Auftreten der sozialen Ängste verschlimmert oder mildert. Die Angelsachsen haben dafür den Ausdruck *self-conscious emotions*: Emotionen des – übersteigerten – Bewusstseins seiner selbst.[3] Und tatsächlich kommen viele damit verbundene Qualen daher, dass man aufhört, zu handeln oder zu interagieren, und sich stattdessen streng und schonungslos selbst beobachtet.

Wie die anderen Formen der Angst können sich auch die sozialen Ängste auf verschiedene Typen verteilen, je nach Gegenstand der Furcht, ihrer Intensität und ihrer Ausdehnung in eine mehr oder weniger große Anzahl von Situationen. Im Folgenden werden wir die drei großen

Gruppen der sozialen Ängste behandeln: Lampenfieber, Schüchternheit und Sozialphobie.

Eine soziale Angst, die heftig, aber begrenzt ist: Lampenfieber

Lampenfieber kann man als eine normale Form der sozialen Angst betrachten: Es handelt sich dabei um eine heftige Angstreaktion, gekennzeichnet durch das Auftreten zahlreicher Signale: zum Beispiel eine starke Beschleunigung der Herzfrequenz (Tachykardie), die oft das erste Anzeichen ist, aber auch das lästigste. Manche Menschen fühlen ihr Herz so stark klopfen, dass sie meinen, das Publikum müsse es hören oder sehen, wie ihre Halsschlagadern anschwellen.

Lampenfieber rangiert in der Kategorie »Angst vor Bewährung«. Davon können Künstler, Sportler, Vortragende, Prüflinge oder Kandidaten für ein Vorstellungsgespräch ein Lied singen. Im Allgemeinen ist die Intensität der Angst in den Minuten, bevor man der gefürchteten Situation ausgesetzt ist, am stärksten, und nimmt dann ab, denn sie »löst« sich in der Aktion »auf«. Je mehr man sich in diese hineinbegibt, desto geringer wird die Angst, bis sie ein akzeptables Maß erreicht, wo man sie nach und nach vergessen kann, um sich auf das Wesentliche zu konzentrieren – auf das, was wir tun oder sagen oder zeigen wollen.

Lampenfieber überwinden

Zu allen Zeiten haben Menschen verstanden, dass die Kunst der Rede eine kostbare Fähigkeit ist, um die eigenen Ideen zu vermitteln und seine Interessen zu verteidigen. Ich habe in meiner Bibliothek ein kleines amüsantes Buch, das aus dem Jahr 1824 stammt; ein Patient hat es mir geschenkt. Es hat den Titel *L'art de briller en société* (dt. etwa: *Die Kunst, in Gesellschaft zu glänzen*) und den Untertitel *Le coryphée des salons* (dt. etwa: Der Chorführer der Salons). Der Chorführer war der Anführer des Chors im antiken Theater. Heute gibt es zahlreiche Bücher über Unternehmenspsychologie, mit Empfehlungen, wie man an der Bewältigung des Lampenfiebers und an seiner Redekunst arbeiten kann. Aber unter den Menschen, die uns wegen ihres Lampenfiebers konsultieren, sind nicht nur höhere Führungskräfte (Lampenfieber bei Meetings) oder Künstler (Lampenfieber vor einer Aufführung). Es können auch Mütter und Väter sein, die Hemmungen haben, bei Elternversammlungen ihre Meinung zu äußern. Eine der häufigsten Formen des Lampenfiebers ist natürlich die Angst, vor einem Publikum zu sprechen. Welche Ausmaße kann sie annehmen und wie kann man daran arbeiten? Ich half eines Tages einer meiner Kolleginnen, einer Krankenhausärztin, ihre Ängste zu konfrontieren, die sie immer dann befielen, wenn sie öffentlich sprechen musste. Nennen wir sie Anne.

Anne unterrichtete regelmäßig Studenten, aber es machte ihr überhaupt keinen Spaß. Sie musste ihre Stunden minuziös vorbereiten, um sich sicher zu fühlen. In der Nacht vor dem Unterricht schlief sie nicht sehr gut und fühlte sich angespannt. Ganz besonders graute ihr vor dem Gedanken, während des Unterrichts einen Blackout zu haben; zudem hatte sie Angst vor möglichen Fragen der Studenten, weil sie befürchtete, die Antwort schuldig zu bleiben. Noch unbehaglicher fühlte sie sich bei den Versammlungen, wo jeden Montag die Chefärzte, Oberärzte, Assistenzärzte und Krankenschwestern an Krankenakten von Patienten arbeiteten. Aber das Schlimmste waren für sie medizinische Kongresse und Kolloquien, bei denen ihre Funktion sie zwang, teilzunehmen oder anwesend zu sein. Wenn sie dabei eine Mitteilung machte, war sie immer furchtbar aufgeregt, klammerte sich an ihre Aufzeichnungen und an ihre Dias wie ein Schiffbrüchiger an seine Boje und fürchtete ständig, mitten im Satz stecken zu bleiben. Beim Sprechen schaute sie nie auf, sondern hielt die Augen auf ihre Blätter gerichtet. Sie richtete es immer so ein, dass sie die ihr zugestandene Zeit überzog, denn dadurch blieb hinterher keine Möglichkeit, Fragen zu stellen. Überdies quälte sie der Gedanke, dass bestimmte Kollegen sie in die Enge treiben könnten, indem sie auf Unzulänglichkeiten hinwiesen oder ihr Fangfragen stellten. Sie fühlte sich zudem verpflichtet, alles perfekt zu machen: Nie stellte sie eine Arbeit vor, die sie für unfertig hielt oder die noch ungeklärte Stellen aufwies. Wenn sie am Vorabend einer Unterrichtsstunde oder eines Kongresses auf einen Artikel oder ein Buch stieß, war sie imstande, in der Nacht noch einmal alles neu vorzubereiten, um diese bisher unbekannten Daten einzubauen. Im Folgenden werde ich Ihnen die wichtigsten Punkte schildern, an denen wir mit Anne arbeiteten. Natürlich treffen sie – in ähnlichen Formen – auf alle Menschen zu, die unter Lampenfieber leiden.

Die eigene Weltsicht ändern

Wie die meisten Menschen, die unter Lampenfieber leiden, hatte Anne eine sehr partielle Sichtweise vom Austausch mit ihren Mitmenschen, Studenten oder Kollegen. Aufgrund ihrer Angst neigte sie dazu, menschliche Interaktionen als Kämpfe um Dominanz wahrzunehmen. Ihr Lampenfieber führte sie oft unbewusst zu der Annahme, es gebe nur zwei mögliche Positionen in einer Interaktion: dominant zu sein oder dominiert zu werden. Wenn sie Unterricht gab oder eine Rede hielt, neigte sie dazu, die Anwesenden nur als potentielle Gegner oder Opponenten zu sehen, gegen die sie sich zur Wehr setzen musste. Und keineswegs als Menschen, die an dem, was sie vortrug, interessiert waren, sondern vielmehr als Kontrahenten, die eigens gekommen waren, um sie »fertigzumachen«.

Und im Gegenzug fielen ihr, wenn sie an einer Konferenz teilnahm, nur solche Zwischenfragen ein, die den Redner in Verlegenheit bringen konnten, Bemerkungen, die die Grenzen und Unklarheiten seines Vortrags hervorhoben; oder sie hatte Lust, ihn an einen nicht behandelten Punkt zu erinnern, um selbst zu glänzen. Doch im Allgemeinen wagte sie es gar nicht, sich zu äußern, weil sich ihr Puls schon beschleunigte, wenn sie auch nur daran dachte, die Hand zu heben und um das Wort zu bitten.

Wir führten mit Anne lange Gespräche, in denen ich ihr zeigte, dass ihr ihre eigene Weltsicht erhebliche Probleme einbrachte, zunächst einmal, weil sie nicht der Wirklichkeit entsprach: Natürlich gibt es Menschen, die einem a priori kritisch und feindselig gegenüberstehen, aber nicht die Mehrheit. Warum sollten wir uns auf sie konzentrieren, in einer Einstellung gefangen, in der wir nicht mehr den Wunsch haben, uns mit dem anderen auszutauschen, sondern nur noch von dem Gedanken besessen sind, uns nicht vom anderen in die Enge treiben zu lassen oder ihn in die Enge zu treiben? Auch, weil diese Einstellung im emotionalen Sinne viel Kraft kostet: Wenn man sich pausenlos auf einen verbalen Kampf einstellt, erhöht man seinen inneren Druck und verstärkt seine Neigung zum Lampenfieber. Und schließlich, weil sie schädliche Folgen hat: Sie treibt die Betroffenen dazu, entweder zu schweigen oder sich nur in aggressiver Weise einzuschalten und im Gegenzug aggressive Antworten zu erhalten. In beiden Fällen wird die eigene Vision von der Welt als »dominant oder dominiert« – zu Unrecht – bestätigt.

Also haben wir anhand kleiner Rollenspiele die Möglichkeit untersucht, wie sich Anne anders, positiver einbringen könnte, etwa, indem sie sich als Teilnehmerin eines Kolloquiums angewöhnt, nicht das Wort zu ergreifen, um Einwände zu erheben, sondern, um zu gratulieren und zu sagen: »Ich danke Ihnen für Ihren Beitrag. Könnten Sie bitte auf den folgenden Punkt genauer eingehen …?« Anne fürchtete, dass diese Haltung sie zur »Speichelleckerin« machen könnte und nicht dazu angetan war, die Diskussion voranzubringen. Ich bat sie, es dennoch auszuprobieren, was sie dann auch tat. Als sie mir davon erzählte, war sie erstaunt und erleichtert, wie jemand, der eine tröstliche Tatsache entdeckt hat: »Ihr Trick funktioniert tatsächlich. Ich habe ihn sogar mehrmals ausprobiert. Vor allem habe ich begonnen mir anzusehen, wie es die anderen machen. Und ich habe festgestellt, dass viele sich so verhalten. Besonders Menschen, die einen äußerst selbstsicheren Eindruck machen! Ich hatte doch immer geglaubt, man müsse den anderen einschüchtern, um sich Respekt zu verschaffen …« Nach und nach lernte Anne außerdem, sich nicht mehr wie zuvor bei ihren Vorträgen auf die Gesichter zu konzentrieren, die verschlossen, feindselig oder griesgrämig auf sie wirkten, sondern die gesamte Zuhörerschaft anzublicken und dabei in überwiegend wache, lächelnde Gesichter zu sehen: »Komisch, mir ist, als stünde ich jetzt, wo ich viel weniger unter Lampenfieber leide, gar nicht mehr vor demselben Publikum.«

Zwischenfälle steuern

Das Lampenfieber machte meine Kollegin psychisch unflexibel. Wenn sie während einer Unterrichtsstunde den Faden verlor oder wenn ihre Dias nicht richtig geordnet waren, dann verkrampfte sie innerlich und geriet in Panik, als handle es sich um eine Katastrophe. Auch darüber diskutierten wir eine Weile – über die tatsächliche Tragweite solcher kleinen Vorfälle und vor allem darüber, wie viel Gewicht man ihnen beimessen sollte. Mit Hilfe von Rollenspielen versuchten wir herauszufinden, wie sie vor einem Publikum entspannter reagieren könnte, indem sie zum Beispiel sagte: »Ach, jetzt habe ich doch tatsächlich den Faden verloren! Was wollte ich eben mit Ihnen erörtern? Ich muss mal kurz nachdenken. Nein, tut mir Leid, es fällt mir momentan nicht ein. Wir werden später darauf zurückkommen.« Oder auch: »Ach verflixt, jetzt habe ich doch das Dia verloren, das davon handelte. Wo ist es nur? Warten Sie kurz.«

Anfangs war Anne entsetzt über die Vorstellung, man könne eine so entspannte Haltung an den Tag legen. Sie sah darin eine Form der Nachlässigkeit gegenüber ihren Zuhörern. Auch hier ermunterte ich sie, diese neue Methode einmal in einer Unterrichtsstunde auszuprobieren. Ich hatte ihr dies empfohlen: Nach jedem Dia sollte sie erst eine kleine Pause einlegen, ihre Studenten durchatmen lassen und sich nicht gezwungen fühlen, die ganze Zeit zu reden. Des Weiteren sollte sie einmal so tun, als verliere sie beim Sprechen den Faden, und damit umgehen, ohne nervös zu werden; oder eine Diafolie absichtlich verlegen, sie einen Augenblick suchen und sich dann etwas anderem zuwenden – was sie dann auch beherzt tat, ohne die geringste Unannehmlichkeit. Im Gegenteil, sie stellte fest, dass ihr diese Haltung zu mehr Wohlbefinden verhalf.

Sich vom Wunsch nach Perfektion verabschieden

Jetzt konnten wir auch Annes Perfektionismus ansprechen, der sich in vielen Bereichen niederschlug, etwa, wenn sie sich zu Wort meldete. Dann wollte sie, dass ihre Beiträge immer untadelig, ihre Fragen immer besonders scharfsinnig waren. So geistreich wie möglich zu sein war sicherlich ein lobenswertes Ziel, aber es immer von sich zu verlangen, konnte sich als kontraproduktiv erweisen: Wenn es über ein gewisses Maß hinausging, verminderte der Druck die Leistung, wie Anne bemerkte.

Auch hier bat ich sie, sich dies bewusstzumachen und dann auszuprobieren, sich weniger akribisch auf eine Unterrichtsstunde vorzubereiten, sondern, gegen ihre Gewohnheit, nur im normalen Umfang. Nach einer Weile bemerkte sie, dass der Stoff, den sie bot, zwar nicht mehr so umfassend war, ihre pädagogische Effizienz aber zunahm: Ihre Studenten waren weniger überfordert durch die Informationsflut, die Anne zuvor für unerlässlich gehalten hatte, aus dem einfachen Grund, weil sie kein Selbstvertrauen gehabt hatte. Und sie nahm sich jetzt mehr Zeit, um zu erklären, zu erzählen und von den eingefahrenen Gleisen ihres Unterrichts abzuweichen, der zuvor in altmodischem Stil gehalten und so überladen war.

Eine weitere prägende Erfahrung machte sie an dem Tag, an dem sie miterlebte, wie einer ihrer Kollegen, dessen

Arbeit sie bewunderte, auf einem Kongress durch eine Frage in die Enge getrieben wurde, auf die er keine Antwort wusste, obwohl sie zu seinem Spezialgebiet gehörte. Ohne sich aus der Fassung bringen zu lassen, erwiderte der Arzt wahrheitsgemäß: »Ich kann diese Frage nicht beantworten. Weiß jemand hier im Saal die Antwort?« Ein Anwesender hob die Hand und teilte sie mit. Der Redner zeigte sich erfreut. Er sagte: »Jetzt wissen wir also Bescheid«, keineswegs besorgt darüber, dass er es selbst nicht gewusst hatte. Die Diskussion wurde fortgesetzt. Am Schluss des Symposiums ging Anne zu ihrem Kollegen, um ihm zu gratulieren, aber auch, weil sie mit ihm über den kleinen Zwischenfall sprechen wollte, der sie an ihre eigenen Ängste erinnert hatte (»Also kann so etwas eben doch passieren …«). Aber der Kollege unterlief meine Therapie nicht; im Gegenteil, er erklärte ihr sogar noch, wie er in solchen Situationen vorging: »Ich tue immer mein Bestes, um die Leute zu respektieren, vor denen ich einen Vortrag halte. Aber schon seit langem habe ich es aufgegeben, alles wissen zu wollen, selbst in meinem kleinen Spezialgebiet. Das wäre zu anstrengend und zu belastend. Ich beschränke mich darauf, das zu wissen, was zählt, mich darin auf dem Laufenden zu halten und es in einer verständlichen Form weiterzugeben.«

Regelmäßig üben

Keine psychische Veränderung kann von Dauer sein, wenn sie nicht durch Fakten bewiesen und nicht regelmäßig in der realen Situation geübt wird. Seit Anne sich um Veränderungen in ihrem Verhalten bemühte, zwang sie sich, nie an einer Veranstaltung teilzunehmen, ohne das Wort zu ergreifen oder eine Frage zu stellen. Anfangs fiel es ihr schwer (sie stellte fest, dass sie häufig schwieg, auch wenn sie etwas zu sagen hatte), doch nach und nach wurde es zu einer Art Spiel, an dem sie Vergnügen fand. Lampenfieber ist eine Angst, die durch regelmäßiges Üben verbessert wird, indem der Betroffene innerhalb einer Gruppe das Wort ergreift.

Aber es ist nicht einfach, Gruppen zu finden, in denen man regelmäßig das Wort ergreifen kann. Daher leiden auch so viele Menschen unter dem hemmenden Lampenfieber. Etwa ein Drittel aller Erwachsenen ergreift in der Öffentlichkeit nie das Wort, außer wenn sie wirklich gezwungen sind. Daher lautet die goldene Regel, jede Gelegenheit wahrzunehmen, aber auch, gar nicht erst darauf zu warten, sondern an Vereinsaktivitäten teilzunehmen, die zahlreiche Versammlungen umfassen; oder einer Vereinigung beizutreten – wie es sie mittlerweile zunehmend bei uns gibt –, deren Ziel es ist, vielen Menschen zu erleichtern, sich in der Öffentlichkeit zu Wort zu melden.[4]

Wie immer bei verhaltenstherapeutischen Ansätzen, wo man mit dem Einfachen beginnt, um dann zum Komplexen überzugehen, wo man seine Überlegungen über das Erfahrene durch die Praxis ergänzt – und nicht umgekehrt –, kamen auch andere Dinge im Laufe der Therapie zum Vorschein. Als es meiner Kollegin allmählich besser ging, begann sie immer häufiger über ihre Kindheit, ihre Eltern und auch über das zu reden, was ihr übermäßiges Lampenfieber mit ausgelöst hatte. Es wurde ihr jetzt, wo sie über dreißig war, bewusst, dass ihr Vater, ein Arzt, den sie sehr bewunderte, wohl selbst sehr unter Lampenfieber gelitten hatte und jede Gelegenheit mied, in der Öffentlichkeit zu reden, sich aber so geschickt dabei anstellte, dass sie es nie bemerkte. Auch verstand sie, dass ihre Eltern, in dem Wunsch, ihr die besten Chancen zu geben, ihr eingehämmert hatten, sie müsse »immer alles perfekt machen«. Jahrelang verstärkte sie durch Befolgen dieser unflexiblen Regeln diesen Zwang, anstatt ihn abzumildern. Als sie das erkannte und darüber nachdachte, beschleunigte sie die Veränderungen und die innere Beruhigung noch zusätzlich, die sie seit mehreren Monaten in die Wege geleitet hatte, und jetzt auch in anderen Bereichen des Lebens. Aber das ist eine andere Geschichte.

Medikamente

Die sogenannten »Betablocker« können nützlich sein, wenn die körperlichen Anzeichen der Angst sehr ausgeprägt sind, was beim Lampenfieber häufig der Fall ist. Sie müssen etwa eine Stunde vor der jeweiligen gefürchteten Situation genommen werden, und ihre Wirkung hält mehrere Stunden lang an. So wird beispielsweise das Propanolol bei dieser Indikation oft verschrieben, mit der offiziellen Empfehlung bei »funktionellen Herzrhythmusstörungen vom Typ Tachykardie und Zittern bei vorübergehenden emotionalen Situationen.«[5] Das Medikament ist verschreibungspflichtig, denn es ist mit Nebenwirkungen verbunden.

Die Art, wie diese Betablocker wirken, ist in theoretischer Hinsicht interessant, weil sie keineswegs wie Beruhigungsmittel funktionieren, die die Angst im Gehirn mildern: Sie wirken an anderen Stellen im Körper, durch Begrenzen der körperlichen Anzeichen von Angst. Die Patienten beschreiben, dass sie die Angst, da sie diese im Körper weniger heftig spüren, leichter in ihrem Kopf überwinden und damit in Aktion treten können.

Aber Vorsicht – manche Formen des Lampenfiebers können in Wirklichkeit auch soziale Phobien sein, von denen weiter unten noch die Rede ist. In diesem Fall werden die hier beschriebenen Maßnahmen in der ersten Zeit nicht ausreichen.

Eine soziale Angst, die mäßig einschneidend, aber lästig ist: die Schüchternheit

Schüchternheit ist schwer zu umreißen, denn es gibt über 20 wissenschaftliche Definitionen davon. Im Allgemeinen versteht man unter dieser Bezeichnung ein gewohnheitsmäßiges Verhalten, das von Hemmungen und übergroßer Zurückhaltung gegenüber allen unbekannten Menschen oder Situationen beherrscht ist. Die Schüchternheit wurde ausführlich von Schriftstellern beschrieben, bevor sie von Psychologen und Psychiatern studiert wurde. Obwohl sie oft als harmloses Phänomen gilt, kann sie – diese Kunst, Gelegenheiten zu verpassen – für viele auch ein Handikap sein, das ihre Lebensqualität beeinträchtigt. Viele Menschen behaupten von sich, schüchtern zu sein: verschiedenen, groß angelegten Umfragen zufolge etwa 60 Prozent der Franzosen. Aber dahinter stehen sehr unterschiedliche Realitäten: punktuell schüchternes Verhalten, das nur gegenüber beeindruckenden Gesprächspartnern auftritt, oder aber auch gewohnheitsmäßige Schüchternheit gegenüber den meisten Menschen.

Manche dieser schüchternen Verhaltensweisen bestehen nur »innerlich«, sind von außen nicht wahrzunehmen und werden nur vom Betroffenen selbst registriert. Jules Renard schrieb darüber: »Schüchtern bis zur Undurchdringlichkeit …« Und es gibt »äußerliche« Verhaltensweisen der Schüchternheit, die an kleinen Anzeichen der Verlegenheit zu bemerken sind, aber im Übrigen auch nicht unbedingt von der Umgebung konstatiert werden – wie gehemmte oder scheue Bewegungen, Zögern, Stottern.

Man kann drei Hauptdimensionen der Schüchternheit feststellen:

- eine emotionale Dimension, die sich häufig am Körper zeigt: Pulsbeschleunigung, trockener Mund, Erröten;
- eine Verhaltensdimension mit Gehemmtheit in sozialen Situationen: Der Schüchterne ergreift nie die Initiative; er erwartet, dass man auf ihn zugeht;
- eine psychische Dimension, die hauptsächlich durch den ständigen Konflikt zwischen dem Wunsch, auf die anderen zuzugehen, und der Furcht, nicht von ihnen akzeptiert zu werden, gekennzeichnet ist.

Für den Schüchternen sind alle »ersten Male« schwierig: neue Bekanntschaften, ein neuer Arbeitsplatz, ein neues Wohnviertel. Aber mit der Zeit und den wiederholten Kontakten verringern sich die Befürchtungen nach und nach, und der Schüchterne gelangt zu einem Mindestmaß an Ungezwungenheit und zur Fähigkeit zu kommunizieren. Doch ist bei schüchternen Menschen fast durchgehend ein Mangel an Selbstachtung zu erkennen: Sie beurteilen sich negativ, vergleichen sich zu ihren Ungunsten mit anderen... Dadurch reagieren sie besonders empfindlich auf Missgeschicke oder auf Kritik, was sie dazu treibt, möglichst geringe Risiken einzugehen – was wiederum bewirkt, dass sie nur begrenzt fähig sind, sich zu ändern.

Schüchternheit konfrontieren

»Meine dumme und mürrische Schüchternheit, die ich nicht überwinden konnte ...«, schrieb Rousseau, dessen autobiographische Schriften belegen, wie sehr er darunter litt. Obwohl die Schüchternheit keine Krankheit ist, wird sie oft als Beeinträchtigung der Lebensqualität empfunden und leistet der »Kunst« Vorschub, Gelegenheiten zu verpassen. Nicht selten zwingt sie den Betroffenen, in einer Position tätig zu sein, die seinen wirklichen Kompetenzen nicht entspricht – zum Vorteil anderer, die vielleicht weniger begabt, aber ungezwungener sind. Sie kann auch mit depressiven Neigungen verbunden sein, und das als erschwerender Faktor. Gerade in diesem Zusammenhang behandeln wir oft Patienten, die schüchtern sind. Natürlich gibt es eine Fülle von Literatur, in der unzählige Methoden vorgeschlagen werden, wie man die eigene Schüchternheit überwinden kann[6]. Hier folgen einige der wichtigsten Ratschläge, die ich mit kleinen Therapieeinheiten illustriere.

Komplexe Gedanken und Emotionen ausdrücken
Wenn Sébastien ein Textilgeschäft betritt, dann ist er im Allgemeinen verkrampft. Deswegen hat er eine Zeitlang versucht, seine Kleider in Katalogen auszusuchen und sie dann zu bestellen. Aber diese Art des Kaufs hatte ebenfalls seine

Nachteile. Und nachdem Sébastien einige Hosen, die ihm dann zu kurz waren, und ein paar Hemden gekauft hatte, deren Stoff ihm unangenehm war, beschloss er, seine Kleider wieder im Laden zu kaufen. Er ist dabei verkrampft, denn als er mehrere Kleidungsstücke anprobiert, von denen ihm keines wirklich gefällt, ist es ihm sehr peinlich, dass er es dem Verkäufer zugemutet hat, seine Zeit zu verschwenden. Immer wenn er besonders unsicher ist, glaubt er sich gezwungen, ein Kleidungsstück zu kaufen, das ihm nur mäßig zusagt. An manchen Tagen hat er mehr Schwung – was dazu führt, dass der Verkäufer ihn weniger einschüchtert –, und es gelingt ihm, standhaft zu bleiben, aber unter großen Mühen. Er nörgelt dann am Schnitt, am Preis und am Stoff herum und tritt den Rückzug an, aber mit gesenktem Kopf und möglichst dann, wenn der Verkäufer ihm den Rücken zudreht oder mit einem anderen Kunden beschäftigt ist. Sébastien mag dieses Verhalten eigentlich nicht, aber er fühlt sich zu unbehaglich – er kann nicht anders.

Nachdem er eine Weile über seine Ängste nachgedacht – er könnte den Verkäufer enttäuschen, wenn er nichts kauft, ihn verärgern, weil der sich vergeblich bemüht hat, eine schneidende Bemerkung zu hören bekommen – und sie im Einzelnen durchgemustert hat, sieht er ein, dass sie zwar absurd sind, aber er weiß, dass er, wenn er dann wieder einem Verkäufer gegenübersteht, in dieselbe verwirrende Lage gerät. Deshalb mache ich mit ihm einige Übungen. Ich frage ihn zuerst, welche Gedanken ihm dann jedes Mal kommen. Und tatsächlich – wenn Sébastien Schwierigkeiten hat, dann deshalb, weil die Dinge kompliziert sind: Er möchte nämlich einerseits nichts kaufen, andererseits ist es ihm peinlich, ohne zu kaufen den Laden zu verlassen, weil der Verkäufer viel Mühe aufgewendet hat. Ich gebe Sébastien folgende Anregungen: »Warum sagen Sie nicht einfach, was Sie mir gerade mitgeteilt haben? Einfach das, was Sie momentan denken, anstatt das Unmögliche anzustreben. Zum Beispiel: 1. Ich danke Ihnen vielmals, dass Sie sich so viel

Mühe gegeben haben. 2. Es tut mir wirklich Leid, aber nichts gefällt mir wirklich. 3. Ich möchte heute lieber nichts kaufen, denn es könnte sein, dass ich es später bereue. 4. Nochmals vielen Dank. Auf Wiedersehen.« Danach führe ich mit Sébastien einige Rollenspiele durch, in denen wir eine solche Haltung in verschiedenen Zusammenhängen ausprobieren, mit unterschiedlichen Reaktionen seitens des Verkäufers. Dann ermuntere ich ihn, diese Strategie in den Läden auszuprobieren. Ich schärfe ihm ein: »Denken Sie daran: Besser zwei klare Mitteilungen – eine positive und eine negative –, im Sinne von: ›Sie waren sehr hilfsbereit, aber ich nehme nichts‹, als eine unklare und unbestimmte vom Typ: ›Äh, so recht gefällt mir das nicht, ich überlege noch …‹«

Nach einigen Abänderungen und Übungen vor Ort hat Sébastien das Wesentliche begriffen: Viele Probleme der Schüchternen stammen daher, dass sie ihre inneren Widersprüche nicht auflösen können – sie sind hin- und hergerissen zwischen Wünschen, die nicht vereinbar zu sein scheinen. In unserem Beispiel bedeutet das: nichts kaufen, aber dem Verkäufer auch nicht vergebliche Mühe zumuten. Das Einfachste wird sein, sich diese beiden Wünsche, diese beiden Neigungen bewusstzumachen und sie miteinander in Einklang und nicht in Konkurrenz zu bringen und nach und nach zu lernen, eindeutigere und exakte Mitteilungen zu machen und zu beobachten, welche Wirkung sie auslösen.

Die Initiative ergreifen

Clémentine nimmt oft an Abendgesellschaften teil, wo sie kaum jemanden kennt. Trotz ihrer Schüchternheit wird sie von vielen Menschen geschätzt. Sehr bald lädt man sie ein. Auch wenn sie schüchtern ist, liebt sie doch soziale Kontakte und Gespräche und trifft gern andere Menschen. Aber es kommt vor, dass manche Abende nicht so verlaufen, wie sie es gern hätte, und dann ist sie enttäuscht, vor allem wenn das Ereignis »falsch beginnt«. Eine Abendgesellschaft »be-

190

ginnt« dann »gut«, wenn man ihr sofort mehrere sympathische Menschen vorstellt, was bei ihr ein Wohlgefühl auslöst. Sobald sie sich wie ein Sportler »aufgewärmt« hat, fühlt sie sich imstande, an den Gesprächen teilzunehmen. Sie nimmt sich das Recht, zu reden, Fragen zu stellen, ihre Meinung zu sagen. Sie fühlt sich in ihrem Gefühl bestätigt, dass sie für andere Menschen interessant sein kann – aber nur dann, wenn die anderen den ersten Schritt getan haben. Auf diese Weise bekommt sie wieder Selbstvertrauen. Mit ihrer Angst – nicht interessant, nicht erwünscht und erwartet zu sein – fürchtet sie immer, einen Menschen zu stören, wenn sie auf ihn zugeht, denn der andere wäre ja vielleicht lieber allein oder er will nicht mit ihr sprechen. Sie befürchtet, einer Gruppe lästig zu fallen, indem sie sich an sie »dranhängt«, wie sie es ausdrückt, sich in ein Gespräch einmischt, das bereits begonnen hat. So etwas tut sie nie.

Ich erkläre ihr: »Ja, und genau das ist Ihr Problem«, und schlage ihr zahlreiche Rollenspiele vor, in denen sie »das Risiko eingeht«, sich anderen Menschen zu nähern, um sich vorzustellen, einige Fragen zu stellen, das Terrain zu sondieren. »Und wenn ich das Gefühl habe, dass sie keine große Lust haben, mit mir zu sprechen?«, fragt Clémentine. »In diesem Fall entfernen Sie sich ganz ruhig und höflich, wie Sie es ja schon oft getan haben. Aber zumindest haben Sie es überprüft und sich nicht eingebildet. Schließlich ist es normal, dass nicht jeder Mensch Lust hat, zu reden, nicht wahr? Und zudem haben Sie dann aus eigenem Antrieb *agiert*, anstatt nur auf Aufforderungen zu *reagieren*.«

Dann erfinden wir neue Rollenspiele, in denen sie gleich beim Eintreffen auf alle Gäste zugeht, die schon da sind: Sie stellt sich vor, oder sie trifft auf Bekannte und wechselt ein, zwei Sätze mit ihnen. Danach sagt sie mit einem strahlenden Lächeln: »Ich freue mich, Ihre Bekanntschaft gemacht zu haben. Vielleicht haben wir später noch die Gelegenheit, miteinander zu plaudern.« Bei der nächsten Abendgesellschaft wird sie versuchen, so vorzugehen, um das zu vermeiden, was sie »abkoppeln« nennt: »Wenn ich an einem Abend eine Zeit lang mit niemandem geredet habe, weiß ich, dass es danach immer schwerer wird, irgendwo dazuzugehören, selbst wenn man auf mich zugeht. In diesen Augenblicken kürze ich den Abend lieber ab und gehe nach Hause.« Ein anderes Mal schlage ich ihr vor, mit allen Anwesenden einer Abendgesellschaft, die irgendein rotes Kleidungsstück tragen, ein Weilchen zu reden. Es amüsiert sie, dass sie damit »eine Mission zu erfüllen« hat, deren Logik nur ihr bekannt ist.

Es geht also darum, die Initiative ergreifen, um nicht in der Rolle eines kleinen Kindes zu verharren, das auf Anerkennung wartet. Wie immer sind diese Anregungen von lebhaften Diskussionen über das Warum und das Wie der Ängste, die Schüchterne haben, begleitet. Aber ohne sie würden sich diese Diskussionen nur im Kreise drehen.

Lernen, sich ruhig zu behaupten

Martins Auto ist mit einem Motorschaden stehen geblieben. Ein Schild weist auf eine Autowerkstatt hin, drei Kilometer entfernt. Martin geht also zu Fuß hin. Auf dem Weg gerät er ins Grübeln. »Da ich in der Klemme bin, wird der Automechaniker das ausnutzen. Ich verstehe nichts von Motoren, er kann mir sonst was erzählen und einen hohen Preis abverlangen. Diese Mechaniker sind alle Gauner. Vor allem, wenn sie merken, dass ich Tourist bin. Aber ich werde es mir nicht gefallen lassen. Ich habe es satt, übers Ohr gehauen zu werden und mich wie einen Dummkopf behandeln zu lassen.« Als er an Ort und Stelle eintrifft, ist er sehr erregt, und kaum hat der Mechaniker ihn begrüßt, schleudert Martin ihm schon entgegen: »Ihre Reparaturen sind ja auch wirklich das Letzte.«

Diese Geschichte erzähle ich meinen Patienten oft, wenn ich über Selbstbehauptung spreche. Die Selbstbehauptung umfasst sehr viele Kommunikationstechniken, die darauf abzielen, seinen Standpunkt darzutun, ohne deswegen den anderen anzugreifen. Ein Mensch, der sich nicht behaupten kann, das heißt, der nicht Nein sagen kann, der nie um einen Gefallen bitten noch sein Missfallen äußern kann, läuft Gefahr, ständig zwischen Gehemmtheit – seine Bedürfnisse nicht ausdrücken, aber es den anderen übel nehmen, dass diese sie nicht erraten oder im Voraus erfüllen – und Aggressivität – seine Bedürfnisse ausdrücken, aber in feindseliger und offensiver Weise, damit sie nicht diskutiert oder in Frage gestellt werden hin und her zu schwanken.

Wie beim Lampenfieber müssen diese schüchternen Menschen lernen, soziale Beziehungen nicht als Konfrontationen zu betrachten, als Beziehungen, in denen man nur dominant sein oder dominiert werden kann und in denen es zwangsläufig immer einen geben muss, der Recht, und einen, der Unrecht hat, einen, der gewinnt, und einen, der verliert. Das Ziel besteht darin, auf Austausch und Zusammenarbeit zu setzen. Wenn ich nicht derselben Meinung wie der andere bin, dann sollte ich es zuerst mit einem Dialog versuchen, ehe ich zum Angriff übergehe. Ist doch logisch, oder?

Die Techniken der Selbstbehauptung werden oft in der Gruppe gelehrt und haben einen wesentlichen Fortschritt bei der Hilfe für schüchterne Menschen bedeutet; hier bietet man ihnen die Möglichkeit, sich in wirksamen Kommunikationsstilen zu üben, die ihre Erziehung oder ihr Lebensweg ihnen nicht zu lernen ermöglichten.[7] Besonders nützlich sind sie für schüchterne Kinder und Jugendliche. Eine frühzeitige Behandlung kann ihnen sehr helfen und ihnen viel unsicheres Herumrätseln, ja, Leiden ersparen.[8] Wie immer führen diese Veränderungen im Verhalten zu einer Veränderung der Weltsicht, die einen gerechteren Blick auf die sozialen Beziehungen und mehr Selbstachtung mit einschließt.

Aber Vorsicht – wie beim Lampenfieber sind auch die Symptome mancher Schüchterner krankhaft: Eine kürzlich erschienene Studie hat gezeigt, dass 20 Prozent der Personen, die als schüchtern diagnostiziert wurden, tatsächlich unter einer Sozialphobie litten.[9] Wir wollen uns jetzt diesen ausgeprägten sozialen Ängsten widmen.

Eine krankhafte Angst: die Sozialphobie

Maxime hat einen weiten Weg hinter sich. Mehrmals wurde er von Ärzten als depressiv, alkoholkrank oder schizophren eingestuft. In Wirklichkeit litt er unter einer Sozialphobie.

Als Kind war er eher schüchtern, aber sehr gut an das Leben in der Gruppe angepasst. Obwohl er im Unterricht eher zurückhaltend war und ungern nach vorn an die Tafel ging, hatte er Freunde und gehörte zu einer Kinderclique. In der Pubertät verschlechterte sich vieles; das war in der neunten Klasse: Auf merkwürdige Weise begann Maxime eines Tages im Speisesaal seines Collèges zu zittern, als er aus seinem Glas trinken wollte. Er dachte, er sei etwas müde und nervös. Aber am nächsten Tag spürte er vor dem Mittagessen eine gewisse Beklemmung und begann zu zittern, wenn er sein Glas oder sein Besteck zum Mund führte. Am übernächsten Tag trat das Phänomen sogar auf, als er seinen Teller aus den Händen eines Schulkameraden entgegennahm. Er hatte den Eindruck, dass dieser sein Zittern bemerkte und ihn etwas erstaunt anschaute; aber er sagte nichts. Danach begann Maxime, im Speisesaal nichts mehr zu trinken und seine Gabel zu umklammern, um ein mögliches Zittern zu vermeiden. Nach einer Weile beschloss er, nicht mehr in die Kantine, sondern stattdessen zwischen 12 und 14 Uhr ins Schülerarbeitszimmer zu gehen. Nach und nach begann er sich im Unterricht unbehaglich zu fühlen. Er befürchtete zu zittern, wenn er an die Tafel gerufen wurde. Eine ganz besondere Angst hatte er vor den Chemiestunden, wo er manchmal vor den Augen seines Sitznachbarn – oder noch schlimmer: des Lehrers – Flüssigkeiten von einem Reagenzglas in ein anderes gießen musste. Auch im Schulbus begann er sich unwohl zu fühlen, wenn ihn jemand anschaute;

er bemerkte auch, dass er in solchen Fällen mit dem Kopf zitterte. Daher bat er seine Eltern, ihm ein Mofa zu kaufen, ohne ihnen jedoch den Grund dafür zu nennen. Seitdem fuhr er mit seinem eigenen Fahrzeug ins Collège, bei Wind und Wetter. Alles war ihm lieber, als die Ängste im Autobus länger ertragen zu müssen. Nach und nach erstreckten sich seine Ängste auch auf weitere Bereiche, und er begann, sich immer häufiger abzukapseln. Er bestand sein Abitur, trotz der Bedingungen, die für ihn äußerst schwierig waren: Bei den schriftlichen Prüfungen ertrug er es nämlich nicht, dass die Aufseher ihn beim Schreiben beobachteten. Er konnte nur dann schreiben, wenn sie im Raum herumgingen und ihm den Rücken zuwandten.

Er musste seinen ursprünglichen Wunsch, an der Universität zu studieren, aufgeben: Er ertrug die überfüllten Hörsäle nicht, wo er stets unter den Ersten sein musste, um nur ja einen Platz hinten in einer Ecke zu bekommen; aber leider konnte er hier nichts mitschreiben. Deswegen absolvierte er alle seine Diplome im Fernlehrgang. Da er ziemlich begabt war, bestand er sie und wurde Ingenieur. Da er sich nicht in der Lage fühlte, ein Vorstellungsgespräch zu führen – denn dabei begann er immer ganz furchtbar zu zittern –, wurde er von einem Freund der Familie eingestellt; seiner Familie hatte er bis dato nie etwas über seine Probleme erzählt. Anfangs ging alles gut, doch nach und nach war er genötigt, Alkohol zu trinken, um seine Arbeitstage und die Sitzungen durchzustehen, denen er sich nicht entziehen konnte, obwohl er eine wahre Kunst darin entwickelt hatte, zu diesen Zeiten einen anderen Termin aus dem Hut zu zaubern. Er trug immer mehrere kleine Wodkaflaschen bei sich, für den Fall, dass er vor eine unerwartete soziale Situation gestellt wäre, wie eine Besprechung bei seinem Vorgesetzten oder eine nicht geplante Sitzung. Er hatte festgestellt, dass er weniger zitterte, wenn er Alkohol trank. Und es schien ihm, dass der Wodka eine rasche Wirkung hatte und sein Atem nur wenig danach roch. Er wurde in seinem Unternehmen geschätzt, denn er war sehr fleißig und zu allen freundlich. Eine Kollegin verliebte sich in ihn, umwarb ihn, und sie heirateten.

Maxime fuhr fort, immer mehr zu trinken. Er trank jetzt »vorbeugend«: bevor er morgens zur Arbeit ging, bevor er am Wochenende Einkäufe erledigte oder wenn er bei Freunden eingeladen war und keinen plausiblen Vorwand hatte, nicht hinzugehen. Seltsamerweise verstand er nicht so recht, was da mit ihm geschah. Die beiden Allgemeinärzte, mit denen er darüber gesprochen hatte, waren der Meinung, es läge an Stress, Überarbeitung, Nervosität. Sie hatten ihm Beruhigungsmittel verschrieben, die eine mäßige Wirkung hatten. Jedenfalls waren sie eindeutig weniger wirksam als der Alkohol, den er daher weiterhin unausgesetzt konsumierte. Zuweilen nahm er auch beides, was ihn zwar benommen machte, aber auch beruhigte. Sein Allgemeinarzt hatte ihn zu einem Psychotherapeuten geschickt, aber der hatte sich damit begnügt, ihm Fragen zu stellen und ihm zuzuhören. Nach einer Weile hatte Maxime genug von diesen Sitzungen, wo er »in einem halbdunklen Sprechzimmer vor einer Sphinx Monologe halten musste« und die ihm nach seiner Ansicht nicht viel brachten.

Sein Befinden verschlechterte sich nach und nach, und am Ende wurde er entlassen. Seine Frau hatte ein Jahr zuvor ein Baby bekommen, und er nutzte dies, um zu Hause zu bleiben und auf das Kind aufzupassen. Das beschleunigte seinen Niedergang noch: Er ging immer weniger aus, und es bereitete ihm auch immer mehr Mühe. Er hatte jetzt den Eindruck, dass alle Menschen ihn auf der Straße anschauten und in ihm nur den »zitternden Arbeitslosen« sahen, »der mit seinem Kleinkind im Viertel herumlungert«. Er erledigte nicht einmal mehr die Einkäufe, ja, er war nicht einmal mehr imstande, mit seinem Kind in eine Grünanlage zu gehen. Seine Frau beschloss, das Kind in einer Krippe anzumelden, weil sie spürte, dass die ganze Situation weder dem Vater noch dem Kind zuträglich war. Maxime blieb jetzt nur noch eine Tätigkeit: sein Kind zur Krippe zu bringen und es dort abends wieder abzuholen. Für jede Strecke benötigte er einen halben Liter Wodka – was einen ganzen Liter pro Tag machte, wenn er nicht noch andere soziale Verpflichtungen hatte: eine eingeschriebene Sendung bei der Post abholen oder Handwerker in die Wohnung führen, wenn Reparaturen anfielen. In diesem Fall erhöhte er die Dosis. Seine Frau begleitete ihn zu mehreren Psychiatern. Der eine wies ihn zur Entziehungskur in ein Krankenhaus ein. Aber nachdem Maxime aus dem Krankenhaus entlassen war, begann er sofort wieder zu trinken. Ein anderer Psychiater verlangte, allein mit Maximes Frau zu sprechen, und verkündete ihr, ihr Mann leide unter Schizophrenie. Tatsächlich verhielt sich Maxime »komisch«, wie es zuweilen bei diesen Patienten zu beobachten ist: Er konnte anderen Menschen nicht gut in die Augen schauen, sprach wenig, und es machte ihn verlegen, wenn er seine Gefühle ausdrücken sollte. Man verschrieb ihm verschiedene Medikamente, jedoch ohne großen Erfolg.

Eines Tages, als er seine Alkoholration wohl zu schnell getrunken hatte, verirrte er sich auf der Straße, als er seinen Sohn von der Krippe abholen wollte. Ein Händler, der ihn erkannt hatte, nahm ihn in seine Obhut. Maxime versuchte, ihm seine Geschichte zu erzählen, wobei er den Namen seines Sohnes stammelte, in Tränen ausbrach, sagte, er wolle sterben. Er schwankte, als ihn die Rettungssanitäter in die psychiatrische Abteilung brachten. Nach einer Bestandsaufnahme und einem eingehenden Gespräch stellte eine unserer Psychologinnen die richtige Diagnose: Maxime litt unter einer gravierenden Sozialphobie. Nach einem Jahr mit entsprechender Behandlung war er geheilt.

Maximes Geschichte verblüfft meine Studenten immer sehr und beeindruckt sie wegen des wahren Hindernislaufs, den der Betroffene zurücklegen musste, ehe er die richtige Diagnose für seine Phobie bekam. Zwischen der Phase, in der das erste Zittern und die ersten Vermeidungsmanöver auftraten, und dem Tag, als Maximes Krankheit erkannt wurde, lagen 20 Jahre. Solche Leidensgeschichten sind in unserer Abteilung häufig zu finden; sie hat sich unter anderem auf diesen Phobietyp spezialisiert.

Wenn die sozialen Ängste dramatische Ausmaße annehmen

Die Sozialphobie ist durch eine starke und hemmende soziale Angst gekennzeichnet. Der davon Betroffene fürchtet sich davor, den Menschen, die ihn beobachten oder mit denen er spricht, seine Verletzlichkeit – die sich an seinem Erröten, Zittern oder Schwitzen offenbart – oder seine Grenzen – er meint, nicht intelligent oder kultiviert genug zu wirken – einzugestehen.

Aus diesem Grund verursachen die sozialen Situationen, in denen er sich verletzbar fühlt, großes Leid, weswegen sie häufig gemieden werden, selbst wenn dies viele soziale oder berufliche Nachteile und Probleme mit sich bringt. Schon Einkäufe zu machen kann eine Panik auslösen und die Suche nach einem Arbeitsplatz zu einer unmöglichen Aufgabe werden. Deshalb ist der Verlust des Arbeitsplatzes auch ein besonderes Drama für solche Menschen, weil sie zumeist nicht in der Lage sind, die Vorstellungsgespräche zu absolvieren, die dafür oft notwendig sind. Das Ausmaß der Sozialphobie wird – neben anderen Faktoren – von den Situationen abhängen, die gefürchtet werden: Wenn es nur die sind, bei denen es um Leistung geht, bei denen sich der Betroffene in einer Gruppe äußern oder in der Öffentlichkeit eine Aufgabe erfüllen soll, hält sich sein Handikap in Grenzen. Aber wenn der Betroffene sich überdies vor allen alltäglichen Interaktionen mit seinen Mitmenschen fürchtet, wenn es darum geht, zu plaudern oder Bekanntschaften zu schließen, wird sein Leben noch mehr verkümmern und noch komplizierter werden. Und wenn die Ängste schon beim geringsten Blick auftauchen, denen der Betroffene ausgelöst werden, dann wird jeder Tag für ihn zur Hölle.

Nachdem die Sozialphobien lange Zeit mit der Schüchternheit, ja sogar mit der Agoraphobie (Platzangst) verwechselt wurden, betrachtet man sie heute als sehr häufig vorkommende und besorgniserregende Störung: Epidemiologische Studien zeigen, dass 2–4 Prozent der Gesamtbevölkerung davon betroffen sind;[10] diese Zahl kann auf bis zu 10 Prozent ansteigen, wenn man die verschiedenen Formen der sozialen Ängste, die mit Hemmungen einhergehen, betrachtet.[11] Viele Sozialphobiker leiden auch unter Depressionen und Alkoholismus. Zweifellos ist die Depression eine Folge der Isolierung und des sozialen Versagens; beides ist bei den meisten Patienten zu beobachten. Wahrscheinlich hat sie auch mit den immer wiederkehrenden Gefühlen der Scham zu tun, die den Betroffenen zusetzen. Was den Alkohol betrifft: Selbst die Menschen, die nicht unter sozialen Ängsten leiden, wissen, dass Trinken Kontakte erleichtern kann. Der Alkohol gilt als »Zungenlöser«; deswegen wird er auch bei allen Feierlichkeiten ausgeschenkt, die der Geselligkeit dienen. Das Problem für Sozialphobiker besteht einerseits darin, dass sie sehr schnell alkoholabhängig werden können, und andererseits, dass sie Alkohol nicht nur bei geselligen Anlässen konsumieren, sondern bereits *davor*, um sich zu »wappnen« und ihre Angst zu ertränken, und danach, um ihre Scham zu ersticken, denn sie sind zumeist überzeugt, sich lächerlich und unangemessen verhalten zu haben.

Es dauert oft lange, bevor solche Patienten richtig diagnostiziert und behandelt werden. Noch vor wenigen Jahren vergingen durchschnittlich 15 Jahre zwischen dem ersten Auftreten der Störungen und der ersten Behandlung. Wegen der individuellen und der für die Gesellschaft anfallenden Kosten[12] ist es heute unerlässlich, Mediziner und Psychologen in diesem Fachgebiet besser auszubilden.

Die Unterschiede zwischen Schüchternheit und Sozialphobie

Schüchternheit	Sozialphobie
Häufige Mechanismen der Habituation: Sobald der Betroffene Menschen oder Situationen begegnet, nimmt die Angst ab.	Häufige Mechanismen der Sensibilisierung: Sobald der Betroffene Menschen oder Situationen begegnet, wird die Angst größer.
Gelegentliche Sorge wegen der eigenen Gehemmtheit.	Zwanghafte Sorgen wegen der eigenen Verletzlichkeit.
Angst, isoliert zu werden.	Angst, angegriffen zu werden.
Die Angst erreicht selten das Stadium der Panik.	Die Angst erreicht häufig das Stadium der Panik.
Gelegentliche Ausweichmanöver und mäßige Angst vor Konfrontation.	Häufige Ausweichmanöver und sehr große Angst vor Konfrontation.
Der Betroffene wird von seiner Umgebung als schüchtern und überempfindlich wahrgenommen.	Der Betreffende wird von seiner Umgebung als distanziert oder komisch empfunden.
Gefühl der Traurigkeit nach »misslungenem« Sozialverhalten.	Gefühle tiefer Scham nach »misslungenem« Sozialverhalten.
Mäßige Beeinträchtigung der Lebensqualität.	Wesentliche Beeinträchtigung der Lebensqualität.

Die Sozialphobie kann unterschiedliche Gesichter haben

Wenn die meisten sozialen Situationen Angst verursachen – selbst wenn sie scheinbar ganz harmlos sind –, spricht man von *generalisierter Sozialphobie*. Der Betroffene fühlt sich dann fortwährend negativ beurteilt, ganz gleich, was er gerade tut: ob er einem Fremden in einem öffentlichen Verkehrsmittel gegenübersitzt, mit einem Nachbarn plaudert oder irgendeinen x-beliebigen Artikel bei einem Händler kauft. Um ihre emotionale Verletzlichkeit zu kaschieren, nehmen Patienten oft Strategien zur Verheimlichung oder

Verstellung zu Hilfe: Sie schminken sich, um ihr Erröten zu verbergen, schweigen beharrlich, um keine »Dummheiten« zu sagen, vermeiden Blicke, um ihre Befangenheit nicht durch einen ängstlichen Gesichtsausdruck zu verraten, oder sie gehen einfach so wenig wie möglich aus dem Haus.

Andere Sozialphobien sind *elektiv*, das heißt, sie betreffen nur eine begrenzte Anzahl von Situationen, beispielsweise das Sprechen in der Öffentlichkeit: Man schätzt, dass sich 10 Prozent der Bevölkerung übermäßig davor fürchten, öffentlich das Wort zu ergreifen.[13] Diese Zahl steigt auf 30 Prozent an, wenn man die Menschen dazu zählt, die zwar sehr große Angst davor haben, aber glauben, dass dies nicht unbedingt größere Leiden oder Handikaps in ihrem Leben zur Folge hat. Man muss diese *elektiven* Sozialphobien vom einfachen Lampenfieber unterscheiden. Die meisten Menschen haben tatsächlich zuweilen große Furcht, in der Öffentlichkeit zu reden. Aber sobald sie dann zu reden beginnen, löst diese sich auf. Die Angst ist vor dem Beginn am größten, dann nimmt sie rasch ab und geht in ein Gefühl der Erleichterung über, sobald der »Auftritt« beendet ist. Bei der Sozialphobie dagegen hält das Unbehagen an oder nimmt während des Sprechens sogar noch zu und hört erst am Schluss auf. An seine Stelle treten dann Gefühle von Scham und Versagen.

Die Sozialphobie kann mit sehr unterschiedlichen Persönlichkeitsprofilen verbunden sein:[14] Wie bei allen Leuten gibt es unter den Betroffenen gesellige und menschenscheue. Einige dieser Patienten haben sogenannte *vermeidende* Persönlichkeiten: Sie reagieren überempfindlich auf das Urteil anderer und gehen, weil sie sich den anderen rasch unterlegen fühlen, nur dann soziale Beziehungen ein, wenn sie sicher sein können, akzeptiert zu werden. Ihre übergroße Empfindlichkeit gegenüber Ablehnung führt dazu, dass sie dazu neigen, Verhaltensweisen anderer Menschen vorschnell zu interpretieren. Ein an sie gerichtetes Lächeln halten sie möglicherweise für geringschätzig oder mitleidig, doch wenn sie überhaupt nicht angelächelt werden, empfinden sie das wiederum als Zeichen dafür, dass sie abgelehnt wurden oder in Ungnade gefallen sind.

Andere Patienten sind *konfrontierend*: Sie stellen sich trotz ihrer Angst den sozialen Situationen, die sie fürchten. Daher können diese Menschen anspruchsvolle soziale Pflichten übernehmen und verhalten sich dann ganz bewusst kühl oder verhältnismäßig aggressiv, was ihnen erlaubt, ihre Umgebung auf Distanz zu halten. Diese Gleichgültigkeit oder vorgebliche Unbewegtheit besteht nur oberflächlich, denn die Angst ist dennoch da, und ihr emotionaler Preis ist hoch. So lassen manche Forschungsarbeiten darauf schließen, dass diese Patienten überdurchschnittlich oft unter stressbedingten Herzstörungen leiden.

Grund mancher Sozialphobien ist die Angst vor dem Auftreten eines körperlichen Symptoms – vor allem Erröten, Zittern und Schwitzen. Es gibt Patienten, die glauben, sie hätten, sobald man sie von ihrem physischen Symptom befreit, kein Problem mehr. Sie nehmen sogar die Hilfe von Chirurgen in Anspruch. Es gibt Spezialisten, die eine Durchtrennung der Sympathikusnerven vornehmen, die *anatomisch* für das Erröten verantwortlich sind. Aber es gibt keine ernst zu nehmenden kontrollierten Studien, die auf eine dauerhafte Wirksamkeit eines solchen irreversiblen Eingriffs hinweisen. Und die Ergebnisse sind, laut Aussage der Patienten, nicht sehr zuverlässig. Oft stellen sich Nebenwirkungen ein, wie heftiges Schwitzen in der unteren Körperhälfte. Solche Sozialphobien, die sich um das Auftreten eines körperlichen Symptoms drehen, sind ein Ensemble besonderer Merkmale. Daher werden wir im Folgenden das häufigste Merkmal etwas genauer erörtern.

Die Angst, rot zu werden

Das Wort Erythrophobie stammt vom griechischen *erythros*, rot, ab. Die zwanghafte Angst, rot zu werden, gehört zu den folgenschwersten Formen sozialer Angst. Das Erröten ist im

Übrigen nur den Menschen eigen. Keine andere Spezies kennt diese Art der Manifestation, die mit Furcht oder Verlegenheit assoziiert wird. Im Falle der Erythrophobie ist das Erröten vollkommen unkontrollierbar, ja, es wird durch die Versuche, es zu kontrollieren, sogar noch schlimmer. Je mehr der Betroffene sich bemüht, nicht rot zu werden, desto mehr konzentriert er sich auf sein Problem, macht sich darüber Gedanken und verstärkt es dadurch, weil er damit seine emotionale Aktivierung anregt.

»Sobald es aufgetreten ist, füllt dieses Erröten allen Raum in mir aus und macht alles Übrige zunichte«, erzählte mir meine Patientin Héloïse. Ein Mensch, der Angst vor dem Erröten hat und der rot zu werden beginnt, wird größte Mühe haben, das Gespräch, das er gerade führt, fortzusetzen, und sich stattdessen auf seine Störung konzentrieren (»das ist nicht normal«, »es fängt wieder an«, »was wird man von mir denken?«), anstatt sich der Interaktion zu widmen, die gerade im Gange ist. Übrigens ist es im Allgemeinen mehr die abrupte Änderung im Verhalten, die durch das Erröten hervorgerufen wird, als das Erröten selbst, das die Aufmerksamkeit auf die Betroffenen zieht: Sie hören auf zu sprechen oder antworten nur noch sehr einsilbig, werden nervös oder erstarren, als seien sie geistesabwesend. Sie merken, dass sie rot werden, dass es ihnen »entgleitet«, und fühlen sich machtlos und niedergeschmettert. »Es ist, als würde ich mir in die Hose machen, während ich mit jemandem spreche«, sagte Héloïse eines Tages zu mir.

Nach einer gewissen Zeit der Entwicklung tritt das Erröten, das ursächlich mit »peinlichen« Situationen in Verbindung gebracht wird, in »anarchischer« Weise auf, nämlich auch dann, wenn eigentlich gar keine Emotion im Spiel ist. Ein Moment des Schweigens, eine Andeutung, ein Blick genügen, um es auszulösen. Auch wenn es auf einen äußeren Beobachter merkwürdig und unangemessen wirken mag – für einen unter Erythrophobie Leidenden bedeutet es tatsächlich die schlimmste Schande, wenn er vor einem anderen Menschen rot wird. Er ist dann überzeugt, dass sein Gesprächspartner sogleich eine Vielzahl abwertender Überlegungen anstellt, zum Beispiel: »Ein Mensch, der rot wird, ist wertlos, ohne Persönlichkeit, ohne Interesse, ohne Kraft, ohne Männlichkeit (bei Männern), durch seinen Gesprächspartner sexuell verunsichert (bei Frauen).«

Deshalb wenden die Erythrophobiker zahlreiche Tricks und Schliche zur Verschleierung des Problems an: Die Frauen schminken sich oder tragen langes Haar; beide Geschlechter ziehen sogar im Sommer Rollkragen an, um die Rötung am Hals zu verbergen; die Vorhänge werden – wenn möglich – zugezogen, um für schützendes Halbdunkel zu sorgen; die Betroffenen tun so, als müssten sie niesen, um ihr Gesicht in einem Taschentuch verbergen zu können; sie brechen überstürzt auf, um indiskreten Blicken zu entgehen. Man kann verstehen, dass die Furcht, rot zu werden, etwas Zwanghaftes bekommt und Ausmaße annimmt, die von der Umgebung zuweilen kaum erkannt werden, weil jeder Kontakt mit den Mitmenschen Gegenstand der Bewertung werden kann: »Könnte ich in dieser Situation vor den anderen möglicherweise rot werden?« Wie schon gezeigt, wird diese Fokussierung am Ende selbst zu einem der wesentlichen Faktoren, die das Erröten auslösen, auch wenn die eventuellen Kommentare der Umgebung das Erröten natürlich verstärken.[15]

Viele Menschen, die unter Erröten leiden, sind anfangs davon überzeugt, dass ihre Störung eine hormonelle oder kreislaufbedingte Ursache hat. Ein Psychiater der Belle Époque[16] berichtet, wie man die – leider nur vorübergehende – Heilung eines Patienten erreichte, der von seiner starken Neigung, rot zu werden, ganz besessen war, indem man ihn glauben machte, man habe bei ihm einen Aderlass vorgenommen, der ihn von einem Übermaß an Blut befreite! Die Dinge sind viel komplexer. Die psychische Funktionsweise beim erythrophoben Typ kann wie folgt zusammengefasst werden:

- Der Betroffene ist zunächst einmal davon überzeugt, dass das geringste Erröten im Gesicht oder am Hals äußerlich sichtbar ist: »Meine Verlegenheit lässt sich an meinem Gesicht ablesen.«
- Er denkt, dass sein Gesprächspartner dies unweigerlich bemerken wird: »Allen wird es sehr schnell auffallen.«
- Er folgert daraus, dass sein Gesprächspartner dieses Erröten negativ bewerten wird: »Das ist keineswegs belanglos. Man wird entdecken, dass ich schwach und verletzlich bin.«
- Er ist überzeugt, dass dieses Werturteil zu ablehnenden Verhaltensweisen führt, die mehr oder weniger ironisch oder geringschätzig sind: »Man wird sich über mich lustig machen oder mich ablehnen.«
- Überzeugt von der Unausweichlichkeit dieser Verkettung, kommt er zu dem Schluss, dass er lieber alles tun sollte – das heißt, die Flucht ergreifen –, um dem zu entgehen: »Lieber alles andere, als vor meinen Mitmenschen zu erröten.«

Zweifellos ist das Missverständnis in Bezug auf die sozialen Ängste bei den Erythrophobikern am größten: Was für die Umgebung lediglich ein völlig belangloses, ja sogar reizvolles Phänomen ist, nehmen die Betroffenen als etwas wahr, das sie sehr verletzlich macht und stark einschränkt.

Die Wissenschaft von den sozialen Ängsten

Eine gute Nachricht für alle, die unter sozialen Ängsten leiden: Nachdem sie jahrzehntelang von Therapeuten und Forschern links liegen gelassen wurden, stehen sie nun im Zentrum der Aufmerksamkeit, wobei bereits große Fortschritte in der Behandlung erzielt wurden.

Die folgenden Informationen, die ich Ihnen über den Stand der Forschung gebe, demonstrieren nicht nur mein

Interesse an neuen wissenschaftlichen Erkenntnissen, sondern sie ermöglichen es auch den Menschen, die an übermäßigen Ängsten leiden, wegen ihrer emotionalen Verletzlichkeit weniger Schuldgefühle zu haben und mehr Engagement an den Tag zu legen, sobald sie den Sinn bestimmter therapeutischer Erfordernisse verstehen. Angesichts einer Phobie ist es zwecklos, sich zu verurteilen, aber notwendig, aktiv zu werden.

Eine Amygdala, die überempfindlich auf feindselige Gesichter reagiert?

Wenn man Sozialphobikern auf einem Computerbildschirm rasch hintereinander Fotos von neutralen oder bedrohlich wirkenden Gesichtern zeigt, stellt man fest, dass sie diese letzteren schneller entdecken als andere Menschen, die nicht von diesem Leiden betroffen sind.[17] Auch sehen sie die feindlichen Gesichter viel schneller als die neutralen Gesichter.[18] Diese Ergebnisse zeigen, dass es sich also nicht um eine »blinde« Hypersensibilität gegenüber menschlichen Gesichtern handelt, sondern um einen ausgeprägten Mechanismus, der der schnellen Erkennung von Anzeichen für eine eventuelle Bedrohung angepasst ist, weil feindselige Gesichter für unsere Spezies ein erhöhtes – verbales oder physisches – Angriffsrisiko bedeuten. Wenn man aufmerksam verfolgt, was sich in diesen Augenblicken im Gehirn abspielt, fällt auf, dass das Betrachten von Gesichtern, die Zorn oder Verachtung – ein weiterer Gegenstand der sozialen Ängste – ausdrücken, bei Sozialphobikern eine starke Aktivierung (wiederum) der zerebralen Amygdalon, das heißt, des Mandelkerns auslöst.[19]

Einmal mehr bedeuten diese Resultate nicht, dass die übermäßigen sozialen Ängste ihren Ursprung »nur« in einem zerebralen Mechanismus haben, sondern dass diese Patienten gegen eine physische Realität ankämpfen müssen, die man bei der jeweiligen Behandlung berücksichtigen muss. Daher sind zuweilen Medikamente notwendig, immer jedoch Psychotherapien, die im emotionalen Bereich wirken.

Konzentration auf sich selbst zum Schaden der Interaktion

Zu den gravierendsten Fehlern der Sozialphobiker gehört die Fokussierung auf sich selbst, vor allem dann, wenn es ihnen schlecht geht und dies sichtbar ist: »Wenn ich anfange zu zittern, kann ich mich auf nichts anderes mehr als auf zwei Fragen konzentrieren, die für mich so ungeheuer wichtig sind: Sieht man es? Wie komme ich aus diesem Schlamassel heraus? Von da an ist das Gespräch, das ich gerade führe, für mich beendet.« Dieser Bias der Aufmerksamkeit – wie die kognitiven Psychologen ihn nennen – besteht nur in einer sozialen Situation.[20] Die Sozialphobiker sind nicht besonders narzisstisch. Wenn sie sich allzu sehr auf sich selbst konzentrieren, dann, weil sie sich wegen der Manifestationen ihrer gefühlsmäßigen Erregbarkeit bedroht fühlen – einer Erregbarkeit, von der sie glauben, dass sie sie anfällig für eventuelle Angriffe durch andere macht. Diese Phänomene sind natürlich noch charakteristischer für die Patienten, deren soziale Ängste sich um die Furcht drehen, sie könnten ein körperliches Symptom an den Tag legen, das peinlich und gut sichtbar ist wie das Erröten.[21] Auch hier beobachtet sich der Betreffende akribisch.

Ausgeprägte Neigung zur Selbstkritik

Menschen, die unter sozialen Ängsten leiden, sind oft ihre eigenen schlimmsten Feinde und kritisieren sich erbarmungslos. Kein Mensch in ihrem Umfeld wäre sonst so streng mit ihnen. Sie quälen sich häufig mit Gedanken, aber auch mit Vorstellungen herum, die sie in einem sehr negativen Licht erscheinen lassen und die natürlich, wie man gezeigt hat, ihre sozialen Ängste nähren und verschlimmern.[22] In der häufigen Wiederkehr dieser negativen Gedanken ähnelt die Sozialphobie übrigens der Depression, auch sie eine Störung, die mit einem verzerrten Selbstbild einhergeht.[23] Mir scheint, dass von allen übergroßen Ängsten die sozialen Ängste zudem das größte Risiko bergen, depressiv zu werden. Jedenfalls ist hier das Ausmaß der negativen Emotionen im Alltag am größten. Doch zum Glück können Psychotherapien diese Endlosschleifen negativer Gedanken über sich selbst wirksam unterbrechen.[24]

Das schleichende Gift des Grübelns nach sozialen Begegnungen

Wir haben über die Rolle der Scham gesprochen – eine andere überwältigende Emotion, die zerstörerisch wirken kann, vor allem wenn sie mit sozialen Ängsten verbunden ist. Selbst wenn Sozialphobiker nicht wirklich depressiv sind, so verbringen sie doch einen Großteil ihrer Zeit damit, nach Begegnungen mit anderen Menschen negative Gedanken über sich selbst zu wälzen.[25] Man hat gezeigt, dass diese Grübeleien eine schädliche Rolle bei der Verschlimmerung der Gefühle der Scham und der vermeintlichen eigenen Erbärmlichkeit spielen: Sie sind gewissermaßen das Bindemittel, das die negativen, mit bestimmten Situationen verbundenen Emotionen auf Dauer ins Gedächtnis des Betroffenen einprägt. Er wird künftige Schwierigkeiten voraussehen und daher versuchen, durch Vermeidungsstrategien zu verhindern, dass er diesen Qualen erneut ausgesetzt wird. Auf die Anstrengungen der Konfrontation folgen stets Zeiten der Abkapselung. Sie spielen keinerlei wohltuende, sondern, ganz im Gegenteil, eine zerstörerische Rolle. Auch hier übt die Psychotherapie eine günstige Wirkung auf diesen schleichend schädlichen Mechanismus aus.[26]

Die Rolle der Wut, insbesondere, wenn sie durch Unterwürfigkeit unterdrückt wird

Wenn ein Mensch unter sozialen Ängsten leidet, bedeutet dies, dass er in mancherlei Hinsicht Verzicht leistet: Er traut sich vieles nicht zu sagen oder zu tun, er muss auf einiges verzichten und einen Rückzieher machen, sobald seine Gesprächspartner einen schärferen Ton anschlagen, ja nur die Augenbrauen hochziehen. Wie wir gesehen haben, wird er dadurch wiederum häufiger Gedanken und Emotionen der Traurigkeit und der Selbstverachtung hegen: »Ich bin ein Versager, ich bin nicht einmal in der Lage, ohne zu zittern beim Bäcker mein Kleingeld zurückzuverlangen.« Aber dieses häufige Verzichten bringt auch zahlreiche Frustrationen mit sich, und es ist erwiesen, dass viele, die mit erheblichen sozialen Ängsten kämpfen, häufig Zorn empfinden.[27] Auf viele Leute sind sie wütend: auf ihre Eltern, ihre Verwandten, alle Menschen, die Kommentare abgeben oder sie hartnäckig beobachten.

Viele schädliche, negative Emotionen verderben ihnen damit den Alltag, der ja ohnehin schon durch ihre Ängste erschwert wird. Zudem halten viele ihren Zorn zurück und unterdrücken ihn, anstatt ihm in angemessener Form Ausdruck zu verleihen. Dieses Unterdrücken schadet dem allgemeinen Gleichgewicht, wie man beweisen konnte. Auch diese Symptome bessern sich nach einer Therapie.[28]

Wie soll man schwere soziale Ängste behandeln?

Mehr als jede andere Form der pathologischen Angst haben die Sozialphobien tiefgehende Veränderungen in den Lebensgewohnheiten zur Folge, und zwar durch Vermeidungsstrategien und Verschleierung. Daher streben die Therapeuten nacheinander zwei Ziele an: Zuerst versuchen sie, die erdrückende Umklammerung durch die Krankheit anhand von Erklärungen und Medikamenten zu durchbrechen, und bemühen sich, die Patienten so zu konditionieren, dass sie ihren sozialen Ängste nicht nachgeben. Im Allgemeinen dauert das einige Monate. Danach sollten neue soziale Reflexe und neue Lebensgewohnheiten »aufgebaut« werden. Diese Arbeit kann einige Jahre in Anspruch nehmen, aber der Therapeut muss nicht die ganze Zeit so stark präsent sein wie in der ersten Phase. Wichtig ist, dass der Patient das Gefühl hat, dass er wieder ins richtige Gleis kommt.

Medikamente

Wie immer bei den Phobien sind Beruhigungsmittel eine punktuelle und vorübergehende Hilfe, weil sie die Ängste betäuben. Aber wie immer reichen sie nicht aus. Und wie immer sind es eher die auf das Serotonin einwirkenden Antidepressiva, die die Angst regulieren und dem Betroffenen helfen, nach und nach seine Verhaltensautomatismen und psychischen Automatismen zu ändern. Zwei Medikamente sind heute wegen ihrer Wirksamkeit bei Sozialphobien anerkannt: Seroxat und Effexor.

Die Psychotherapien

Die Verhaltenstherapien und die kognitiven Therapien haben ihre Wirksamkeit im Rahmen zahlreicher wissenschaftlicher Studien und Forschungsarbeiten – aber auch in der Praxis – unter verschiedenen Bedingungen unter Beweis gestellt.[29] Mit ihnen beginnt man heute gewöhnlich die Behandlung schwerer sozialer Ängste. Die Therapien für die Sozialphobie beruhen auf denselben Grundlagen wie die für alle anderen Phobien, aber man empfiehlt, Menschen mit einer solchen Phobie nach Möglichkeit in einer Gruppe zu behandeln. Denn es kann für die Betroffenen nicht nur eine Erleichterung sein, andere Menschen mit denselben Problemen zu treffen (viele meinen ja, nur sie allein litten unter diesem Handikap); die Gruppe ermöglicht natürlich auch, ganz spezielle, auf Exposition zugeschnittene Übungen durchzuführen.[30]

Expositionsübungen gegen die sozialen Ängste

Ich habe Ihnen zu Beginn des Kapitels einige Übungen erläutert, die oft in unseren Gruppentherapien praktiziert werden. Es gibt natürlich auch noch andere, die wir, den Schwierigkeiten der einzelnen Teilnehmer entsprechend, vorschlagen. Die Idee, die ihnen zugrunde liegt, ist einfach: »Wenn Ihnen irgendeine Sache im Leben Angst macht, dann sollten Sie hier üben, sich ihr zu stellen.« Hier sind einige der wichtigsten Übungen, die wir anwenden:

- Sich 15 Minuten lang von der ganzen Gruppe in völligem Schweigen beobachten lassen und dabei natürlich versuchen, allen Anwesenden in die Augen zu schauen. Diese Übung ist schwierig und nützlich. Sie konfrontiert die Patienten mit dem, was sie am meisten fürchten: im Zentrum der Aufmerksamkeit zu stehen, ohne die geringste Möglichkeit, sich zu schützen, indem sie sprechen oder etwas tun.
- Vor allen Anwesenden das Wort ergreifen und aus dem Stegreif über ein beliebiges Thema improvisieren (der Verlauf des letzten Wochenendes, eine Kindheitserinnerung, ein kürzlich gesehener Film), ohne sich kurz zu fassen, wie man es gewöhnlich tut, aus Angst, uninteressant zu wirken oder eine Reaktion der Ungeduld auszulösen.
- Kommentare über die eigene Verlegenheit ertragen (»du bist rot geworden«, »du wirkst nicht natürlich«), ohne darauf zu antworten und ohne entweder aggressiv (»und du, hast du dich selbst gesehen?«) oder unterwürfig zu reagieren (»es stimmt, ich habe eine Menge Probleme, ich bin wirklich sehr krank«). Der Patient soll erst einmal lernen, diese Art Kommentare emotional zu ertragen – die in

Wirklichkeit im Erwachsenenleben eher selten vorkommen –, bevor er mit einer Antwort herausplatzt, die noch zu sehr von den zwanghaften Emotionen der Angst oder der Wut geprägt wäre.

• Von sich selbst sprechen – wer ich bin, was ich mag, was ich nicht mag –, ohne auszuweichen: zuerst in den Antworten auf präzise Fragen der Gruppe, dann spontan. Wir haben gesehen, dass die Sozialphobiker oft alles Mögliche anstellen, um nie von sich selbst sprechen zu müssen, weil sie sich dessen, was sie waren oder taten, so sehr schämen.

• Mit einer Ablehnung ein Mal, zehn Mal, 20 Mal konfrontiert werden, bis man spürt, dass dies kein emotionales Unbehagen mehr auslöst: Die Betroffenen müssen sich gegen die *Allergie auf Nein* desensibilisieren. Viele Menschen fordern nicht gern etwas, aus Angst vor einer Ablehnung, denn diese löst ein Gefühl des Misserfolgs und der Demütigung in ihnen aus. Wir führen Rollenspiele durch, in denen der Patient nacheinander jeden in der Gruppe um etwas bitten muss, und sein Wunsch wird ihm jedes Mal rundweg abgeschlagen. Oft ist das schwerer, als man glauben mag, weil eine Weigerung gewöhnlich als Zurückweisung verstanden wird – was in jedem Menschen tief verwurzelt ist, nicht nur in denen, die unter sozialen Ängsten leiden.

• Für Teilnehmer, die sich davor fürchten, im Beisein der beobachtenden und schweigenden Gruppe zu zittern oder Erbsen und Mais oder Spaghetti bolognese mit der Gabel zu essen, oder auch davor, ein randvolles Glas in die Hand zu nehmen oder Flüssigkeiten von einer Flasche in eine andere zu gießen. Hier besteht das Ziel nicht etwa darin, *nicht* zu zittern – im Gegenteil: Wir bitten unsere Patienten, es auf keinen Fall zu unterdrücken. Wir achten darauf, dass sie den Arm nicht eng am Körper halten und ihre Muskeln nicht versteifen, selbst wenn es ihnen gar nicht bewusst ist (denn zumeist schützen sie sich seit vielen

Jahren auf diese Weise). Sie sollen weder Angst noch
Scham empfinden, wenn sie vor anderen zittern, und die
emotionale Reaktion der Angst und der Scham, die mit
dem Zittern einhergeht, ganz und gar »ausreizen« – was
gewöhnlich eine Verringerung, ja oft sogar ein völliges
Verschwinden des Zitterns zur Folge hat.

- Vor den anderen Anwesenden Gitarre spielen, tanzen, singen – auch hier nicht, um eine »gute Figur zu machen«,
sondern um sich das Recht zuzugestehen, es überhaupt zu
tun, wenn auch schlecht. Das führt manchmal zu sehr an-
rührenden Szenen, denn viele Patienten haben so etwas
noch nie in ihrem Leben vor den Augen anderer Menschen gemacht. Übrigens schrecke ich als engagierter
Therapeut nicht davor zurück, ihnen das Beispiel eines
sehr wenig begabten Menschen zu bieten, der sich dennoch nicht scheut, so etwas zu tun – indem ich ein paar
Tanzschritte vor der Gruppe mache oder falsch singe. In
beiden Fällen brauche ich mich nicht besonders anzu-
strengen, talentlos zu wirken!

Übungen, die auch den Therapeuten gut tun

Wir verlängern unsere Sitzungen oft durch Übungen, die
außerhalb unserer Räumlichkeiten stattfinden, um an Ort
und Stelle die Reaktionen zu testen, an denen in der Gruppe
gearbeitet wurde. Wir gehen dann in verschiedene Läden
oder Geschäftspassagen, in die U-Bahn, auf die Straße. Dieses Konfrontieren bestimmter Situationen ist wirkungsvoll
und in emotionaler Hinsicht für unsere Patienten sehr bewe-
gend; ihnen werden damit oft echte Anstrengungen abverl-
angt. Immer wieder gestehen mir die Praktikanten meiner
Abteilung, die gewöhnlich weniger unter sozialen Ängsten
leiden als die Patienten, die wir behandeln, wie viel sie bei
den Übungen über sich selbst gelernt haben. Ich erinnere
mich an eine Praktikantin, die an einer unserer Therapiesitzungen teilnahm: Ich hatte sie gebeten, aufzustehen und

sich der Gruppe vorzustellen, die immerhin aus acht Patienten und ebenso vielen Praktikanten und Kotherapeuten bestand. Sie wurde dabei über und über rot! Sie bemerkte es selbst, aber sie reagierte ganz normal darauf, indem sie lächelte, ihre Hände an die Wangen legte und sagte: »Da, sehen Sie. Auch für mich ist diese Situation nicht leicht. Ich fühle, dass ich rot geworden bin.« Danach setzte sie sich wieder hin, ein wenig verlegen, aber nicht etwa voll Scham, denn anschließend nahm sie ganz entspannt an der Sitzung teil und stellte dabei zahlreiche Fragen. Entzückt über diese Gelegenheit befragte ich sie am Schluss der Sitzung noch einmal vor den Patienten, denn ich wollte, dass sie wiederholte, was sie im Augenblick des Errötens gefühlt hatte. Sie sagte: »Ich war wirklich verlegen und genierte mich. Ich sagte mir, eine schöne Katastrophe, dass ich, als zukünftige Therapeutin, selbst rot werde. Dann sagte ich mir, dass ich mich nicht darauf konzentrieren dürfte, und bin einfach zu etwas anderem übergegangen.« Meine Erythrophobiker hörten aufmerksam zu, und ich bin überzeugt, dass es ihnen sehr wohl tat, die junge Frau erröten zu sehen, und vor allem zu hören, dass sie es ohne weiteres hinnahm! Die Patienten müssen erkennen, dass die Therapeuten nicht etwa einer überlegenen Rasse angehören, ebenso wenig wie sonst jemand! Alle Mitarbeiter meiner Gruppe, ich eingeschlossen, erzählen den Patienten regelmäßig die Geschichte ihrer eigenen sozialen Ängste. Sie machen dieselben Übungen mit – ja, sogar Schlimmeres. Wenn ich möchte, dass meine Patienten sich darin üben, das Gefühl zu ertragen, lächerlich zu sein, muss ich mich selbst der Lächerlichkeit preisgeben. Das ist eine Frage der Ethik: nie etwas von einem Patienten verlangen, das man nicht selbst zu tun bereit ist. So kommt es, dass ich manchmal im Stadtviertel, wo sich das Hôpital Sainte-Anne befindet, mit hochgekrempelten Hosen, heraushängendem Hemd, offenem Hosenschlitz, mit schweißüberströmtem Gesicht oder einem sonderbaren, altmodischen Hut auf dem Kopf herumgehe, gefolgt von einem Patienten,

der die Aufgabe hat, die Reaktionen der Passanten zu beobachten (im Allgemeinen kümmern sie sich nicht darum)
und danach dieselbe Übung zu machen.

Diese ganze Arbeit erfordert natürlich ein therapeutisches
Bündnis: Unsere Patienten müssen spüren, dass wir Respekt
und Sympathie für sie empfinden, aber eben auch für uns
selbst. Ansonsten werden sie uns nicht darin folgen, was ihnen anfangs wie ein merkwürdiges Abenteuer erscheinen
mag, für uns dagegen eine wissenschaftlich abgesicherte,
systematisch erfasste und anerkannte Therapie ist. Die Intensität dieser – manchmal emotional sehr anstrengenden –
Sitzungen hat auch einen unerwarteten Vorteil, wie mir eine
Patientin bestätigte: »Was Sie uns hier abverlangen, ist so
schwierig, dass im Vergleich dazu ›draußen‹ alles ganz
leicht wirkt.«

Arbeit an den eigenen Gedanken und Selbstakzeptanz

Natürlich ergänzen wir diese Verhaltensarbeit durch Sitzungen mit kognitiver Therapie, die darauf abzielen, dem Patienten zu helfen, seine Denksysteme zu ändern.[31] Tatsächlich
sind die sozialen Ängste mit zahlreichen Irrtümern in der
Einschätzung der eigenen Person und der anderen Menschen
verbunden:[32,33] Gedankenlesen (raten, was die anderen wohl
denken), emotionales Urteilen (die gefühlten Emotionen mit
der Realität verwechseln: »Wenn ich mich lächerlich *fühle*,
dann *bin* ich auch lächerlich«), Dramatisieren von Details
(ein kleines Problem zu einem echten Drama machen). Diese
Arbeit geschieht in Form von Dialogen mit unseren Patienten, in deren Verlauf wir über ganz genau umrissene Situationen nachdenken und Stichpunkte dazu aufschreiben. Wie
immer ist es notwendig, diese Methode, bei der es um die
Gedankensysteme geht, mit »Konfrontationsübungen« an
Ort und Stelle zu kombinieren.

Diese ganze Arbeit über die Gedanken ist auch eine passende Gelegenheit, sich mit der Selbstakzeptanz zu beschäf-

tigen. Oft machen die Patienten den Fehler, ihr Angstproblem durch übermäßige Kontrolle lösen zu wollen, nach dem Motto: Um gegen mein Lampenfieber anzukämpfen, lerne ich mein Referat auswendig; um gegen mein Zittern anzukämpfen, halte ich meinen Arm eng am Körper und spanne meine Muskeln an; um gegen meine enorme Erregbarkeit anzukämpfen, tue ich so, als würde ich mich wohl fühlen oder hätte ein reserviertes Naturell. Das ist ein endloser Kampf. Wenn ich meine Probleme durch übermäßige Kontrolle regle, dann bin ich auch weiterhin überzeugt, dass meine Erregbarkeit jeden Augenblick wieder zum Vorschein kommen kann, und ich muss immer weiter kontrollieren, muss mich verstellen, mich im Zaum halten. Auf diese Weise zwingen sich viele Sozialphobiker eine Rolle auf, die ihrer Veranlagung widerspricht. Die einzige dauerhafte Lösung wird darin bestehen, diese Emotivität in sich zu akzeptieren, und andere zu veranlassen, sie ebenfalls zu akzeptieren. Genau dies kommt in zahlreichen Sitzungen zur Sprache, in denen wir die Vor- und Nachteile einer solchen Aufrichtigkeit abwägen und anhand von Rollenspielen die beste Art und Weise ausprobieren, je nach Gesprächspartner, darüber zu sprechen.

Maximes Therapie

Der Sozialphobiker Maxime mit dem schweren Alkoholproblem war zuvor schon mit serotoninergen Antidepressiva behandelt worden, aber da er in dieser Zeit weder eine zweckmäßige Beratung noch eine adäquate Psychotherapie erhalten hatte, brachten ihm diese Medikamente keinen dauerhaften Nutzen. Er nahm sie auch nicht regelmäßig, weil er wenig motiviert war und weil ihn außerdem ihre Nebenwirkungen störten. Diesmal nahmen wir uns die Zeit, ihm genau zu erklären, worin seine Krankheit bestand, was er von der Behandlung erwarten konnte und was nicht (was in seinem Fall wegen seiner ausgeprägten Sozialphobie

216

auch notwendig war). Und wir teilten ihm mit, welche eigenen Anstrengungen er dazu leisten müsste.

Im Übrigen begann er eine auf ihn zugeschnittene Verhaltenstherapie mit einer Psychologin unserer Abteilung. Gemeinsam mit ihm erstellte sie eine Liste mit Zielen, die er erreichen wollte, womit zahlreiche Gelegenheiten verbunden waren, an Ort und Stelle über seine Schwierigkeiten und seine Art zu leben nachzudenken. (Diese Liste folgt weiter unten.) Maximes Ängste bezogen sich hauptsächlich auf die folgenden Punkte, die vor allem mit der Angst zu tun hatten, er könne anfangen zu zittern: Er wagte nicht, anderen in die Augen zu schauen, ein Gespräch mit ihnen zu beginnen oder eine Tätigkeit in Angriff zu nehmen, die sein Zittern offenbaren konnte.

Die Therapeutin bat Maxime zuerst, das Wagnis einzugehen, sich diesen Situationen zu stellen, und dann, nach und nach, ermunterte sie ihn, es zu tun, ohne seinem Zittern Einhalt gebieten zu wollen. Am Ende der Therapie war das Zittern zum Hauptziel geworden: Es ging darum, es absichtlich auszulösen, damit er begriff, dass es kein Gespött und keine Vorwürfe auslöste. Maxime musste sogar mit lauter Stimme auf Kommentare antworten, die seine Therapeutin an öffentlichen Orten über seine Erregbarkeit und sein Zittern abgab.

Das hatte zwei Ziele: Einerseits sollte Maxime aufhören, bestimmte Situationen zu meiden, damit er begreifen konnte, dass dabei nichts Schlimmes passierte und dass sein Zittern den meisten Leuten überhaupt nicht auffiel. Denn obwohl Maxime es in der ruhigen Atmosphäre des Sprechzimmers der Therapeutin akzeptieren konnte (»emotional kalte« Kognitionen), kamen seine alten Überzeugungen, wie: »Alle schauen mich an und finden mich erbarmungswürdig«, sofort wieder an die Oberfläche, sobald er sich in einer bestimmten sozialen Situation befand (»emotional warme« Kognitionen). Die Konfrontation einer Situation mit emotionaler Aktivierung war das einzige Mittel, diese warmen Kognitionen zu entschärfen, und das war allein durch Gespräche nicht möglich.

Das andere Ziel: Maxime musste lernen, nicht mehr in Panik zu geraten, wenn er in manchen sozialen Situationen Angst und Scham aufsteigen fühlte. Da er solche Situationen fortwährend mied, war er immer weniger in der Lage, sich mit ihnen zu konfrontieren. Das erklärte ihm seine Therapeutin mit dem Begriff Habituation: »Anstatt diese Situationen um jeden Preis zu meiden, müssen Sie sich daran gewöhnen. Wenn Sie ihnen nicht mehr ausweichen, dann werden sie an Brisanz verlieren.« Und genau so geschah es.

Maximes soziale Ängste

Situation	Niveau der von Maxime vorhergesagten Angst vor der Therapie, Ausgangswert 100
Auf einer Caféterrasse sitzen und die vorbeigehenden Leute betrachten	30/100
Menschen auf der Straße ansprechen, um sie nach der Uhrzeit oder nach dem Weg zu fragen	40/100
In einen Laden gehen und den Verkäufer um Informationen bitten	40/100
In der U-Bahn dort Platz nehmen, wo man den Blicken gegenüber-sitzender Menschen ausgeliefert ist	50/100
In der Öffentlichkeit etwas trinken	70/100
In der Öffentlichkeit zu Mittag essen	70/100
Kommentare der Therapeutin über das eigene Zittern ertragen, zuerst in der Sitzung, dann auch außerhalb	80/100
Absichtlich an einem öffentlichen, gut besuchten Ort zittern	100/100

Nach sechs Monaten Therapie hatte sich Maximes Zustand erheblich verbessert, und er begann seinem weiteren Leben hoffnungsvoll entgegenzusehen. Er ergänzte seine Fortschritte durch 16 Gruppentherapiesitzungen, in denen er zusammen mit sieben anderen Patienten, die ebenfalls an Sozialphobie litten, viele Übungen machen konnte: vor allen anderen stehend etwas sagen; Bemerkungen über sein Zittern ertragen und ruhig darauf antworten, ohne sich zu rechtfertigen; über sich und seine Erregbarkeit sprechen; vor den aufmerksamen Blicken der zwölf schweigenden anderen Gruppenmitglieder essen und trinken.

Nach einem Jahr Behandlung war Maxime geheilt. Er gestand uns, dass er in dem Augenblick beschloss, sich in Therapie zu begeben, als er aufgrund unserer genauen Fragen verstanden hatte, dass wir über seine Krankheit Bescheid wussten und dass er also nicht der Einzige war, der daran litt. Es gelang ihm, wieder Arbeit zu finden; er wurde Vater eines zweiten Kindes und erlitt fünf Jahre später einen Rückfall, was einige Monate »psychotherapeutische Revision« nötig machte. Heute geht es ihm gut.

»Ich habe es satt, auf Sparflamme zu leben ...«

Angst vor den Mitmenschen macht kaputt. Einer meiner Patienten mit Sozialphobie sagte eines Tages zu mir, er habe es satt, nicht nur zu überleben, sondern geradezu »auf Sparflamme zu leben: sich vor allem zu fürchten und alles zu versäumen«. Es ermüde ihn, seine Zeit damit zu verbringen, vor sozialen Situationen zu fliehen, die zu erleben er sich im Grunde herbeiwünsche.

Wie kann man seine Mitmenschen meiden, obwohl man doch nicht auf sie verzichten kann? Das ganze Drama der sozialen Ängste liegt in dieser Frage. Die spezifischen Ängste und Phobien, die ich im vorigen Kapitel ansprach, oder die Panikstörung und die Agoraphobie, von denen im folgenden Kapitel die Rede sein wird, erlauben immerhin, dass sich die Betroffenen hin und wieder wohl fühlen – dann nämlich, wenn sie nicht mit ihren Ängsten konfrontiert sind. Aber diese Momente des Wohlbefindens sind bei den sozialen Ängsten viel seltener; eine Begegnung, ein Blick, ein Wort kann beängstigend wirken. Wenn aber eben diese Momente fehlen und ein Mensch sich genötigt sieht, sie zu meiden, ihnen zu entfliehen, dann fühlt er sich wiederum frustriert und wird bald eine Verarmung seiner Existenz erleben. Einer unserer Patienten brachte es auf den Punkt: »Wenn ich mit anderen zusammen bin, habe ich Angst, aber wenn ich allein bin, verfalle ich in Depressionen … «

Unter allen Ängsten sind die sozialen Ängste die destruktivsten, denn sie nehmen den Betroffenen die »Nahrung« der Beziehungen, die jeder Mensch braucht. Aber wenn es ihnen gelingt, diese Ängste zu überwinden, was heute möglich ist, dann wird aus dieser Überempfindlichkeit, dieser Schwäche eine Stärke, und man behält nur noch die guten Seiten davon; die Verletzlichkeit verwandelt sich in Intuition und Empathie.

Am Ende unserer Gruppentherapiesitzungen feiern wir diesen Augenblick dann immer mit unseren Patienten, wobei wir seit einigen Jahren ein kleines Ritual begehen: Wir laden alle Teilnehmer ein, ein Glas (keinen Alkohol!) mit uns zu trinken und dazu einen Imbiss einzunehmen. So etwas ist im Alltag nichts Außergewöhnliches, in der Psychotherapie dagegen selten. Aber es liegt uns viel daran. Es bedeutet, dass es keinen grundlegenden Unterschied zwischen den Patienten und ihren Therapeuten gibt, dass ihre Beziehung eine Partnerschaft ist, in der keiner den anderen dominiert. Wissen und Leiden haben ihre je eigene Berechtigung. Im Übrigen ist eine meiner besten von mir geschulten Therapeutinnen selbst eine ehemalige Sozialphobikerin.

9 Die Angst vor der Angst: Angstattacken, Panikanfälle und Agoraphobie

>»Ich fühlte mich hilflos, wie erstarrt, zitternd stand ich da und war mir zum ersten Mal bewusst, dass ich keineswegs einfach nur unter Ängsten zu leiden hatte, sondern dass es sich um eine schwere Krankheit handelte …«
>
> *William Styron*, Sturz in die Nacht.
> Die Geschichte einer Depression

Die Stimme von der anderen Seite der Tür ist gedämpft.

»Sind Sie noch da, Herr Doktor?«

»Ja, ja, keine Sorge, ich bin immer noch da! Wir haben doch ausgemacht, dass ich nicht gehe, ohne es Ihnen zu sagen.«

»Und … Sie sind sich sicher, dass mir nichts passieren kann?«

»Vollkommen sicher! Darüber haben wir doch gerade erst gesprochen, oder?«

»Ja, das stimmt, aber ich bin so nervös und fange immer wieder an zu zweifeln.«

»Das ist normal. Sie werden sehen, es geht genauso vorbei wie die anderen Male auch.«

»Ich kann nicht ersticken?«

»Darüber haben wir gerade gesprochen!«

»Und Panik bekommen?«

»Genauso!«

(Kleines, nervöses Lachen.) »Ach nein, Sie werden mich nicht beruhigen. Ich muss allein klarkommen! Momentan ist es jedenfalls erträglich, das stimmt. Ich glaube, ich werde schon ruhiger, es geht schneller als beim letzten Mal …«

Wir befinden uns in den Toiletten des Krankenhauses, in dem ich arbeite. Odile hat sich vor einer Viertelstunde eingeschlossen. Zum ersten Mal seit Jahren hat sie eine Tür von innen verriegelt. Seit nunmehr 20 Jahren leidet sie unter Panikattacken, die sie agoraphob und klaustrophob gemacht haben – 20 Jahre, in denen sie nicht mehr allein Auto, U-Bahn oder S-Bahn fahren konnte. Kein Gedanke an einen Zug und erst recht nicht an ein Flugzeug. Odile muss und kann nur den Bus zu ihrer Arbeitsstelle nehmen. Ist dieser überfüllt, wird ihr schlecht, aber noch schlimmer wird es im Stau. Im Gegensatz zur U-Bahn, die dann vielleicht gerade zwischen zwei Stationen steckt, kann man den Bus wenigstens schnell verlassen, wenn einem komisch wird. Odile kann auch keinen Aufzug nehmen, kein fensterloses Zimmer ertragen und erst recht keine Toilettentür von innen abschließen. Ihr graust vor allen Orten, an denen sie sich »eingesperrt« fühlt: Warteschlangen, Mittelsitze in Kino oder Theaterreihen, Abendgesellschaften. Versucht sie, sich einer solchen Situation auszusetzen, folgt die Strafe auf dem Fuß: Panikattacke. Sie spürt, wie sie erstickt, und muss ganz schnell weglaufen, weil sie sonst sicher gleich sterben wird. Davon ist sie zumindest überzeugt.

»Odile, wie geht es Ihnen?«

»Gut jetzt, ich habe mich daran gewöhnt, ich hätte nicht gedacht, dass das so schnell geht.«

»Perfekt. Machen wir weiter?«

»Licht aus?«

»Ja.«

»Aber … im Dunkeln … da … werde ich da nicht wieder Panik bekommen?«

»Das wollen wir ja gerade herausfinden. Wir haben ja gesehen, dass es keinen wirklichen Grund dafür gibt, oder?«

»Ja, ja …«

»Machen Sie das Licht aus?«

»Also … jetzt.«

»Wie geht es Ihnen?«

»Gar nicht so schlecht … ich glaube, es wird gehen …
Tatsächlich, es geht. Ich dachte, das schaffe ich nie.«

Diese Panikattacken hatten ganz unvermittelt begonnen,
als Odile eines Tages mit ihrem Wagen im Stau stand. Plötzlich meinte sie zu ersticken, sie fühlte, wie sich ihr die Kehle
zuschnürte, und glaubte, sie würde auf der Stelle sterben. Je
mehr sie versuchte, tief durchzuatmen, desto schlimmer
wurde es. Sie musste aussteigen und andere Autofahrer um
Hilfe bitten, die einen Krankenwagen riefen. Man brachte
sie ins nächste Krankenhaus, wo sie in der Notaufnahme
gründlich untersucht wurde, ohne irgendeinen alarmieren-
den Befund. Die Ärzte sprachen von »Überarbeitungs-
stress«. Doch in den folgenden Tagen brach sie immer wieder zusammen, einmal auf den Toiletten des Restaurants
nahe ihrer Arbeitsstelle. Das Türschloss klemmte einen Moment lang, sie konnte es nicht öffnen. Sofort bekam sie wieder das gleiche Erstickungsgefühl wie in ihrem Auto; sie sah
sich bereits in dem kleinen, engen Raum an Sauerstoffmangel sterben. Ihr anhaltendes Klopfen und ihre Hilfeschreie
holten das Personal und die Kunden herbei, und dem Res-
taurantbesitzer gelang es mühelos, die Toilettentür zu öffnen. Odile kam in erbarmungswürdigem Zustand, zerzaust
und den Tränen nahe heraus und musste nach Hause gehen,
sie konnte den ganzen Nachmittag über nicht mehr arbeiten.
Der Rest des Tages war schrecklich: Sie achtete auf jeden
Atemzug und meinte darin unnormale Pausen zu entdecken.
Sie rief ihren Hausarzt. Telefonisch konnte er sie nicht beruhigen, er musste vorbeikommen und sie untersuchen, denn
sie wagte sich nicht mehr hinaus; sie war völlig erschöpft
und zerschlagen und fürchtete sich vor einem erneuten Zusammenbruch, wenn sie die Wohnung verließ. Der Arzt
hatte ihr Beruhigungsmittel verschrieben und die Adresse
eines Psychiaters gegeben. Aber das half auch nicht. Dabei
war der Psychiater sehr nett. Doch nachdem Odile lang und
breit von ihrer Kindheit und ihren Träumen erzählt hatte,
waren die Anfälle immer noch da. Natürlich halfen die Be-

ruhigungsmittel, doch ihr war klar, dass sie davon abhängig würde und die Ängste auch weiterhin auftauchten. Jetzt waren sie nur betäubt und schliefen, doch man durfte sie keinesfalls wecken, denn dann … Nach und nach fing sie also an, jede Situation zu meiden, die erfahrungsgemäß einen ihrer Zusammenbrüche nach sich zog: Auto fahren, allein oder eingeschlossen sein – und das seit 20 Jahren.

Nach unserer Toilettenübung war Odile erschöpft, aber zufrieden.

»Ich gratuliere Ihnen, sie haben heute wirklich gut gearbeitet.«

»Danke, Herr Doktor. Ich glaube, diese Stunde werde ich nicht so schnell vergessen!«

»Sie werden sie in guter Erinnerung behalten! Wiederholen Sie diese Übung bis zur nächsten Stunde jeden Tag: zu Hause und auch unterwegs. Auch wenn es gar nicht nötig ist, gehen Sie überall auf die Toilette und schließen Sie sich ein (Odile ging nur noch zu Hause auf die Toilette), im Restaurant oder in der Kantine, im Café, wo Sie etwas trinken gehen, wenn Sie eingeladen sind, im Kino. Selbst wenn Sie gar nicht müssen, Sie gehen, nur um diese Übung zu machen, einverstanden?«

»Ja, Herr Doktor, kein Problem. Und was kommt nächste Woche?«

»Nächste Woche beginnen wir mit den Erstickungsübungen.«

Drei Monate später, während ich diese Zeilen schreibe, ist Odile immer noch in Behandlung. Auch die denkwürdige Stunde, in der wir an ihren Erstickungsängsten arbeiteten, hat sie überlebt: 30 Sekunden den Atem anhalten, sich ein Kopfkissen auf das Gesicht legen, durch einen Strohhalm atmen … Sie kann sich jetzt ohne Angst in kleinen Räumen einschließen. Sie kann wieder in ihr Auto steigen und längere Autobahnstrecken fahren. Situationen, in denen sie früher das Gefühl hatte zu ersticken, kann sie heute angehen: einen Rollkragen tragen oder eine Schönheitsmaske aus

Tonerde auflegen. Nach und nach erlangt sie ihre Freiheit zurück und kann, wie sie selbst sagt, »wieder vorwärtsgehen«. Odile ist auf dem besten Weg, von ihrer Angst, eingesperrt zu sein oder zu ersticken, geheilt zu werden.

Wie ein plötzlicher Zusammenbruch ...

Wir alle fühlen uns gelegentlich unbehaglich, an überfüllten Orten, beim Schlussverkauf im Kaufhaus: Dann wird uns heiß, wir meinen keine Luft mehr zu bekommen. Müde oder gestresst, wie wir sind, wird uns in der unendlich langen Warteschlange schwindelig. Manchmal bekommen wir Herzklopfen, etwa wenn wir vor Publikum reden sollen. Dann spüren wir unser Herz seltsam stolpern, ganz so, als hätte es Schwierigkeiten, als wolle es gar stehen bleiben ...

Auch merkwürdige Gedanken hat jeder von uns einmal. Vor unserem geistigen Auge tauchen plötzlich seltsame Bilder auf. Wir fahren auf der Autobahn und fragen uns: »Was wäre, wenn ich jetzt das Lenkrad herumreißen würde, einfach so?« Oder mitten im Vortrag fällt uns ein, dass wir in Panik geraten, den Faden verlieren und vor allen Leuten in Schweiß ausbrechen könnten. Oder wir sitzen im Flugzeug, was uns sowieso schon etwas unangenehm ist, und kaum schließen sich die Türen, denken wir: »Was wäre, wenn ich jetzt plötzlich verrückt würde, wenn ich mich brüllend auf die Stewardess stürzen und sie anflehen würde, mich wieder hinauszulassen?«

Meist dauern diese Angstzustände nicht an. Wir atmen einmal tief durch und wissen, dass es vorbeigehen wird. Wir denken an etwas anderes. Das klappt. Falscher Alarm. Wir sagen uns, dass wir ein wenig Ruhe oder Urlaub brauchen, weniger Kaffee trinken, mehr Sport treiben, uns entspannen sollten. Und wenn wir all das tun, werden diese Gefühle nicht wiederkehren. Tatsächlich sind das alles nur kleine Anzeichen nervöser Überanstrengung.

Manchmal jedoch gehen diese Angstzustände weiter und mischen sich unentwirrbar mit unangenehmen körperlichen Symptomen – Atemprobleme, erhöhter oder unregelmäßiger Puls, Zuckungen in den Händen oder Mundwinkeln, kleine Sehstörungen – und mit ebenso besorgten wie besorgniserregenden Gedanken: »Ich verliere die Kontrolle, wo soll das hinführen? Und wenn es nicht aufhört? Und wenn es etwas Ernstes ist? Ich habe ja schon länger so komische, kleine Anzeichen bemerkt …« Die Ärzte werden Ihnen wahrscheinlich etwas von nervöser Anspannung erzählen und ein schwieriges Thema ansprechen, den Stress, die Angst. Dabei erkennen oder, besser gesagt, spüren Sie selbst sehr wohl, dass sich all das nicht nur in Ihrem Kopf abspielt. Sie merken genau, dass da etwas mit Ihrem Körper nicht stimmt, dass er beunruhigende Signale aussendet. Vielleicht bleibt es dabei und es passiert sonst nichts weiter. Sie haben hin und wieder eine ähnliche »kleine Krise«, weiter nichts.

Manchmal ist es aber auch schwerwiegender, dann werden die unangenehmen Symptome schmerzhaft und aufreibend. Sie beschwören beunruhigende Gedanken herauf, bestimmte Begriffe drängen sich ins Bewusstsein: Infarkt, Embolie, Tod, Atemnot, Kehlkopfödem, Erstickungsanfall, Kontrollverlust, Wahnsinn, Agonie, ganz allein, Hilfe … Und von einer Sekunde zur nächsten wird der Druck stärker, fühlen Sie sich beengter. Sie haben eine Panikattacke. Damit sind Sie nicht allein; eine Untersuchung unter Studenten ergab, dass ungefähr ein Drittel von ihnen im vorangegangenen Jahr Angstzustände dieser Art erlebt hatte.[1] In jedem Fall wird sich Ihnen dieses Erlebnis tief einprägen: Sie waren wirklich überzeugt, sterben zu müssen oder verrückt zu werden. Und Sie werden nichts so sehr fürchten, wie noch einmal einen solchen Zusammenbruch zu erleben. Also werden Sie alles vermeiden, was zu einer solchen Attacke führen könnte, auch Orte, an denen Ihnen so etwas keinesfalls passieren darf. Langsam breiten Klaustrophobie und Agoraphobie sich in Ihrem Leben aus.

226

Angst vor der Angst oder Panikstörung?

Ist das Stadium einer Phobie erreicht, spricht man von »Panikattacken mit Agoraphobie«. Zum besseren Verständnis mag die Vorstellung von russischen Matrjoschkas dienen: Wie bei diesen Holzpuppen sitzen die drei nachfolgend beschriebenen Störungen – Panikattacke, Panikstörung und Agoraphobie – bei dieser Krankheit ineinander:

Komponenten der Panikstörung mit Agoraphobie

Störung	Beschreibung
Panikattacke	Akute, plötzliche, sehr starke Krise mit zahlreichen körperlichen Symptomen, die zu der Überzeugung führen, dass man stirbt oder verrückt wird.
Panikstörung	Wiederkehrende, anfangs unvorhersehbare und traumatische Panikattacken, die später zu einer fixen Angst vor Wiederholung werden.
Agoraphobie	Zahlreiche Einschränkungen: Um erneuten Panikattacken vorzubeugen oder diesen keinen Auslöser zu bieten, wird die Wohnung kaum noch verlassen; Reisen oder Unternehmungen werden eingeschränkt.

Die Panikattacke

»Es ist März, ich habe meinen Gymnastikkurs. Nach kurzer Zeit wird mir schwindelig. Während der Übungen gehorcht mir mein Körper nicht mehr, jegliche Spannkraft ist von mir gewichen. Dann ist die Stunde vorbei: anziehen, reden, gehen, alles erfordert eine schier übermenschliche Anstrengung. Ich denke an einen Blutdruckabfall, lasse mir ein paar Zuckerstücke geben und gehe.

Auf dem Weg zu meinem Wagen entgleitet mir bei jedem Schritt der Boden unter den Füßen, ich kann mich kaum aufrecht halten. Doch um zwölf muss ich in der Schule sein und Jules abholen, meinen Sohn.

Ich wechsele kaum die Gänge, Arme und Beine sind mir zu schwer. Mir ist, als würde ich einen LKW fahren. Ich fühle mich einsam, mir geht es immer schlechter: Mein Schädel brummt, ich bekomme keine Luft mehr, werde schwächer und schwächer. Ich fühle mich, als würde mein Blut, das Leben selbst, aus meinem Körper entweichen. Ich zittere, mir ist heiß und gleichzeitig kalt. Mein einziger Gedanke: Ich muss die Schule erreichen.

Ich zwinge mich, auf die Straße zu achten, die ich kaum sehe, ganz langsam fahre ich auf der rechten Seite, jederzeit bereit anzuhalten. Ich fühle, wie immer stärkere Wellen durch meinen Körper laufen. Ich kämpfe mit der wenigen, mir verbliebenen Kraft. Wer soll mir helfen, wenn ich jetzt zusammenbreche?

Ich habe große Angst, denn ich verstehe nicht, was mit mir geschieht: etwas so Heftiges, Plötzliches habe ich noch nie erlebt. Ich kann nicht weiterfahren und muss anhalten. Auf dem Bürgersteig entdecke ich zwei Polizisten, sie scheinen in weiter Ferne. Aber ich muss es bis zu ihnen schaffen. Als ich sie erreicht habe, halte ich an und stelle den Motor ab. Ich atme kaum, bewege mich nicht. Es ist halb zwölf, Jules hat in einer Viertelstunde Schulschluss. Mir bleibt wenig Zeit, ihn abzuholen.

Erstaunt öffnet einer der Polizisten meine Tür und bittet mich, zur Seite zu fahren, ich behindere den Verkehr. Tatsächlich höre ich Hupen, aber inmitten dieses Strudels unerträglicher Empfindungen, in dem ich keinen Halt mehr finde, erreicht mich das kaum. Ich kann mich nicht rühren.

Es gelingt mir, einen der Polizisten zu bitten, dass er Jules abholt; die Schule ist ganz in der Nähe, und der andere bleibt bei mir. Ich merke, dass er verwirrt ist, er weiß nicht, was er tun soll.

Es ist schon zwölf. Wo ist Jules? Plötzlich überläuft mich ein Kribbeln von Kopf bis Fuß, wird immer stärker. Ich spüre, wie mein Körper sich versteift. Instinktiv lege ich die Hände flach auf das Lenkrad. Ich muss sprechen, ich weiß, gleich werde ich es nicht mehr können. Um meine Brust liegt ein Eisenband, das mich immer stärker einschnürt. Mit letzter Kraft kann ich gerade noch sagen: ›Mir geht es nicht gut‹ und ›Jules?‹ Ich denke die ganze Zeit an ihn. Wo ist er? Was macht er?

Der Schmerz in der Brust steigert sich ins Unerträgliche. Mein Körper ist ganz steif und hart. Ich bin allein, ich habe solche Angst. Es ist schrecklich, ich kann nicht mehr sprechen, ich brauche Hilfe, einen Notarzt, und kann es nicht sagen. Ist das ein Herzinfarkt, dieser Schmerz in der Brust? Werde ich jetzt sterben, hier, in diesem Moment, ganz alleine in meinem Auto?«

Dieser Bericht, den meine Patientin Sophie auf meine Bitte hin geschrieben hat, schildert den Ablauf einer Panikattacke. Nach diesem ersten Zusammenbruch wurde sie ins nächste Krankenhaus eingeliefert, wo man sie mit der Diagnose »nervöse Überanstrengung« aus der Notaufnahme entließ. Mehrere Monate lang wiederholten sich ihre Zusammenbrüche, meist irgendwo draußen, in Geschäften oder am Lenkrad ihres Wagens; also vermied sie nach und nach diese Situationen. Ihr Leben wurde immer komplizierter: Sie konnte nicht mehr allein das Haus verlassen, brauchte stets jemanden, der mit ihr einkaufen ging oder irgendeine Besorgung machte. Sie ertrug keine geschlossenen Räume mehr und konnte sich nur noch in der Nähe ihrer Wohnung aufhalten: Kinosäle, Züge, Flugzeuge waren ihr untersagt. Nach und nach musste sie auch »überfüllte oder überhitzte« Orte meiden: Geschäfte, öffentliche Plätze. Als sie beschloss, einen Psychologen aufzusuchen, bestanden ihre Störungen schon seit fünf Jahren. Im Verlauf ihrer Behandlung hat sie dann diesen Bericht geschrieben.

Bei einer Panikattacke handelt es sich um einen schweren Angstanfall, der plötzlich und ganz unerwartet auftritt und rasch, in wenigen Minuten, seine höchste Intensität erreicht. Zahlreiche körperliche Symptome gehen mit dem Zusammenbruch einher: Herzklopfen und Herzrhythmusstörungen, Beklemmungs- und Erstickungsgefühle, Zittern oder Hitzewellen, Schwindel und ein Gefühl der Unsicherheit. Gelegentlich kommt es auch zu einem Gefühl von Realitätsverlust und Depersonalisation. Der Betroffene hat den Eindruck, alles, was ihm widerfährt, sei irreal, oder er fühlt sich wie ein Außenstehender, der Zeuge seines eigenen Leidens wird, so als wäre er plötzlich aus sich selbst herausgetreten und könnte nur noch zuschauen. Während der Panikattacke meint der Patient, er müsse an den körperlichen Symptomen sterben oder durch die psychischen Symptome verrückt werden oder werde die Kontrolle über sich verlieren (sich in der Öffentlichkeit lächerlich machen, aus dem Fenster springen, einen Autounfall verursachen).

Je nach Kontext unterscheidet man verschiedene Formen der Panikattacke:

- unerwartete (nicht ausgelöste), also nicht in Verbindung zu einer bestimmten Situation stehende Panikattacken. Dies ist beispielsweise bei nächtlichen Attacken der Fall, wenn der Betroffene aus dem Schlaf aufschreckt, oder bei Attacken, die an einem normalerweise sicheren Ort auftreten, wie etwa zu Hause;
- situationsbegünstigte Attacken, also Attacken, die, wenn auch nicht immer, in immer gleichen Situationen auftreten, am Steuer oder beim Einkaufen;
- situationsgebundene Attacken, die fast regelmäßig in bestimmten Situationen auftreten: in der Warteschlange in geheizten, lauten Räumen, wo ringsum viel Unruhe herrscht, oder aber in geschlossenen Räumen, die man im Notfall nicht verlassen kann (Flugzeug, Zug, ein Abendessen mit Gästen).

Paradoxerweise können auch Ruhe, Stille, Meditation, Entspannung oder zumindest Entspannungsversuche, die dann unvermittelt abgebrochen werden, zu Panikattacken führen. Eigentlich ist das ganz logisch, denn Panikpatienten werden unruhig, sobald sie sich zu sehr auf ihre körperlichen Befindlichkeiten konzentrieren: »War das ein normales Herzklopfen? Mein Atem geht doch plötzlich schwerer, oder?« Ein wichtiges Entspannungsprinzip besteht darin, sich auf die eigenen Körperempfindungen zu konzentrieren, was bei diesen Menschen aber in erster Linie Unruhe auslöst, jedenfalls so lange sie nicht gelernt haben, ihre Panikstörung in den Griff zu bekommen.

Einmalig auftretende Panikattacken sind offenbar recht verbreitet. Legt man ganz strikte Diagnosekriterien an, so haben schätzungsweise 8–15 Prozent aller Menschen mindestens einmal in ihrem Leben eine solch unangenehme Erfahrung durchgemacht.[2] Wie wir gesehen haben, bleiben einige davon ganz ohne Folgen. Oft werden sie dann einfach als Nervenzusammenbruch oder in lateinamerikanischen Ländern als *ataque de nervios* bezeichnet. Auch im Verlauf der meisten psychischen Erkrankungen wie bei einer Depression oder anderen Phobien treten Panikattacken auf. Doch gelegentlich entwickeln sie sich selbständig weiter und führen zu einer Panikstörung.

Die Panikstörung

Wiederholen sich die Panikattacken, so entwickelt sich daraus ein Leiden, das mit starken Einschränkungen verbunden ist: die Panikstörung. Weil die Panikattacken so unangenehm sind, fürchten sich die Betroffenen vor jedem weiteren Zusammenbruch und vor den Folgen dieser Anfälle: vor Tod oder Wahnsinn. Viele Patienten sind überzeugt, dass sie an einer organischen Krankheit leiden, die von den Ärzten nur nicht diagnostiziert werden konnte, und reihen Untersuchungen und Konsultationen bei den verschiedensten Spezialisten aneinander.[3] Andere ändern ihre gesamte Lebensweise von Grund auf und verzichten auf sämtliche Aktivitäten (Ausgehen, Verreisen, Berufstätigkeit), bei denen sie eine Panikattacke erleiden könnten.

Häufigkeit und Intensität der Anfälle können bei einer Panikstörung von einer Person und von einem Zeitraum zum anderen stark voneinander abweichen; alle Zwischenstufen sind möglich, von täglichen, intensiven Zusammenbrüchen, wie sie meist zu Beginn der Störung auftreten, bis zu gelegentlichen, unvollständigen Anfällen, bei denen es dem Betroffenen gelingt, den nahenden Zusammenbruch schon bei den ersten Anzeichen durch Flucht zu unterdrücken. Diese Unterschiede kann man vielfach damit erklären, dass die Patienten ihren Alltag entsprechend organisieren: Patienten, die vielen Situationen ausweichen, scheinen weniger anfällig zu sein, was sie allerdings mit häufigem Verzichten oder dem ständigen Schlucken von Beruhigungsmitteln bezahlen. Durch Letztere werden bestimmte Anfälle weniger intensiv, sie führen aber zu einer relativen Abhängigkeit; außerdem leben die Betroffenen weiterhin in der Furcht davor, die Angst könnte zurückkehren; sie spüren ja, dass diese im Grunde nur »eingeschläfert« ist.

Heute ist man der Ansicht, dass die als katastrophal wahrgenommen körperlichen Symptome den zentralen Mechanismus der Panikstörung hervorrufen: Der Patient nimmt bestimmte, anderen banal scheinende Symptome wahr (ein einzelner Pulsschlag, ein leichtes Schwindelgefühl, ein kaum merkliches Stocken der Atmung oder der Drang zu seufzen), die für ihn jedoch unausweichliche Vorreiter einer Panikattacke und somit die Ankündigung einer bevorstehenden Katastrophe sind. Diese Interpretation flüchtiger und bedeutungsloser körperlicher Wahrnehmungen ängstigt den Betroffenen, und ebendiese Angst führt dazu, dass die ursprünglichen Empfindungen – die andernfalls von alleine wieder verschwunden wären – aufrechterhalten werden und sich verschlimmern, wodurch die Angst dann noch größer wird – ein wahrer »Teufelskreis der Angst«. In diesem Sinne ist die auch »interozeptiv« genannte, das heißt sich auf körperliche Symptome konzentrierende Panikstörung, eine sehr interessante Form der Phobie: eine wahre Phobie vor den eigenen körperlichen Empfindungen. Die Häufigkeit dieser Erkrankung wird auf 1–2 Prozent der Gesamtbevölkerung geschätzt.

Im Übrigen ist diese Störung zweifellos weltweit verbreitet. So findet sich beispielsweise eine recht genaue Beschreibung in der japanischen Psychiatrie als Symptom einer Krankheit namens *Shinkeishitsu*, die Anfang des 20. Jahrhunderts von dem renommierten japanischen Psychiater Morita beschrieben wurde: »Je mehr wir uns auf eine Empfindung konzentrieren, desto stärker wird sie und desto stärker konzentrieren wir auch unsere Aufmerksamkeit darauf … Wir werden umgehend von Furcht beherrscht, unabhängig davon, ob wir uns des psychischen Zustandes bewusst sind, welcher, dem Stimulus folgend, der Angst vorausgegangen ist oder nicht … Bei wiederholten Zusammenbrüchen wird der Patient im Alltag allmählich zum Opfer seiner Angst – seiner stets darauf konzentrierten Aufmerksamkeit –, wobei die Intensität und Häufigkeit dieser Zusammenbrüche ansteigt …«

Hat sich die Panikstörung einmal eingestellt, zeigt sie keinerlei Neigung, spontan wieder zu verschwinden. Ohne Behandlung leiden über 90 Prozent der Patienten auch ein Jahr später noch darunter, während sich die Störung seelenruhig weiterentwickeln konnte.[4] Schlimmer noch, 40 Prozent der Personen, bei denen die Störung spontan geheilt schien, erleiden Rückfälle. Und unter den Patienten mit leichteren Symptomen, also einer »unvollständigen«, entwickeln 15 Prozent eine »vollständige« Panikstörung. Seien wir also vorsichtig, diese Symptome herunterzuspielen oder zu glauben, ein wenig Ruhe oder Urlaub könnten genügen, damit fertig zu werden. Das ist nur selten der Fall.

In ihrer Autobiographie *Voyage au bout de l'angoisse,* Reise ans Ende der Angst, erzählt die Journalistin Pascale Leroy[5] sehr genau und mit viel Humor von ihrer einstigen Panikstörung: »Nichts hat sich verändert, nur dass ich nunmehr die Gewissheit habe, ›es‹ kann wiederkommen und mich jederzeit zur Strecke bringen. Beim ersten Mal hat mich der Zusammenbruch überrascht – von nun an liege ich auf der Lauer, warte geradezu darauf ...

Und es ist wiedergekommen. Auf der Straße, wie immer. Mit genau den gleichen Empfindungen, den gleichen Eindrücken. Ich fühle, wie ich ›weggehe‹, als würde ich den Kontakt zur Welt verlieren. Eine unglaublich vehemente Kraft trägt mich fort. Ich bekomme Panik, verkrampfe, versteife mich, mein Körper ist wie gelähmt, mir ist gleichzeitig heiß und kalt, ich schwitze und zittere, fühle mich völlig ausgehöhlt und kraftlos. Das Tempo meines Pulsschlags ist erschreckend ...

So etwas nennt man eine Panikattacke, und genau das ist es auch, eine richtiggehende Attacke, ein echter Angriff und diesem übermächtigen, schnellen Feind, der mir keinerlei Verschnaufpause gönnt, keine Fluchtmöglichkeit, stehe ich ganz allein gegenüber ...«

Die Agoraphobie

Logischerweise entsteht bei vielen Betroffenen mit der Zeit eine Agoraphobie. Diese Entwicklung wird durch zahlreiche Faktoren begünstigt oder gehemmt und betrifft laut Forschungsergebnissen einen Großteil aller unter Panikstörungen leidenden Personen.[6]

Unter Agoraphobie verstehen wir heute die Angst vor Orten, an denen eine Panikattacke unangenehme Folgen hätte: entweder aus einem Mangel an Fluchtmöglichkeiten oder weil dies gesellschaftlich inakzeptabel wäre (wenn man im Kino mitten in der Reihe sitzt oder zahlreiche Gäste zu Tisch geladen hat) oder weil keine Hilfe erreichbar wäre, sollte sich der befürchtete Zusammenbruch als lebensbedrohlich erweisen (in abgelegenen oder einsamen Gegenden).

Im Gegensatz zur allgemeinüblichen Annahme ist die Agoraphobie also nicht nur die Angst vor großen offenen Räumen oder öffentlichen Gebäuden. Die Ängste eines

Agoraphoben sind sehr viel heimtückischer und zahlreicher. Er fürchtet sich davor, allein zu Hause zu sein, in einer Warteschlange zu stehen, in einem Flugzeug zu sitzen, das nicht abhebt, oder irgendwo zwischen zwei U-Bahnstationen festzustecken.

Dank zahlreicher Vermeidungsstrategien gelingt es manchen Agoraphobiepatienten, weitere Panikattacken zu verhindern. Damit rückt die Panikstörung dann in den Hintergrund, doch die Erleichterung ist natürlich trügerisch. Der Preis ist hoch: Sie verzichten auf zahlreiche Alltagsaktivitäten wie Einkaufen, Einladungen annehmen, spazieren gehen und insgesamt auf jede Form spontaner Unternehmungen. Sollte der Betroffene es doch einmal wagen, sich diesen Situationen zu stellen, so treten die Panikattacken umgehend wieder auf und er wird es nicht erneut versuchen.

Tatsächlich ist davon auszugehen, dass alle Panikstörungen mit einer mehr oder weniger offensichtlichen Form der Agoraphobie einhergehen, mitunter ganz offensichtlich, wenn der Betroffene bestimmten Situationen ausweicht, dann wieder subtiler, wenn er sich ihnen stellt, dies aber an gewisse Bedingungen knüpft. So fährt er etwa nur noch Auto, wenn das Radio eingeschaltet ist. Dann sind seine Gedanken beschäftigt und er kann seine Aufmerksamkeit nicht auf irgendwelche eventuellen Störgefühle richten. Zum Einkaufen geht er nur noch, wenn wenig Betrieb ist, und vermeidet damit Warteschlangen. Für den Fall, dass er plötzlich auf der Straße zusammenbrechen könnte, sucht er sich stets Begleitung oder hat immer sein Handy griffbereit.

Ist die Agoraphobie einmal da, wird sie schnell chronisch: Viele unserer Patienten leben seit Jahrzehnten mit diesem Handikap. Ich erinnere mich an eine sympathische, ungefähr 50-jährige Frau, die in Begleitung ihrer Tochter zu mir kam; sie hatte ihre Wohnung seit 30 Jahren nicht mehr verlassen. Manchmal, wenngleich nicht immer, tritt die Agoraphobie zusammen mit einer abhängigen Persönlichkeitsstruktur auf, die sich dadurch auszeichnet, dass der Patient andere Menschen braucht, die für ihn sorgen, ihn bei wichtigen Entscheidungen beraten oder ihm Verantwortung abnehmen. Ob diese Persönlichkeitsmerkmale bereits vor der Agoraphobie bestehen oder ob sie eine Folge dieser Krankheit sind, ist noch nicht genau bekannt.

Dennoch sollte man wissen, dass nicht alle Panikpatienten eine Agoraphobie entwickeln; entweder sind dies solche mit einer relativ unabhängigen und starken Persönlichkeit oder auch Betroffene, deren Panikattacken anfangs nicht allzu ausgeprägt sind. Diese leiden dann »nur« unter panischer Angst, was ihre Lebensqualität allerdings deutlich verschlechtert, denn selbst die unter Psychiatern sogenannten »Schwellensymptome«, die kurz vor einer ernsthaften Phobie liegen, machen den Patienten das Leben bereits schwer.[7]

Viele berühmte Persönlichkeiten haben wahrscheinlich unter Agoraphobie und Panikattacken gelitten, darunter auch Charles Darwin. Der Begründer der Evolutionstheorie scheint seit seinem 28. Lebensjahr mit Angstattacken, Herzrasen und Schwindel gekämpft zu haben, was ihn, nachdem er die ganze Welt bis Südamerika und zu den Galapagosinseln bereist hatte, um dort die Lebensbedingungen zahlreicher Tier- und Pflanzenarten zu studieren, zu einem sehr häuslichen Leben zwang. Hätte er ohne diese mit seinem Handikap einhergehenden Einschränkungen die ebenso berühmte wie umstrittene Abhandlung *Über die Entstehung der Arten* überhaupt verfasst?

Hinderliche Angst

Die Behinderung, die sich aus der Panikstörung ergibt, ist nicht zu unterschätzen, besonders wenn sie noch durch eine Agoraphobie verstärkt wird. Die Betroffenen leiden übrigens häufig zusätzlich unter zahlreichen psychischen Nebenerkrankungen wie Depression, Alkoholismus und haben Suizidtendenzen.[8] Auch die sozialen Einschränkungen

236

sind erheblich: Viele Patienten können nicht mehr arbeiten und kein normales, gesellschaftliches Leben mehr führen.[9]

Oft wird die Störung weder korrekt diagnostiziert noch behandelt. Jahrelang bekommen die Betroffenen Kalzium, Magnesium oder für sie völlig ungeeignete Psychotherapien. Paniker, die wie viele andere auch um ihre Gesundheit besorgt sind, fühlen sich von den Ärzten häufig missverstanden, von denen sie bestenfalls für »ängstliche Hypochonder« und schlimmstenfalls für »empfindungskranke Nervensägen« gehalten werden. Wie oben erwähnt, »konsumieren« Panikpatienten in maßloser und vollkommen sinnloser Weise Untersuchungen und Behandlungsmethoden.[10] Tatsächlich ist es doch die erste Reaktion eines Menschen, der gerade eine Panikattacke hatte, einen praktischen Arzt aufzusuchen, der vor allem die körperlichen Ursachen einer Krankheit untersucht.

Nach Ihrer ersten Panikattacke geraten Sie normalerweise zuerst in die Notaufnahme des nächstgelegenen Krankenhauses. Im Anschluss an die Erstuntersuchung erzählt Ihnen der dortige Notarzt etwas über Ihre Nerven und überweist Sie zurück an Ihren Hausarzt, und dieser versucht, Sie zu beruhigen. Doch auf ihn hören Sie nicht, denn »er mag ja ein guter Hausarzt sein, auf so etwas ist er ja nun wirklich nicht spezialisiert«. Außerdem, solange Sie keinen Namen für Ihren Zustand und keine zufriedenstellenden Erklärungen bekommen haben, machen Sie sich weiterhin Sorgen. Der nächste Zusammenbruch beunruhigt Sie nur noch mehr, und je nach Symptomen fangen Sie an, von einem Spezialisten zum nächsten zu laufen: zum Kardiologen wegen Ihres Herzrasens oder Ihrer Herzrhythmusstörungen, zum Neurologen wegen des Schwindels, zu HNO- oder Lungenfachärzten wegen Ihrer Erstickungsanfälle. Und solange nicht einer dieser Ärzte die Panikstörung diagnostiziert, was glücklicherweise immer häufiger geschieht, werden Sie lange Zeit in diesem Teufelskreis gefangen bleiben. Die Notaufnahme der Krankenhäuser gehört übrigens zu den Faktoren, weshalb die

Verlaufsprognosen von Panikstörungen so schlecht sind.[11] Hier zeigt sich, wie schwierig es ist, die psychische oder – wie wir im weiteren Verlauf sehen werden – zumindest psychosomatische Ursache der Symptome zu erkennen. Denn die Panikstörung sitzt nicht nur im Kopf.

Dynamik und Verlauf der Panikstörung

Ein Teufelskreis

Ein sehr interessantes Erklärungsmodell für die Panikstörung liefert die Lerntheorie.[12] Danach nimmt der Panikpatient wie alle Menschen gelegentlich kleine Unterbrechungen in dem für gewöhnlich unbemerkten Ablauf seiner Körperfunktionen wahr: Der Herz- oder Atemrhythmus verändert sich, ihm schwindelt. Allerdings wird er diese Phänomene als anomal wahrnehmen. Darauf reagiert er mit Angst, was die körperlichen Symptome umgehend verstärkt und vermehrt, wodurch sich wiederum die Angst verstärkt … Der sogenannte »Teufelskreis der Angst« nimmt seinen Lauf.

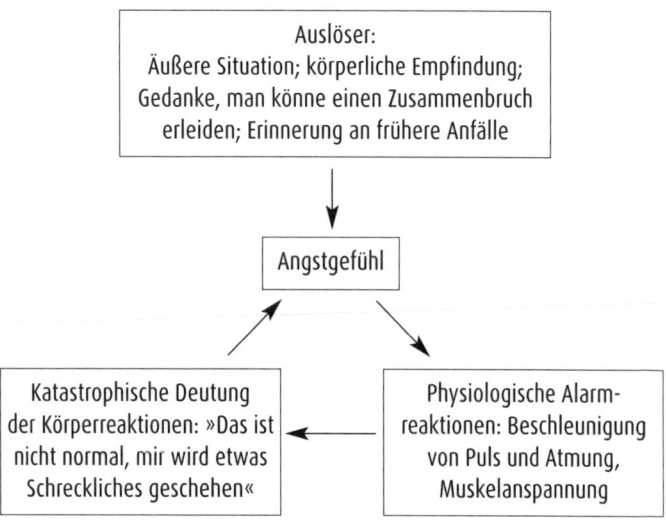

Ist der Teufelskreis der Angst einmal in Gang gekommen, lässt er sich natürlich nur schwer unterbrechen. In der kognitiven Verhaltenstherapie lernen wir, diese Spirale von Anfang an zu blockieren, damit sie sich nicht bei jedem Durchlauf weiter verstärkt. Allmählich gelingt es unseren Patienten, die Heftigkeit der Angst zu mindern, sie spüren nur noch, »wie die Panik aufsteigt«, deren Ausmaß sie nun aber kontrollieren können. Nach und nach kehrt die so eingedämmte Angst in ihre normalen Schranken zurück.

Eine Doppelphobie

Die Panikstörung mit Agoraphobie ist deswegen so schwerwiegend, weil es sich dabei eigentlich um eine doppelte Phobie handelt: eine sowohl interne als auch externe Angstreaktion, die sich sowohl auf die eigenen Körperempfindungen bezieht wie auch auf externe Situationen.

Die Angst vor körperlichen Empfindungen

Die ersten Ängste bei einer Panikstörung mit Agoraphobie gehen von dem Betroffenen selbst aus, genauer gesagt, sie werden von seinem eigenen Körper hervorgerufen. Er fürchtet sich vor seinen eigenen körperlichen Empfindungen, zumindest vor denen, die irgendein Unwohlsein anzukündigen scheinen, wie die nachfolgenden Äußerungen meiner Patienten belegen:

»Ich mag nicht, wenn ich anfange, meinen Herzschlag zu spüren, das ist ein schlechtes Zeichen, das heißt, dass in meinem Körper innen drin irgendetwas geschieht.«

»Einmal wachte ich nachts auf und hatte das Gefühl zu ersticken, es war schrecklich. Seitdem habe ich Angst davor, dass das noch einmal passiert. Ich habe oft das Gefühl, nicht genug Luft zu bekommen.«

»Wenn ich zu lange stehe, wird mir schwindelig und ich muss mich setzen oder irgendwo abstützen, an einer Wand, einer Theke, oder mich an jemandem festhalten.«

»Manchmal habe ich das Gefühl, nicht mehr ich selbst zu sein, als wäre ich aus meinem Körper herausgetreten. Dann sind die anderen für mich so etwas wie Phantome, Fleischberge, mit denen ich nicht wirklich kommunizieren kann. Alles wird komisch, ich weiß nicht mehr, ob ich wirklich existiere. Ich habe Angst davor, dass dieser Zustand gar nicht mehr aufhört, und frage mich, ob ich nicht verrückt werde.«

In ihrer Angst vor körperlichen Empfindungen greifen Panikpatienten häufig zur schlechtesten aller Lösungen, der Vermeidung: Damit sie nachts nicht ersticken können, legen manche von ihnen sich nicht mehr ins Bett, sondern setzen sich in einen Sessel, oder sie schlafen nie allein und brauchen immer jemanden neben sich im Bett. Eine junge Frau verbrachte die Nacht lieber mit einem ihr ansonsten gleichgültigen Jungen als alleine zu bleiben, wenn sie einmal nicht bei einer ihrer Freundinnen übernachten konnte. Andere, die keinesfalls spüren wollen, wie sich ihr Puls beschleunigt, verzichten auf Sport oder aufs Treppensteigen und weigern sich zu rennen. Viele Betroffene, die verhindern wollen, dass ihnen im Stehen schwindelig wird, gehen nur noch außerhalb der Stoßzeiten zum Einkaufen, um nicht in irgendeiner Schlange stehen zu müssen. Zu lernen, diese Gefühle auszuhalten, sie nicht mehr zu fürchten, ist also ein grundlegender, entscheidend wichtiger Schritt bei der Behandlung der Panikstörung mit Agoraphobie.

Häufig versuchen diese Menschen auch ihren Geist ständig zu beschäftigen, damit sie nicht an ihren Körper oder ihre Ängste denken müssen: Sie fahren nur mit eingeschaltetem Radio Auto, zu Hause läuft ständig der Fernseher im Hintergrund, im Flugzeug müssen sie unbedingt lesen oder mit ihrem Nachbarn reden können. In meinen Beratungen schlage ich ihnen deswegen manchmal einen Moment der Stille vor, in dem wir einander schweigend gegenübersitzen – für viele ist das eine ebenso unangenehme wie hilfreiche Übung.

Körperliche Empfindungen bei 8137 Patienten, die unter Panikstörungen mit Agoraphobie leiden und in der ambulanten Psychiatrie betreut werden[13]

Herzklopfen, Herzrasen oder beschleunigter Puls	90 %
Gefühl von Kurzatmigkeit oder Ersticken	81 %
Schwindelgefühle, Unsicherheit, leerer Kopf oder das Gefühl, ohnmächtig zu werden	70 %
Schwitzen	69 %
Zittern oder Hitzewellen	64 %
Schmerzen oder Engegefühl in der Brust	64 %
Todesangst	60 %
Muskelzittern oder Zuckungen	58 %
Parästhesie (Kribbeln, Prickeln, Gefühl wie elektrische Entladungen)	51 %
Würgegefühl	51 %
Übelkeit oder unangenehmes Gefühl im Magen	40 %
Derealisationserleben oder Depersonalisation	33 %

Die Situationsphobie

Neben der Angst vor körperlichen Empfindungen betrifft der zweite Angstbereich gefürchtete Situationen. In der Panikstörung mit Agoraphobie gibt es unzählige davon; im Grunde genommen sind das alles Situationen, in denen es leicht zu einem Zusammenbruch kommen könnte (bei einem Menschen mit Erstickungsangst wäre dies der Fall, wenn er in einem geschlossenen Raum eingesperrt ist) oder in denen im Notfall keine Hilfe zu erwarten ist (während einer Bergtour). Die Patienten neigen dazu, diesen Situationen auszuweichen oder sich ihnen nur unter gewissen Bedingungen auszusetzen. Gaelle erzählt von ihren vielen Vorsichtsmaßnahmen und Vermeidungsstrategien: »Ich nehme keinen Aufzug. Ich habe zu große Angst vor einer Panikattacke, wenn er steckenbleiben sollte. Aber ich bemühe mich. Es gibt Aufzüge, da kann ich mich zwingen, sie zu benutzen. Ist er aus Glas, gibt mir das Sicherheit, weil ich hinausschauen kann, ich habe keine Höhenangst! Auch tagsüber oder dort, wo viele Menschen sind, kann ich den Aufzug nehmen: Ich sage mir, dass eine Störung schnell auffallen wird. Auch Aufzüge, die scheinbar gut funktionieren, kann ich nehmen. Am besten ist es, wenn ein oder zwei Leute bei mir sind, die mir helfen und um Hilfe rufen können, wenn mir schlecht wird. Allerdings steige ich nicht in überfüllte Aufzüge. Wenn die steckenbleiben, reicht der Sauerstoff bald nicht mehr für alle. Und bei öffentlichen Verkehrsmitteln, bei Kaufhauseinkäufen mache ich mir die gleichen Gedanken. Sie sehen, mein Leben ist ganz einfach …«

Hauptängste von Agoraphobiepatienten[14]

Angst	Agoraphobiepatienten mit dieser Angst
Autofahren	54%
Kaufhäuser	43%
Alleinsein	37%
Menschenmenge	34%
Verlassen der Wohnung	34%
Restaurants	34%
Aufzüge	29%
Eingeschlossensein	23%
Brücken, Tunnel	20%
Öffentliche Verkehrsmittel	17%
Flugzeug	14%
Offene Plätze	6%

Wissenschaftliche Analyse der Panikattacke

Unter Psychiatern widmete man der Panikstörung mit Agoraphobie in den 1990er Jahren viel Aufmerksamkeit. Damals entstanden zahlreiche wissenschaftliche Forschungsarbeiten zu dieser Krankheit. In einer klassischen Untersuchung wurden die Auslöser der Panikattacken bei – natürlich freiwilligen – Panikpatienten mit Agoraphobie protokolliert. Es zeigte sich, dass verschiedene chemische Substanzen im Experiment Panikzustände hervorrufen können, ein Ergebnis, das zu einem besseren Verständnis der betroffenen Neurotransmitter geführt hat.[15] Außerdem weiß man, dass allein die Erwähnung der körperlichen Symptome eine Panikattacke hervorrufen kann, auch ohne dass diese Symptome tatsächlich empfunden werden.[16] Ein weiterer Beweis für die Macht der Phantasie …

Wenn der Körper zu viel Beachtung erfährt

Mehrere Arbeiten bestätigten die Tendenz der Panikpatienten, ihre körperlichen Empfindungen, insbesondere ihr Herz, unbewusst zu überwachen.[17] Einige wenige lernen mit der Zeit sogar den eigenen Herzrhythmus mit erstaunlicher Genauigkeit zu bestimmen.[18] Doch diese übertriebene Aufmerksamkeit gegenüber den eigenen inneren Vorgängen tut niemandem gut. Heißt es nicht, Gesundheit sei »das Schweigen der Organe«? Jules Renard sagte gar: »Gesund ist, wenn man nichts davon merkt.« Panikpatienten stimmen jedoch eher mit Doktor Knock überein, einem berühmten Scharlatan bei Jules Romains, der sagte: »Gesundheit ist ein prekärer Zustand, der nichts Gutes verheißt …«

Übrigens besteht eine auffällige Ähnlichkeit zwischen Panikstörungen mit Agoraphobie und Hypochondrie, der ständigen Angst vor Krankheiten, bei der die Betroffenen ebenfalls dazu neigen, zu stark »in sich hineinzuhorchen«, und sich, von unschuldigen Einzelphänomenen ausgehend, die schlimmsten Dinge ausmalen. Der Hypochonder ist allerdings häufig überzeugt, *bereits krank zu sein*, normalerweise fürchtet er sich vor der Diagnose, die ihm einen langsamen Tod prophezeit (Krebs, AIDS, Leukämie), während der Panikpatient sich mehr vor Krankheiten fürchtet, die einen plötzlichen Tod nach sich ziehen können (Herzinfarkt, Hirnschlag, Lungenödem).

Panikpatienten schwanken in ihrer Selbstbeobachtung ständig zwischen Anziehung und Vermeidung; sie wollen sich nicht auf ihre körperlichen Befindlichkeiten konzentrieren, denn dann fühlen sie sich unbehaglich; doch diesen keine Aufmerksamkeit zu schenken gelingt ihnen auch nicht, denn dann könnten sie ja etwas »Schwerwiegendes« übersehen. So sind sie ständig auf der Hut und überwachen ihren Körper, fühlen sich dadurch unwohl und beunruhigt und gehen ihren Befürchtungen doch nie auf den Grund, wodurch diese dann chronisch werden.

Was würde es bedeuten, wenn sie ihren Befürchtungen tatsächlich auf den Grund gingen? Es bedeutet, die gefürchteten Symptome zu verstärken und abzuwarten, was dann geschieht. Eine meiner Patientinnen hat diesen Gedanken recht genau zusammengefasst: »Es ist besser, sich von Zeit zu Zeit vollkommen in diese Katastrophenszenarien hineinzustürzen, als ständig darin steckenzubleiben ...« Damit konzentriert sich die psychotherapeutische Behandlung dieser Ängste in erster Linie auf die übertriebene Neigung der Betroffenen, sich ständig ängstlich und ungenau selbst zu beobachten.

Gibt es so etwas wie Angstmoleküle?

Wir wissen inzwischen seit mehreren Jahren, dass man Panikattacken bei Personen, die zu diesen neigen, durch chemische Substanzen auslösen kann. So führen Natriumlaktatinfusionen laut Untersuchungsprotokollen bei über 25 Prozent der Panikpatienten zu einer Panikattacke, während nur bei bis zu 30 Prozent aller gesunden Menschen durch die Infusion ein verändertes Verhalten ausgelöst wird.

Diese Personen reagieren wahrscheinlich auf gewisse organische Schwankungen empfindlicher, was dann zu Fehlalarmen führt, also eine heftige biologische Angstreaktion auslöst, obwohl in der Realität keine Gefahr droht. Dieser Alarm verklingt umso schneller, je weniger man der Panik nachgibt. Er verankert sich umso dauerhafter, je panischer man darauf reagiert.

Die Panikpatienten unter Ihnen mögen sich daran erinnern, dass auch Kaffee derartige Reaktionen auslösen und Panikattacken begünstigen kann; trinken Sie ihn also nur in Maßen! Andernfalls sollten Sie darauf vorbereitet sein, anschließend eine kleine Trainingsstunde in Sachen Angstbewältigung zu absolvieren …

Hyperventilation und Kohlendioxydüberempfindlichkeit

Manch einer, der unter Panikstörungen leidet, zeigt eine Tendenz zur Hyperventilation, das heißt, er atmet häufig zu schnell und zu heftig. Warum? Vielleicht funktioniert hier die Selbstregulierung des Atemsystems nicht korrekt.

Nachweislich können bei empfindlichen Menschen Panikattacken durch das Einatmen von Gasen wie Kohlendioxyd (CO_2) hervorgerufen werden. Auch die Natriumlaktatinfusionen erhöhen den CO_2-Wert im Blut, was ihre panikauslösende Wirkung erklärt. Viele Wissenschaftler vermuten, dass jeder Mensch Rezeptoren im Zentralen Nervensystem besitzt, die dazu dienen, einen eventuellen Sauerstoffmangel in unserer Atemluft zu erkennen, eine Art Alarmsystem, das uns vor dem Ersticken bewahren soll. Bei Panikpatienten wären diese Rezeptoren zu fein eingestellt. Offenbar leiden diese Patienten unter einer erhöhten Empfindsamkeit, Kohlendioxyd (CO_2) in der von ihnen eingeatmeten Luft wahrzunehmen, was dann, sobald die CO_2-Konzentration zu hoch wird, gelegentlich zu Panikattacken führt.[19] Das würde auch erklären, warum diese Menschen verstärkt zur Hyperventilation neigen, was ja dazu dient, den CO_2-Anteil im Blut durch Sauerstoffzufuhr zu mindern.

Somit wäre das Erstickungs- und Atemluftmangelgefühl, unter dem Panikpatienten so häufig leiden – wie bei übertriebenen Ängsten allgemein üblich –, eher in einer Überempfindlichkeit begründet als in einem tatsächlichen Sauerstoffmangel. Wir dürfen nicht vergessen, dass die von uns ausgeatmete Luft, nachdem wir ihr den Sauerstoff entnommen haben, eine große Menge Kohlendioxyd enthält. Daher ist die CO_2-Konzentration beispielsweise in schlecht durchlüfteten Räumen mit vielen Menschen höher. Daran wird niemand ersticken, denn der restliche Sauerstoff reicht lange genug für alle. Panikpatienten erkennen unbewusst und vor allen anderen diese erhöhte CO_2-Konzentration und werden nervös. Zur Beruhigung meiner panikanfälligen Leser sei gesagt, dass es sich dabei keineswegs um ein erhöhtes Erstickungsrisiko handelt! Sie sind auch nicht die Einzigen, die ihren Sauerstoffbedarf in geschlossenen Räumen überschätzen, selbst Menschen ohne Panikneigung schätzen diesen falsch ein, auch wenn sie darauf dann nicht mit Angst reagieren.[20]

Diese Überempfindlichkeit scheint übrigens ein genetisch bedingter Risikofaktor für Panikstörungen mit Agoraphobie zu sein, findet sie sich doch häufig auch bei Angehörigen von Betroffenen mit dieser Störung.[21] Diese Angehörigen haben nicht unbedingt selbst Ängste phobischen Ausmaßes, aber sie sind auch nicht weit davon entfernt, und unter gewissen Umständen, wenn sie meinen, »keine Luft mehr zu bekommen«, kann sie das in das Anfangsstadium einer Panik versetzen. Manche Kinder haben diese Sensibilität schon sehr früh, was man anhand ihrer unregelmäßigen Atmung, die selbst dann auftritt, wenn sie gar nicht ängstlich sind, frühzeitig diagnostizieren kann.[22] Tatsächlich erfahren die Angehörigen von Panikpatienten diese Überempfindlichkeit ganz real: Sie müssen öfter mal

246

tief einatmen oder seufzen[23] und ihr Atemrhythmus ist eher instabil und unregelmäßig.[24]

Atemprobleme

Was ich oben erklärt habe, macht deutlich, warum sich die Behandlung von Panikpatienten mit Agoraphobie vor allem auf die Atmung konzentriert. Paradoxerweise ist die Hyperventilation – also die Neigung, in Angstsituationen zu tief oder zu heftig einzuatmen, und das mitunter sogar chronisch – zweifellos ein Mittel, um Sauerstoffmangel zu verhindern, hat allerdings anderseits einige unangenehme Nebenwirkungen und führt damit tatsächlich zu Körperreaktionen, die den Zeichen der Angst nicht unähnlich sind. Probieren Sie es aus, blasen Sie in einem Zug ein Kinderschwimmbecken oder einen großen Ballon auf: Ihnen wird bald schwindelig und es treten weitere Symptome auf, wie verschwommene Sicht oder schwarze Punkte vor den Augen, Kribbeln in den Lippen oder der Zunge, beschleunigter Puls und anderes.

Aus diesem Grund sind Atemtraining und das Einüben sogenannter »Atemtechniken« besonders wichtig. Damit lernen Panikpatienten, die unter dieser Art chronischer Hyperventilation leiden, ihre Atmung zu kontrollieren.

Körperliche Ursachen für die Panikstörung mit Agoraphobie

Anhand zahlreicher Studien hat man versucht, körperliche Ursachen für die Panikattacken zu finden. So fand sich eine ungewöhnlich häufige Verknüpfung von Panikattacken mit einer bestimmten Herzklappenanomalie, dem Mitrallappenprolaps. Doch abgesehen davon, dass derartige Fehlbildungen keineswegs immer mit Panikattacken einhergehen,[25] sollte dies nicht als Versuch verstanden werden, die Ursachen der Störung im rein körperlichen Bereich zu finden und die psychische Dimension auszuklammern.

Allerdings sollte auch dieser Aspekt berücksichtigt werden, denn er zeigt, dass den Ängsten der Betroffenen zweifellos anomale oder störende körperliche Empfindungen zugrunde liegen. Selten nur kommen sie einfach aus dem »Nichts«. So konnten bei Panikpatienten, vor allem solchen mit Agoraphobie, kleine Fehlbildungen im Innenohr, wo sich insbesondere der Gleichgewichtssinn befindet, nachgewiesen werden.[26] Das erklärt zweifellos, warum viele Betroffene unter Schwindel leiden, sobald sie den Kopf in den Nacken legen und in den Himmel schauen. Oder warum sie Schwierigkeiten haben, ihre Sehschärfe einzustellen, wenn sie mehrfach zwischen nahen und weiter entfernten Objekten hin- und herschauen. Der Umgang mit diesen kleinen Unvollkommenheiten muss mit in die Therapie integriert werden, in der die Patienten unter anderem lernen sollen, »damit« zu leben; eine Fehlbildung ist keine Krankheit.

Es ist wichtig, dass Menschen, bei denen sich häufig eine Panikattacke ankündigt, lernen, ihrem Körper zu vertrauen und sich vor einer gewissen Anzahl kleiner körperlicher Schwankungen nicht mehr zu fürchten. Diese sind nichts anderes als ein Zeichen von Lebendigkeit, denn Leben ist ein biologischer Prozess voller Unregelmäßigkeiten, der gelegentlich auch völlig ungefährlichen Fehlfunktionen unterliegt.

Als positiver Ausblick dieser engen Verbindung zwischen Körper und Geist soll noch der Hinweis gelten, dass sich – sobald die Panikstörung mit Agoraphobie nachlässt –, auch der körperlich empfundene Krankheitszustand oder, anders ausgedrückt, das körperliche Wohlgefühl verbessert.[27]

Der Umgang mit Angstattacken

»Es war auf einer Reise nach Birma. Zwei Tage nach unserer Ankunft – ich hatte gerade gefrühstückt und befand mich im Hotelaufzug – blieb dieser plötzlich zwischen zwei Etagen stehen. Das Licht ging aus. Die anderen Reisenden rührten sich nicht, mein Mann stand neben mir, und doch … Ich fühlte, wie eine Welle unkontrollierbarer Panik in mir aufstieg. Ich klammerte mich an die Hand meines Mannes, als wollte ich ihm die Knochen brechen. Nie zuvor hatte ich solche Angst gehabt. Dabei war ich früher auf Berge gestiegen, mit dem Gleitschirm geflogen, Raftings und Motorrad gefahren. Ich bin eigentlich kein Angsthase. Aber jetzt sah ich mein letztes Stündlein gekommen. Ich verstand, was das Wort ›Panik‹ bedeutet. Glücklicherweise dauerte die Panne nur wenige Minuten. Doch diese Minuten im Dunkeln waren die schlimmsten meines Lebens. Ich spürte, wie Angstwellen mich durchliefern, ich fühlte mich, als würde meine Haut von Messern durchdrungen. Ich konzentrierte meine gesamte Kraft darauf, nicht zu schreien. Ich weiß nicht, warum. Natürlich wollte ich mich nicht lächerlich machen, aber da war auch noch etwas anderes: Ich spürte – ob zu Recht oder zu Unrecht – dass ich, wenn ich einmal anfing zu schreien, nicht mehr aufhören könnte, dass ich die Kontrolle verlieren und völlig hysterisch würde. Irgendwann ging das Licht wieder an, der Aufzug fuhr weiter. Ich stand da, war völlig k. o. und fühlte mich zerschlagen wie ein Boxer, der zu Boden gegangen war, oder eher wie jemand, der gerade dem Tod entrissen worden ist und immer noch ganz erstarrt und wie versteinert stumpfsinnig vor sich hinstarrt, die Angst weiterhin im Nacken … Während unseres gesamten Aufenthalts konnte ich den Aufzug nicht mehr nehmen, überhaupt keinen Aufzug. Und noch heute, sechs Monate später, spüre ich jedes Mal, wenn ich einen Aufzug nehmen muss, die Erinnerung an das damalige Geschehen in mir aufsteigen.«

Im Anschluss an diese einmalige Panikattacke ist Sylvaine zu mir in die Praxis gekommen. Sie wollte meine Meinung hören und verstehen, warum sie diesen Zusammenbruch hatte, und vor allem wissen, ob er sich wiederholen würde. Solche Panikattacken sind häufig. Bei Sylvaine hatten die Erschöpfung durch die lange Reise und der Zeitunterschied diesen Angstanfall begünstigt. Gegen die Müdigkeit hatte sie in den 24 Stunden davor sehr viel Kaffee getrunken, außerdem war sie durch das exotische, touristisch kaum erschlossene Land leicht verunsichert. So kam eines Tages auch ein Linienpilot in meine Sprechstunde, der mir erzählte, wie er von einer solchen Angstattacke heimgesucht wurde, während er seinen vollbesetzten Airbus steuerte. Er konnte seinem Co-Piloten das Steuer überlassen und sich beruhigen. Aber diese Erfahrung, über die er mit niemandem sprechen wollte, hatte ihn sehr mitgenommen. Meine von Flugangst betroffenen Leser mögen beruhigt sein: Diesem Piloten geht es heute ausgezeichnet!

Erste Hilfe bei plötzlichen Panikattacken

Wie gesagt, haben viele Menschen irgendwann in ihrem Leben einmal eine Panikattacke. Und die meisten kommen nicht in Therapie. Wahrscheinlich haben sie die nachfolgenden Ratschläge ganz von selbst angewandt.

Wichtig ist jedenfalls, uns bereits bei den ersten Anzeichen daran zu erinnern, dass es »nur« Angst ist, damit der Teufelskreis erst gar nicht seinen Anfang nimmt. Hier ist es nützlich, wenn man die wissenschaftlichen Erklärungen zum Entstehen, Anwachsen und Abschwellen eines Angstzyklus (vgl. Kapitel 4) gelesen und verstanden hat. Oberstes Ziel ist zuerst einmal, die Angst nicht dadurch zu verstärken, dass man sich selbst verrückt macht. Am besten atmen Sie ruhig durch, wenn nötig in Ihre Hände oder in eine Tüte; damit wirken Sie dem natürlichen Drang zur Hyperventilation in Angstsituationen entgegen. Dieser Hyperventilationsreflex, der einen auf Kampf oder Flucht ausgerichteten Organismus mit ausreichend Sauerstoff versorgen soll, ist folgerichtig. Allerdings fördert er das Auftreten beängstigender Symptome, die dann den Teufelskreis der Panik in Gang setzen können. Eine meiner Patientinnen war bei einem beginnenden Panikanfall in einem Geschäft von der Feuerwehr gerettet worden und hatte erlebt, wie ihre Ängste geradezu wortwörtlich angefacht wurden, als man ihr eine Sauerstoffmaske auf das Gesicht legte: ein erstklassiger Hyperventilationseffekt!

Auch empfehlenswert: Halten Sie die Situation wenn möglich aus oder kehren Sie möglichst schnell wieder dahin zurück, damit Ihr Emotionalhirn nicht eine Gefahr als bewiesen ansieht, die es gar nicht gab. In Sylvaines Fall hätte das bedeutet, den Aufzug am gleichen Tag nochmals zu nehmen. Für unseren Linienpiloten hat sich die Frage nicht gestellt: Er musste erneut am Steuer sitzen.

Und schließlich: Spielen Sie das Geschehene ruhig und in allen Einzelheiten in Gedanken erneut durch, damit die Angst bekommt, was ihr zusteht: die Hauptverantwortung für diesen Zusammmenbruch. Gehen Sie diesen Schritt nicht, so wird der Fehlalarm unbewusst als gerechtfertigter Alarm interpretiert, und die Angst kehrt bei nächster Gelegenheit umso heftiger zurück.

Im Zweifelsfall sollten Sie jedoch am besten zum Arzt gehen. Unsereins hat eine gewisse Routine und etwas Intuition, so dass wir einen gerechtfertigten Alarm von einem Fehlalarm unterscheiden können. Ich erinnere mich an eine Zugfahrt, als der Schaffner über Lautsprecher einen Arzt suchte. Es ging um einen ungefähr 60-jährigen Mann, einen Raucher, dem schlecht geworden war. Kaum sah er mich kommen, teilte er mir bereits seine Diagnose mit: »Ich bin ein wenig müde und hatte in den letzten Tage etwas Stress.« Der Psychiater in mir fand, dass er trotz allem schlecht aussah für jemanden, der einfach nur verängstigt war. Ich bat, einen Notarztwagen zu rufen und am nächsten Bahnhof anzuhalten. Ich merkte, dass er sich darüber ärgerte, aber im Zweifelsfall wollte ich lieber eine »falsche Krankheit«, also eine, die meiner Phantasie entsprang, diagnostiziert als eine »falsche Gesundheit« bescheinigt, also ein schwerwiegendes Problem übersehen haben. Eine Stunde später, als wir wieder unterwegs waren, kam der Schaffner und erzählte mir, der Reisende habe einen Herzinfarkt gehabt. Nicht, dass ich erleichtert gewesen wäre, aber …

Heilung von Panik und Agoraphobie

Kognitive Verhaltenstherapie

Diese neue psychotherapeutische Methode hat das Leben vieler Patienten, die unter Panikattacken und Agoraphobie leiden, radikal verändert. Die Ergebnisse der verschiedenen und kombinierbaren Techniken wurden durch zahlreiche wissenschaftliche Studien belegt.[28]

Die psychische Dimension der Panikstörung anerkennen

Dies ist eine wichtige Vorstufe. Je besser der Betroffene versteht, wie seine Störung funktioniert, desto eher wird er bereit sein, sich den überaus beunruhigenden Konfrontationstechniken auszuliefern, denn die Ängste bei solchen Prozeduren sind absolut real. Physisch sind sie mit den Empfindungen eines Menschen vergleichbar, der in keiner Weise zur Panik neigt und den man in einen Käfig mit drei Tigern sperrt, nachdem man ihm erklärt hat, es bestehe keinerlei Gefahr, weil die Raubtiere gerade erst gefressen hätten.

Atem- und Entspannungstechniken lernen

Nachdem der Therapeut erklärt hat, wie Angst- und Panikgefühle durch Hyperventilation verstärkt werden können, wird er seinem Patienten das regelmäßige Atmen beibringen, normalerweise in Zyklen von sechsmaligem Ein- und Ausatmen pro Minute. Dabei atmen Sie langsam ein, zählen im Geist bis fünf und atmen anschließend innerhalb der nächsten fünf Sekunden langsam aus. Außerdem kann man noch zwischen jedem Ein- und Ausatmen eine sekundenlange Pause einlegen.

252

Die Entspannungsübungen können helfen, reichen aber
für sich allein genommen nicht aus. Sie dienen nur dazu, die
Angst einzudämmen, und nicht, sie völlig zu unterbinden.

Den Teufelskreis der Angst durchbrechen

Im Gespräch mit dem Therapeuten wird anhand kognitiver
Techniken die Verkettung der angsterzeugenden Gedanken
bearbeitet, und wir nehmen die beunruhigenden »Glaubens-
sätze« auseinander: Wie triftig sind die automatisch auftauchenden Gedanken, die ängstlichen Deutungsversuche,
Kognitionen überhaupt? Doch bei allem Nutzen und aller
Notwendigkeit dieser Gespräche – sie dienen nur der Vorbereitung und erfordern stets eine anschließende Konfrontation. Die kognitive Arbeit ohne emotionale Aktivierung ist
nämlich nicht wirklich effizient; das wird sie erst in der real
erlebten Situation, wenn die Kognitionen durchlebt werden
und die tatsächlich empfundene, übertriebene Angst von
hinten »nachschiebt«.

Veränderung der Angstgedanken bei einer Panikpatientin mit Agoraphobie

Überzeugungen vor der Therapie	Überzeugungen nach der Therapie
Ein beginnendes Schwindelgefühl ist ein sicheres Zeichen für eine nahende Ohnmacht.	Ich habe häufig leichten Schwindel; das ist unangenehm, aber nicht schlimm. Meist geschieht es, wenn ich müde oder gestresst bin.
Ein beginnendes Unwohlsein ist das erste Anzeichen einer schweren Krankheit, an der ich schließlich sterben werde.	Ich habe seit Jahren gewisse Symptome und alle Untersuchungs-ergebnisse sind in Ordnung: Das ist unangenehm, aber es ist klar, dass ich nicht daran sterben werde.
Wenn es einmal anfängt, kann ich nichts mehr machen, außer weglaufen und Beruhigungsmittel nehmen.	Wenn ich die Situation aushalte, ruhig atme, hört es von allein auf. Wenn ich vor meiner Angst nicht weglaufe, geht sie irgendwann von selbst weg.

Trauma-Auflösung:
die gedankliche Konfrontation mit der Erinnerung

Viele Patienten vermeiden sorgfältig jede Erinnerung an ihre Panikattacken. Doch wie immer wird deren »beängstigende« Macht durch ebendiese Verdrängung erst wirklich gefestigt. Da die Erinnerungen bei jeder neuen Angstwelle automatisch aufsteigen, ist es unbedingt notwendig, sie vorher »bereinigt« zu haben. So wird sichergestellt, dass es sich dabei nur um Erinnerungen unseres Emotionalhirns handelt und nicht um eine reale, akute Gefahr. Als solche wird die Situation nämlich bei traumatischen Erinnerungen gleich welchen Ursprungs wahrgenommen; das Angstgefühl ist dann weiterhin »lebendig«, es bleibt gemeinsam mit der Erinnerung verankert und wird jedes Mal wieder mit ihr zusammen aktiviert.

Um die Patienten damit zu konfrontieren, werden sie gebeten, so genau und mit so vielen emotionalen Details wie möglich von ihrem allerersten Zusammenbruch zu erzählen, der normalerweise auch der intensivste und traumatischste war. Anschließend sollen sie diese Erinnerung aufschreiben und regelmäßig wieder lesen, so lange, bis sie spüren, dass es sich dabei nur um eine unangenehme Erinnerung handelt, nicht um etwas emotional Gegenwärtiges. Sophies Bericht zu Beginn dieses Kapitels entstammt einer solchen Konfrontationsübung. Man kann diesen Bericht auch auf Band aufnehmen, und der Betroffene kann ihn sich täglich mehrmals anhören, wodurch sich die Angstreaktion allmählich abnutzt.

Körperreaktionen selbst hervorrufen:
die Konfrontation mit gefürchteten Gefühlen

Diese Methoden versetzen den mit verhaltenstherapeutischen Techniken weniger vertrauten Laien sicherlich am meisten in Erstaunen: Was ist das für ein Therapeut, der seine Patienten durch einen Strohhalm atmen lässt oder sie auf einem Drehstuhl rasant im Kreis herumwirbelt?

Mit diesen Methoden ruft der Therapeut bei seinen Patienten genau die gefürchteten Körperreaktionen hervor, die ihre Angstzustände hervorrufen und bei denen sie in Panik geraten! Die häufigsten Übungen, nach Ängsten geordnet:[29]

- Der Patient muss längere Zeit stehen (20–40 Minuten). Die meisten glauben, sie würden das höchstens 3 Minuten aushalten und dann zusammenbrechen.
- Der Patient wird 1–2 Minuten in einem Drehstuhl oder auf einem Bein – wie ein tanzender Derwisch – um sich selbst gedreht. Das Ziel: Er soll seine Angst vor dem dadurch ausgelösten Schwindelgefühl – das jeden in dieser Situation überkommt, auch den Therapeuten! – verlieren, das sich bei dem Patienten bis zur Panik steigern kann.
- In der gleichen Absicht wird der Patient gebeten, den Kopf 1 bis 2 Minuten schnell von rechts nach links zu drehen.
- Der Patient wird gebeten, 1–2 Minuten lang sehr schnell und kräftig einzuatmen, zu hyperventilieren. Legen Sie das Buch beiseite und versuchen Sie es selbst einmal.
- Atemnot wird simuliert, indem der Betroffene 1–2 Minuten durch ein Röhrchen oder einen Strohhalm atmet, während er sich dabei die Nase zuhält.
- Fürchtet sich jemand vor dem eigenen lauten, heftigen Pulsschlag, so muss er 5–10 Minuten lang schnell Treppen steigen oder Liegestütze machen. Anschließend soll er sich auf seinen Puls konzentrieren, damit er erkennt, dass nichts weiter passiert und dass sein Herz sich durchaus selbst wieder beruhigen kann.

Konfrontation mit den vermiedenen Situationen

Dies gehört zu den klassischen Methoden für die Konfrontation mit angstbesetzten Situationen. Normalerweise folgt sie auf die oben beschriebene Phase und richtet sich nach der Schwere der Agoraphobie. Manch einer soll anfangs nur seine Wohnung allein verlassen und allmählich, Straße für Straße, seinen Ausgehradius vergrößern. Ein anderer muss lernen, öffentliche Verkehrsmittel zu benutzen, erst eine, dann zwei, später drei Bushaltestellen oder U-Bahnhöfe weit zu fahren oder ins Auto zu steigen und damit immer längere Strecken zurückzulegen. Wieder andere müssen Geduld lernen, während sie in einer Warteschlange stehen.

Erlerntes bewahren: Es lebe der Sport!

Bei Panikattacken hilft auch regelmäßiger Sport; damit gewöhnen sich die Betroffenen ihre Furcht vor den eigenen Körperreaktionen ab. Hier treten nämlich genau die Symptome auf, vor denen Panikpatienten Angst haben, weshalb sie gern jede körperliche Betätigung meiden.[30] Dabei würde eine regelmäßige Körperertüchtigung ihre Symptome sogar lindern.[31] Hier wie bei der Konfrontation sind die kleinen, aber regelmäßigen Übungen am wirksamsten, nicht die ganz großen Kraftakte von Zeit zu Zeit.

Schrecken kam über mich und Zittern ...

Angstattacken hat es schon immer gegeben. Schon in der Bibel liest man zahlreiche Beschreibungen, etwa im Buch Hiob (4,14):

> Schrecken kam über mich und Zittern,
> Beben erschütterte meine Glieder.
> Ein Geist schwebte an meinem Antlitz vorüber,
> es sträubte sich jedes Haar meines Leibes.

Allerdings bleibt die Frage offen, ob die mit ständiger Unsicherheit und der Furcht vor schweren Krankheiten verbundenen Ängste, die nach und nach zu einer Agoraphobie führen, heute nicht hinderlicher sind, als sie es früher waren. Unser modernes Leben fordert häufige Ortsveränderungen von uns, wir müssen das Auto oder öffentliche Verkehrsmittel nehmen, wenn wir zur Arbeit gehen oder einkaufen wollen; für Geschäftsreisen oder den Urlaub brauchen wir das

Flugzeug oder die Bahn. Die Neigung zu Panikattacken mit Agoraphobie war in früheren, sesshafteren Gesellschaften sicherlich weniger hinderlich als in unserer heutigen Welt, in der Mobilität eine Grundvoraussetzung ist. Das erklärt die Verzweifelung und das starke Hilfebedürfnis der von diesen Ängsten Betroffenen.

Es gibt aber auch noch einen anderen Grund, weshalb Ärzte und andere Heilberufe sich für diese Störung so stark interessieren: ihre metaphysische Dimension. Mit Panikpatienten gerät man häufig ins »Philosophieren«. Ihre Angst vor Leben und Tod, vor Gesundheit und Krankheit, vor Autonomie und Abhängigkeit bringt sie – wenngleich gezwungenermaßen – dazu, über all die Dinge nachzudenken, die für uns als Menschen grundlegend sind: den Kontrollverlust über das eigene Leben, jegliche Form existentiellen Gleichgewichtsverlusts, die Risse in der scheinbaren Ordnung der Dinge. Plötzlich und unerwartet wird ihnen ihre eigene körperliche und geistige Zerbrechlichkeit deutlich, führt zum zwanghaften Bewusstsein der Vergänglichkeit allen Lebens, ihrer Angst vor Tod und Wahnsinn. Jeder Mensch trägt diese Ängste in sich, doch den meisten von uns gelingt es, nicht daran zu denken oder Ruhe zu bewahren, wenn solche Gedanken doch einmal auftauchen. Panikpatienten jedoch können nicht vergessen. Ist es ihnen dann aber einmal gelungen, diese Ängste zu überwinden, erlangen sie eine umso größere Kraft und umso größeren Reichtum: Ihr Leben wird sehr viel erfüllter sein als das vieler Nicht-Phobiker.

10 Und viele weitere Ängste ...

»Ich will nicht durch meine Werke
unsterblich werden, sondern dadurch,
dass ich nicht sterbe.«
Woody Allen

»Doktor Christophe André, Phobologe«

Mancher Brief, der bei uns im Krankenhaus eingeht, trägt
erfundene Adressen oder Titel. Dies war allerdings das erste
Mal, dass ich eines Morgens einen Brief erhielt, der den –
selbstverständlich völlig frei erfundenen – Ehrentitel eines
»Phobologen« anführte, also eines auf Ängste und Phobien
spezialisierten Arztes. Ich war begeistert und noch heute bewahre ich den Umschlag in meinem Schreibtisch in Sainte-
Anne auf. Es stimmt ja, dass ich, wie viele meiner Kollegen
auch, allen möglichen Arten von Ängsten und Phobien begegnet bin.

Pseudo-Ängste und unechte Phobien

Manch eine überzogene Angst beruht in Wirklichkeit auf
einer anderen Krankheit. So führt beispielsweise eine bestimmte Form der Epilepsie, die sogenannte Temporalepi-
lepsie, zu plötzlichen Panikanfällen, denen keinerlei Logik
zugrunde liegt, außer dass sie durch Müdigkeit und emotionale Belastung begünstigt werden.[1] In seltenen Fällen kann
die große Angst vor Dunkelheit bei Kindern in Wirklichkeit
durch eine erbliche Netzhauterkrankung, die Retinopathie,
verursacht werden.[2] Dennoch sind organische Ursachen für
Angstzustände eher selten.

Andererseits erschweren hinderliche Ängste häufig schon
bestehende Krankheiten oder körperliche Defizite. Einer

meiner ehemaligen Patienten, der mich tief berührt hat, zeigte eine sekundäre Sozialphobie, die auf einer frühkindlichen Hirnschädigung beruhte. Dieser Hirnschaden hatte bei Emmanuel zu einer starken Gehbehinderung geführt; er konnte nur schlecht laufen und schwankte dabei. Aufgrund seiner mangelhaften Feinmotorik war er sehr unbeholfen, wenn er etwas anfassen wollte, und das Sprechen fiel ihm schwer. Ihn zu verstehen erforderte eine gewisse Gewöhnung und relativ viel Geduld, denn er sprach mühsam, abgehackt und die Worte kamen »explosionsartig«. Doch die Mühe lohnte sich, denn er war ein sehr intelligenter und liebenswerter Junge. Und er war mutig. Er lebte allein in Paris, wo Nachbarn und Freunde ihm bei seinen alltäglichen Verrichtungen halfen, denn er wollte sich von seiner Familie, die in Nordfrankreich lebte, emanzipieren.

Emmanuel war fröhlich und neugierig und er setzte sich gerne auf die Terrasse eines Straßencafés, trank etwas und schaute den Vorübergehenden nach. Wenn seine Ersparnisse es ihm erlaubten, ging er auch gern einmal in ein gutes Restaurant. Unglücklicherweise erschwerte ihm seine Körperbehinderung diese Vergnügungen. Mehrmals hatte man sich geweigert oder – was aufs Gleiche hinauslief – ganz einfach »vergessen«, ihn zu bedienen. Bestellte er sich ein alkoholisches Getränk, was als erwachsener, mündiger Bürger sein gutes Recht war, so stieß er gelegentlich auf passiven Widerstand oder man redete ihm besänftigend zu, »sein Zustand mache das unmöglich«. Irgendwann fing Emmanuel an, sich vor diesen sich ständig wiederholenden Auftritten, die ihm eine seiner Pariser Freuden vergällten, zu fürchten. Schließlich traute er sich wegen dieser »Behinderer«, wie er sie so klug und humorvoll nannte, nur noch an Orte, wo man ihn kannte. Für seine Besuche dort hatte er eine regelrechte Strategie entwickelt: Er schrieb dem Besitzer des Cafés oder Restaurants einige Tage vorher einen Brief und erklärte ihm seine Behinderung, legte ihm dar, dass er trotz seiner motorischen Einschränkungen und seiner schwer verständlichen

Aussprache durchaus klar denken konnte und mündig war, kurz, dass es keinen Grund gab, sich vor ihm und seiner Behinderung zu fürchten!

Behinderte, die – leider! – häufig Angst auslösen, werden oft selbst Opfer von Ängsten. Sie fürchten sich vor den auf sie gerichteten Blicken. So kann jede Form einer für andere offensichtlichen Behinderung zum Nährboden für eine Sozialphobie werden. Es gibt Sozialphobien, die zusätzlich zur Parkinsonschen Krankheit auftreten, wenn die Patienten übertriebene Angst davor entwickeln, dass man ihr Zittern oder ihre Behinderung bemerken könnte.[3] Ungefähr 30 Prozent der Menschen, die an einem, häufig erblich bedingten, »essentiellen Tremor« leiden, werden Symptome einer Sozialphobie entwickeln.[4]

Zu den Befürchtungen, die sich leicht bei körperlichen Erkrankungen einstellen, gehört die Kinesiophobie, die Angst, sich zu bewegen oder bestimmte Bewegungen auszuführen. Häufig tritt diese Angst zumindest vorübergehend bei Schmerzpatienten auf, die etwa unter einem schmerzhaften Ischiasnerv gelitten haben. Davon abgeleitet ist die Psychokinesiophobie, die Angst vor geistiger Anstrengung, unter der insbesondere Migränepatienten leiden, die Angst haben, einen erneuten Anfall hervorzurufen.[5] Hier gilt es vor allem, einen klaren Kopf zu bewahren! Diese Ängste gehören zu den sogenannten Algophobien, den Schmerzängsten, die manche Menschen auch dazu bringen, ihren Zahnarzttermin zu verschieben! Manchmal liegt die Ursache in vorausgegangenen, nicht sehr zartfühlend durchgeführten Behandlungen.

Viele Ängste und Phobien lassen sich den drei großen, weiter oben behandelten Ängsten zuordnen. So gehört die Angst, zu erröten, zu schwitzen oder zu zittern, zu den bereits besprochenen Sozialängsten und -phobien.

Innerhalb der großen Angstkategorien gibt es immer kulturelle Unterschiede. Die japanische Sozialphobie heißt *Taijin-Kyofusho*, es ist die Angst davor, seine Mitmenschen durch unangemessenes Verhalten zu stören,[6] vielleicht nicht korrekt zu lächeln. Charakteristisch für diese Kultur ist hier, dass man keine Angst hat, einer Situation nicht gewachsen zu sein, was für westliche Menschen ein Problem darstellt, sondern davor, andere zu stören. Die Sorge, man könnte gegen die Zugehörigkeitsregeln einer Gruppe verstoßen, ist ein eher fernöstliches Problem.

So beziehen sich auch bei den Inuit-Völkern Panikattacken nur selten auf U-Bahnen, Warteschlangen oder Autobahnstaus. Stattdessen äußern sie sich in einer »Kajakphobie«, der Angst, mit dem Kajak auf Seehundjagd zu gehen (»Wenn ich nun einen Zusammenbruch habe, ganz allein dort draußen, hinter dem großen Eisberg?«).

Allerdings gibt es auch bei uns ungewöhnlichere Ängste. In die Angst vor Gespenstern und Geistern mischen sich Elemente der Angst vor Dunkelheit, vor dem Tod und vor Einsamkeit. Menschen mit Klaustrophobie und Panikpatienten haben manchmal auch Angst davor, lebendig begraben zu werden.

In diesem letzten Kapitel wollen wir uns einerseits mit seltenen oder sehr speziellen Ängsten und Phobien befassen, die keiner der großen Gruppen zugeordnet werden können, für den Betroffenen aber ein zentrales und stark störendes Problem darstellen, andererseits mit Ängsten und Phobien, die eigentlich zu anderen Angstkrankheiten gehören, von denen sie nur ein Teilaspekt sind.

Seltene oder wenig bekannte Ängste und Phobien

Erstickungsangst

Sie ist relativ weit verbreitet. Die Betroffenen können nur halbflüssige Nahrung zu sich nehmen oder kleine Stücke, die sie sehr lange kauen. Sie ertragen kaum, irgendetwas Hartes im Mund zu haben, und wenn es ihnen nicht einmal selbst gelingt, eine Zahnbürste zu benutzen, so ist eine Zahnbehandlung fast unmöglich. Auch größere Tabletten oder Kapseln schlucken sie nur unter Schwierigkeiten. Sie können weder enge Kragen noch Krawatten tragen und werden bei der kleinsten Angina oder Infektion der oberen Luftwege ängstlich, weil sie nur schlecht atmen können. Ihr schlimmster Albtraum ist es, an etwas, das sie verschluckt haben, zu ersticken oder an einem Kehlkopfödem zu sterben, weil sie von einer Wespe gestochen wurden, die sie mit einer Weintraube verschluckt haben.

Die Angst vor Erbrechen

Ich habe viele Menschen kennengelernt, die Angst davor hatten, sich in der Öffentlichkeit zu übergeben. Sie nahmen nie etwas zu sich, bevor sie unter Menschen gingen. Häufig tritt diese Angst gemeinsam mit anderen Phobien auf, gelegentlich ist sie aber auch einzeln anzutreffen.

Eine unserer Patientinnen aß nie etwas, bevor sie die Wohnung verließ. Unter der Woche aß sie also normalerweise nur abends. Wenn sie in Gesellschaft anderer essen oder danach noch mit ihnen zusammenbleiben musste, achtete sie darauf, nur ballaststoffreiche Nahrung – Reis, Nudeln, Kartoffelgerichte – zu sich zu nehmen, weil sie meinte, diese »lägen schwerer« im Magen, falls ihr übel würde. Außerdem aß sie möglichst nur farblose Lebensmittel, Spaghetti Carbonara statt Bolognese – schlimmstenfalls wäre das weniger aufsehenerregend und abstoßend. Im Laufe der Behandlung bat ihre Therapeutin sie, vor der Therapiestunde etwas zu essen. Dann gingen sie gemeinsam aus, besuchten Geschäfte, nahmen die U-Bahn. Manchmal musste die Patientin in ein Café gehen und fragen: »Wo bitte sind die Toiletten, ich muss mich übergeben …« Sie sollte die Toilette aufsuchen und so tun »als ob«. Wenn sie zurückkam, musste sie die Kellnerin um ein Handtuch bitten. Ungefähr sechs Monate später hatten ihre Ängste sich deutlich verringert. Sie nahm nach und nach wieder Essenseinladungen an und begann wieder, einige der bis dato »verbotenen« Nahrungsmittel zu essen.

Die Angst vor Magengeräuschen, Pupsen und Inkontinenz

Beim Lesen haben Sie sicherlich bereits bemerkt, dass wir während einer Verhaltenstherapie gelegentlich erstaunliche Dinge machen. Eine der außergewöhnlichsten Therapien meiner Karriere als »Phobologe« war zweifellos die Arbeit mit Isabelle.

Sie war jung, ungefähr 30, und kam wegen einer Sozialphobie zu mir. Während des Gesprächs, in dem sie mir von ihren Sozialängsten erzählte, stellte ich fest, dass diese nicht wirklich dramatisch waren. Mir schien, sie hatte andere, viel dringlichere Persönlichkeitsprobleme zu bewältigen. Kaum fing ich an, mit ihr darüber zu sprechen, unterbrach sie mich: »Also, eigentlich, Herr Doktor, ist es so, dass, wenn ich mich oft in diesen Situationen unwohl fühle, dann liegt es daran, dass ich … Ich habe Angst, Winde zu lassen.« Isabelle fürchtete sich nicht nur vor den Geräuschen, die ihr Magen verursachen konnte, sondern vor allem davor, in der Öffentlichkeit zu »pupsen«. Wie konnte ein so kleines, für die meisten von uns einfach nur peinliches Missgeschick bei dieser jungen Frau so dramatische Befürchtungen hervorrufen?

Isabelle erklärte, dass ihre Ängste einer sehr beschämenden Kindheitserfahrung entstammten. An die Tafel gerufen, war ihr auf dem Gymnasium unter Stress ein solches Malheur widerfahren. Der Lehrer und die ganze Klasse hatten sich damals schrecklich über sie lustig gemacht. Aber das Schlimmste war, dass anschließend einige Jungen ihrer Klasse anfingen, jedes Mal Pupsgeräusche mit dem Mund zu machen, wenn sie vorüberging oder – schlimmer noch – wenn sie nach vorn an die Tafel gehen musste. Und da sich die Geschichte schnell an der ganzen Schule herumgesprochen hatte, war Isabelle bald Opfer ständiger Hänseleien geworden. Als ihre Eltern sie schließlich von der Schule nahmen, war es schon zu spät.

Sicher, Isabelle war insgesamt sehr empfindsam und emotional. Sicher, sie hatte viele Selbstzweifel und war gegenüber neuen Bekanntschaften eher zurückhaltend und vorsichtig. All diese Persönlichkeitszüge hatten jedoch nichts Krankhaftes. Sie spiegelten nur ein Unbehagen, während ihr wahres Problem anderswo lag: »Ich habe schon zwei Therapien gemacht, die mir geholfen haben, Selbstvertrauen aufzubauen, aber meine Phobie haben sie nicht geheilt.« Wie in solchen Fällen üblich, erklärte ich ihr die Vorgehensweise unserer gemeinsamen Arbeit: Grob gesagt, sie sollte lernen sich nicht mehr für ihre Winde zu schämen und daher auf der Straße, in der U-Bahn, in Wartezimmern pupsen lernen. Mit meiner Überzeugungskraft war es an diesem Tag wohl nicht sehr weit her, Isabelle kam nicht zum nächsten Termin und ungefähr ein Jahr lang hörte ich nichts mehr von ihr. Dann rief sie mich ein wenig verlegen wieder an: »Sie haben mir zu große Angst gemacht beim letzten Mal mit Ihren Übungen. Ich konnte mir nicht vorstellen, diese Dinge zu tun, da wollte ich lieber meine Phobie behalten. Aber jetzt … Ich habe jemanden kennengelernt. Und ich habe solche Angst, dass es mir mit ihm passieren könnte!«

Einige Monate später beginnt die Therapie. Erst einmal schauen wir uns Isabelles Befürchtungen an: Sie befürchtet, andere könnten sie abstoßend und unhöflich finden, wenn sie pupst. Sie versichert mir, nie irgendjemanden außer ihr selbst gesehen zu haben, der im Beisein anderer gepupst hätte. Sie gesteht, dass sie vor allem Angst davor hat, erneut verspottet zu werden wie auf dem Gymnasium. Zwei ganze Stunden verbringen wir damit, dieses Erlebnis zu erörtern und in allen noch so kleinen Einzelheiten erneut zu durchleben, so wie sie es damals empfunden und erlebt hat. Das ist die in solchen Fällen übliche Technik, um die traumatischen Erinnerungen zu »bereinigen«. Dann machen wir eine Liste mit all den Gedanken, die wir normalerweise über einen Menschen haben könnten, der in unserer Gegenwart einen Wind lässt, wie: »Nun ja, manchen ist aber auch gar nichts peinlich.« Diese Liste dient dazu, in aller Ruhe die tatsächliche Bedeutung und Reichweite der Situation abzuschätzen zu lernen.

Schließlich bereiten wir einige Übungen vor. Ich bitte Isabelle in einem Scherzartikelladen einen Furzsack zu kaufen, eine Art Gummiball, den man unter ein Kissen legt und der Pupsgeräusche imitiert. Während der Stunde üben wir, solche Geräusche nachzuahmen. Auch mit dem Mund. Wir machen kleine Rollenspiele, und Isabelle lernt, unzufriedenen Blicken mit einem breiten Lächeln und einem »Verzeihung, ich habe momentan ein wenig Blähungen« zu begegnen. Ich ermutige sie, mit ihren beiden besten Freundinnen über ihr Problem zu sprechen. Sie hat nie irgendwem von ihrer Angst erzählt. Nur ihre Eltern wissen davon.

In der nächsten Stunde gehen wir mit unserem Sack nach draußen. Wir produzieren die verschiedensten Körpergeräusche: erst in der U-Bahn, dann in der Eingangshalle eines großen Hotels nahe dem Krankenhaus, schließlich in einem Kaufhaus. Anfangs mache ich das, dann übernimmt Isabelle. Während sie das Geräusch verursacht, muss sie den Menschen ringsum weiter in die Augen schauen. Nach einer Stunde hat Isabelle die Botschaft verstanden: In Gesellschaft zu pupsen ist ärgerlich, aber man kann damit leben.

Nun muss sie sich der echten Gefahr aussetzen. Seit jeher vermeidet Isabelle sorgfältig alle blähenden Lebensmittel: dicke Bohnen, Linsen, Kohl, Zwiebeln. Jetzt ist es ihre Aufgabe, all das zu essen. Mittlerweile hat sie sich getraut, mit einer ihrer Freundinnen über ihre Ängste zu sprechen. Diese hat ihr erzählt, dass auch ihr das manchmal passiert, weil sie zu Aerophagie neigt: Sie schluckt immer wieder Luft. Eines Samstagnachmittags gehen die beiden zusammen shoppen. In den Geschäften und Bussen, kurz, in aller Öffentlichkeit ziehen sie einander gegenseitig mit ihrer Verdauung auf:

»Du hast gepupst!« – »Nein, das warst du!«, und lachen sich dabei halbtot. Als Isabelle mir davon erzählt, weiß ich, dass sie gesund wird. Einige Jahre später finde ich im Zimmer einer meiner Töchter ein kleines Büchlein mit dem Titel: »Isabella Blubberbauch«. Es erzählt die Geschichte eines kleinen, schüchternen Mädchens, das unter seinen Bauchgeräuschen leidet.[7] Doch es war nicht Isabelle, die es geschrieben hatte.

Andere Ängste lösen sich nicht unbedingt genauso heiter auf. Häufig gehen Ängste vor Verdauungsgeräuschen, Rumoren oder Winden mit einer umfangreicheren Persönlichkeitsstörung einher, als es bei Isabelle der Fall war. Bei der Behandlung dieser Borborygmophobien (von griechisch *Borborygmos*, Darmgeräusch) sind dann die Schwachstellen des Betroffenen zu berücksichtigen; die Konfrontationsübungen können sehr heftige Gefühlsreaktionen hervorrufen.

Die Angst vor einer Stuhlinkontinenz eignet sich natürlich weniger gut für derartige Rollenspiele. Dennoch muss man sich auch hier nach und nach mit dem theoretischen Durchfallrisiko auseinandersetzen, indem man wieder anfängt, frisches Obst und Gemüse zu essen, was die Betroffenen normalerweise jahrelang vermieden haben. Wichtig dabei ist zu wissen, dass bei diesen Ängsten, wenn sie sehr stark sind, ganz real die Gefahr eines psychomotorischen Durchfalls besteht, nicht nur in der Phantasie. Genau das haben viele junge Soldaten im Ersten Weltkrieg erlebt, als sie beim Angriff auf den Feind ihre Schützengräben verlassen mussten. Die Patienten müssen daher erst einmal an anderen Formen der Scham und der Sozialangst arbeiten, damit sie lernen, wie man diese Phobien »ermüdet« und aufweicht. Anschließend werden sie mit der Situation selbst konfrontiert, indem sie mit einer hellen, hinten beschmutzten Hose oder einem solchen Kleid in ein Café gehen und dort nach den Toiletten fragen, wobei sie erklären, dass ihnen ein »kleines Missgeschick passiert« sei. Dabei dürfen sie nicht versuchen, den Fleck zu verbergen. Also besteht der Grundgedanke der Übung darin, dass wir lernen, zu einem – gewiss für jeden von uns – unangenehmen Missgeschick zu stehen. Wir dürfen nicht akzeptieren, dass ein solches Ereignis zur Ursache einer Angst wird, die uns das ganze Leben verderben kann. Gleiches gilt natürlich auch für andere Inkontinenzängste.

Patienten, die unter einer tatsächlich krankhaft bedingten Inkontinenz leiden, erkläre ich, dass sie sich deswegen mit ihren Ängsten und Vermeidungsstrategien nicht gleich, wie ich es nenne, »doppelt bestrafen« müssen; es gibt keinen Grund, dem anatomischen Problem, das sie machtlos hinnehmen müssen, noch Angst- und Schamgefühle hinzuzufügen, die sie ja sehr wohl beeinflussen können.

Die Angst vor Stürzen und offenen Plätzen

Unter älteren, in ihrer Mobilität eingeschränkten Menschen, die ständig befürchten, sie könnten hinfallen, die manchmal sogar bereits gestürzt sind und vielleicht stunden- oder sogar tagelang auf Hilfe gewartet haben, sind Ängste, die sich auf die eigene Mobilität beziehen, stark verbreitet. Diese Ängste bringen schwerwiegende Einschränkungen mit sich, denn ältere Menschen fangen dann an, auf Spaziergänge und Ausflüge zu verzichten, obwohl diese für ihr psychisches und soziales Gleichgewicht überaus wichtig wären. Auf offenen Plätzen steigt die Angst noch und erinnert dann stark an eine Agoraphobie.[8] Doch auch bei jungen Menschen kommt es vor, dass sie Angst davor haben, auszurutschen. Eine meiner Patientinnen hatte so große Angst vor Stürzen, dass sie weder Strümpfe noch Strumpfhosen tragen konnte, weil sie fürchtete, damit weniger Halt in ihren Schuhen zu finden. Der amerikanische Comiczeichner Gary Larson hat einmal eine ähnliche Phobie in seinen Zeichnungen verarbeitet – wahrscheinlich in Erinnerung an einen Alb aus Kindertagen –, die *Luposlipaphobie*. Diese eigene Wortschöpfung aus lateinisch *lupus,* der Wolf, und englisch *slip*, rutschen, bezeichnete die erfundene Angst davor, »nach dem Bohnern des Küchenbodens auf Strümpfen von einem Wolf um den Tisch gejagt zu werden«.[9]

Tokophobie, die Angst vor Schwangerschaft und Geburt

Die Tokophobie, von griechisch *tokos*, »gebären«, ist Ärzten seit langer Zeit bekannt. Historisch gesehen hat sie ja durchaus eine gewisse Berechtigung: Vor der Einführung moderner Hygieneregeln – der Gedanke, sich die Hände zu waschen, bevor man bei einer Geburt hilft, ist noch keine 200 Jahre alt – und der Entdeckung des Penizillins starben viele Frauen im Kindbett. Gründe für eine Tokophobie gab es damals also genug. Auch wenn Geburten dank der medizinischen Versorgung heute nur noch in den seltensten und außergewöhnlichsten Fällen so dramatisch enden, scheint die Angst davor immer noch weitverbreitet zu sein, selbst wenn genaue Zahlen fehlen.[10]

Dabei kann es sich um eine »primäre« Phobie handeln, die noch vor irgendeiner eigenen Gebärerfahrung auftritt. Um keinerlei Risiko einzugehen, vermeiden die betroffenen jungen Frauen jeglichen Geschlechtsverkehr oder verhüten besonders gründlich. Wird der Kinderwunsch stärker als die Angst, suchen sie sich oft einen verständnisvollen Geburtshelfer, der sich zu einem Kaiserschnitt bereit erklärt.

Die Tokophobie kann auch »sekundär« sein, das heißt nach einer negativ durchlebten Geburt auftreten, wenn diese besonders schmerzhaft war, das Kind gestorben ist oder sich irgendwelche anderen Geburtsunfälle ereignet haben. In jedem dieser Fälle kann sich die Angst auf alles richten, was an die gefürchtete Situation erinnert. So kann allein der Anblick von Bildern oder Berichten über eine Geburt schwere Angstzustände hervorrufen. Heilmethoden für diese Patientinnen sind bisher noch kaum bekannt.

Angst vor sexuellen Beziehungen

Im Gegensatz zur Tokophobie wurden die Ängste im Zu-sammenhang mit sexuellen Beziehungen in zahlreichen Forschungsarbeiten von Sexologen untersucht, und es gibt viele effektive Behandlungsmethoden.[11] Frauen fürchten sich meist vor einem Scheidenkrampf (Vaginismus): Sie haben Angst davor, die Penetration könne zu einer unkontrollierten Kontraktion der Scheidenmuskulatur führen. Männer haben Angst vor einem verfrühten Samenerguss oder davor, über-haupt keine Erektion zu bekommen. Grundlegende Eigen-schaft dieser Ängste ist ihre selbsterfüllende Wirkung. Die Angst selbst führt dazu, dass genau das eintritt, wovor man sich fürchtet. Bei Sportlern oder Künstlern kennt man einen ähnlichen Mechanismus, die »Leistungsangst«, die sich um die zentrale und beängstigende Frage dreht: »Bin ich dem gewachsen?«

Ein befreundeter Psychiater, der sich auf Angststörungen spezialisiert hat, nannte diese Angst in Anlehnung an die Panikstörung scherzhaft »Penisstörung«. Damit beschrieb er die Unruhe vieler Patienten angesichts eines bevorstehen-den Geschlechtsaktes. Infolge der sexuellen Revolution ste-hen auch Frauen immer mehr unter Leistungsdruck, was ein erfülltes oder zumindest »normales« Sexualleben angeht: »Habe ich oft genug einen Orgasmus? Ist er stark genug? Bin ich attraktiv genug für meinen Partner?« Diese sexuellen Ängste eignen sich bestens für eine kognitive Verhaltensthe-rapie: Information, emotionale Entlastung, gemeinsam mit dem Partner allmähliche Konfrontation mit der gefürchte-ten Situation. Voraussetzung dafür ist allerdings, dass diese Ängste sich nicht auf irgendwelche Geheimnisse vor dem Partner gründen, wie eine außereheliche Beziehung, deret-wegen die Lust einfach ausbleibt.

Seltene und untypische Ängste und Phobien

Schaut man sich die Literatur nach Ängsten und Phobien an, so ergibt sich ein wahrhaft umfassendes Inventar. Hier findet sich jede Art von Angst: die Angst vor Puppen und vor Schnee, vor Blumen, Schmetterlingen, Kruzifixen und vor Leidenschaft. Da diese Ängste relativ selten sind, ist darüber auch recht wenig bekannt, und abgesehen von den unter Psychiatern und Psychologen kursierenden Anekdoten kann man diesbezüglich auch kaum Verallgemeinerungen aufstellen.

Daneben gibt es noch die starken Aversionen, wie etwa die Abneigung gegen das Quietschen von Kreide auf einer Tafel oder eines Nagels auf Metall. Manche Menschen vertragen keine Seide oder Baumwolle auf der Haut und vermeiden den Kontakt damit vehement. Dabei gehorchen sie jedoch keiner Angst, eher einer Art Widerwillen. Auch gewisse Gerüche können zu regelrechten Übelkeitsanfällen führen; aus der Literatur ist die Aversion gegen Rosenduft bekannt. Auch hierzu gibt es sehr wenige Forschungsarbeiten, obwohl wir wissen, dass bei Phobien neben der Angst auch Aversionen (Tauben, Bienen, Blut) häufig eine Rolle spielen.[12]

Im Allgemeinen ist der »Phobologe« umso vorsichtiger, je seltsamer eine Phobie ist oder je seltener sie auftritt, insbesondere dann, wenn die Angst offensichtlich keinerlei Bezug mehr zu ihrer ursprünglichen Funktion hat – nämlich dass wir uns von etwas fernhalten, das für unsere gesamte Art schädlich sein könnte – und auch durch unsere Evolution nicht mehr nachvollziehbar ist. Wenn es um seltsame Ängste geht, so kann es sich dabei um ein Symptom aus dem Bereich der Schizophrenie oder um Persönlichkeitsstörungen wie das Borderline-Syndrom handeln. Manchmal sind es auch einfach nur Aversionen »gesunder« Menschen, die sich aus ihrer eigenen oder ihrer Familiengeschichte heraus erklären lassen.

Behandlung seltener Ängste

Früher – wie im historischen Fall der Puppenangst, bei der ein Patient in vier Jahren Psychoanalyse fast 700 Stunden auf der Couch verbrachte – konzentrierten sich die Psychotherapeuten in der Therapie nicht gern auf die unmittelbare Bearbeitung der Phobie.[13] Nach heutigen Erkenntnissen ist die kognitive Verhaltenstherapie ganz im Gegenteil nicht nur effizient, sondern auch lohnend – allerdings nur unter der Bedingung, dass sie von einem erfahrenen Therapeuten durchgeführt wird, der zwischen einer Pseudophobie, bei der eine solche Behandlung kontraindiziert wäre, und einer echten Phobie unterscheiden kann.

Symptomatische Ängste und Phobien bei anderen Angstkrankheiten

Bei mehr oder weniger allen psychischen Krankheiten finden sich Ängste oder Phobien: Depression, Schizophrenie und andere. Am meisten verbreitet sind sie jedoch bei den Zwangsstörungen, von denen im Folgenden die Rede ist.

Angst ist die Vorstufe der Phobie. Häufig geht sie damit einher, dass der Betroffene seine Umwelt überwacht und zahlreiche Vorsichtsmaßnahmen ergreift, die verhindern sollen, dass das gefürchtete Ereignis eintritt. Jeder Phobiker fürchtet sich vor irgendetwas; je stärker die Phobie und je allgegenwärtiger ihr Auslöser, desto zahlreicher sind die angstbesetzten Zwangsstörungen. Ihren Höhepunkt erreichen sie in der Sozialphobie, bei der nicht jeglicher soziale Kontakt vermieden werden kann, oder in der Panikstörung, bei der es unmöglich ist, einen Zusammenbruch vorherzusehen. Bei der Angst vor bestimmten Tieren oder der Höhenangst sind die Zwangsstörungen etwas weniger zahlreich, weil man hier der Konfrontation mit dem gefürchteten Objekt sehr viel leichter ausweichen kann. Manchmal allerdings werden die mit der Angst verbundenen Zwangsstörungen zum eigentlichen Problem, das der Angst noch vorausgeht, wie bei den nachfolgenden Fällen zu sehen ist.

Mit diesen Krankheiten gehen tatsächlich irrationale Ängste einher, aber der Betroffene versucht, die Konfrontation mit der gefürchteten Situation zu vermeiden. Gleichzeitig beschäftigt er sich ständig mit seinen sogenannten »intrusiven Gedanken«, die er nicht abstellen kann. Er muss immer wieder an das denken, wovor er sich fürchtet, selbst wenn gerade gar keine akute Konfrontationsgefahr besteht. Seine Befürchtungen sind außerdem sehr viel »ambivalenter« als bei den bisher besprochenen Phobien: Einerseits hat er große Angst, etwa davor, an einer bestimmten Krankheit zu leiden, weshalb er zur *Vermeidung* neigt (er versucht, nicht daran zu denken, weigert sich, Geschichten anzuhören, die ihn daran erinnern könnten). Andererseits sucht er die *Konfrontation* geradezu, denn er braucht Gewissheit und Kontrolle. So wird er im genannten Fall ein Lexikon konsultieren oder einen richtigen Arzt befragen. Im Gegensatz zu den »echten Phobien« besteht die Strategie des Patienten also nicht nur in Vermeidung, sondern auch in der Suche nach Informationen und in mehr oder weniger ritualisierten Überprüfungsstrategien.

Angst vor Krankheitserregern

Bei der vom Laien oft als Bazillenangst bezeichneten Furcht handelt es sich meist um eine Zwangsstörung. Hier werden die phobischen Verhaltensweisen – die sich darin äußern, dass man Situationen meidet, in denen man durch Schmutz oder Mikroben krank werden könnte – mit Neutralisierungsritualen verknüpft, in denen der Betroffene sich ständig wäscht und seine Situation überprüft, was bei »einfachen« Ängsten oder Phobien nicht der Fall ist.

Zur Behandlung der mit einer Zwangsstörung verbundenen Ängste ist es einerseits notwendig, den Patienten nach

272

und nach mit seiner Furcht zu konfrontieren. Er muss lernen, Gegenstände anzufassen, die er als schmutzig empfindet, diese vom Boden aufzuheben oder seine sauberen Hände auf den Boden zu legen. Doch anschließend muss er außerdem lernen, auf seine Reinigungsrituale zu verzichten.[14] Damit verdoppelt sich die Arbeit sowohl für den Patienten als auch für den Therapeuten.

Angst vor Krankheiten

Es stellt sich die Frage, ob unsere gesundheitsbesessene Gesellschaft mit ihrer Sehnsucht nach einem Nullrisiko nicht dabei ist, mehr Krankheitsängste heraufzubeschwören als die Menschen früherer Zeiten.[15] In jedem Fall betrifft diese Angst jedoch unterschiedliche Personentypen.

Auf der einen Seite finden wir hier häufig Hypochonder: Je größer die Angst, krank zu werden, desto stärker der Zwangsgedanke, *bereits schwer krank zu sein*, die Ärzte haben es nur noch nicht festgestellt. Diese Störung ähnelt der Zwangsstörung. Wie bei der Angst vor Mikroben äußert sie sich eher in Überprüfungsritualen (Selbstbeobachtung, Abtasten, wiederholte Arztbesuche, Wunsch nach Beruhigung) als in echten phobischen Vermeidungsstrategien (Vermeidung von Krankenbesuchen in Krankenhäusern). Häufiger ist eine ambivalente Haltung: Der Patient hat einerseits Angst vor den Informationen, die er in Enzyklopädien, Zeitungsartikeln und Fernseh- oder Radiosendungen findet (»Und wenn ich dann erfahre, dass ich eine solche Krankheit habe?«), fühlt sich aber andererseits von genau diesen Informationen unwiderstehlich angezogen (»Das muss ich mir unbedingt anschauen, dann weiß ich Bescheid«).

Ein anderes Extrem dieser Krankheitsangst sind die Menschen, die deutlicher unter einer Krankheitsphobie leiden und unverkennbar alles vermeiden, was damit zusammenhängt: Krankenberichte, sämtliche Gespräche zu diesem Thema, Sendungen, Bücher, Zeitschriften. Fängt ein Bekannter an, über irgendwelche Krankheiten zu sprechen, sagen sie häufig: »Erzähl mir nichts davon!« Aus Angst, zum Arzt zu gehen oder ins Krankenhaus zu kommen, vernachlässigen sie gelegentlich ihre eigene Gesundheit. Oft begegnet man als Chirurg dann Patienten mit fortgeschrittenen Tumoren; sie wurden quasi gewaltsam von anderen Menschen vorgeführt.

Die Behandlung dieser Krankheitsängste gestaltet sich sehr schwierig, insbesondere weil die Patienten kaum motiviert sind, einen Psychologen aufzusuchen. Entweder sind sie überzeugt, dass ihre Wachsamkeit nur gut sein kann, oder sie haben genau davor Angst: jemanden aufzusuchen, der sich beruflich mit Krankheiten befasst, ganz gleich welcher Art. Das ist schade, denn die psychotherapeutische Behandlung von Krankheitsängsten macht große Fortschritte.[16,17]

Angst vor dem Tod

Ein Großteil der Krankheitsängste kann der zwanghaften Angst vor dem Tod zugerechnet werden. Diese Angst ist allen menschlichen Wesen eigen, sie ist sogar ihr größtes Problem. Zweifellos sind wir die einzigen Lebewesen, die genau wissen, dass sie eines Tages sterben werden. Daher ist es lebensnotwendig, dass wir einerseits fähig sind, genau das zu vergessen, indem wir an etwas anderes denken, und andererseits diese Tatsache akzeptieren können, wenn unsere Lebensumstände uns zwingen, daran zu denken. Diese schwierige Gedankenakrobatik gelingt nicht jedem.

Entsprechend den bekannten Angstmechanismen versuchen manche Menschen alles zu vermeiden, was sie an den Tod erinnert oder diesen darstellt. Das ist die phobische Dimension dieses Übels: Sie überqueren keinen Friedhof, schauen sich keinen Leichenzug an und werfen keinen Blick in das Schaufenster von Bestattungsinstituten; sie lesen keine Todesanzeigen, hören im Radio kein Lied bereits verstorbener Sänger. Andererseits sind sie geradezu besessen von dem Gedanken, dass der Tod sie oder einen nahestehenden Menschen eines Tages heimsucht. Und so treffen sie ihre Vorkehrungen, machen ständig Gesundheitschecks, beschützen ihre Kinder übermäßig und entwickeln magische oder religiöse Rituale, die dem Schicksal entgegenwirken sollen.

Den nachfolgenden Bericht schrieb eine Patientin während ihrer Therapie. Sie litt unter einer solchen Todesangst:[18]

»Lange Zeit wollte ich, dass ich nie sterbe. Woher kommt diese Angst? Ich weiß es nicht. Doch ich erinnere mich, dass ich schon mit 7 oder 8 Jahren morgens früh in das Zimmer meiner Eltern ging, um nachzuschauen, ob sie noch lebten.

Jahrelang konnte ich mit dieser Angst vor dem Tod mehr oder weniger gut umgehen. Sie konzentrierte sich auf alles Schwarze: Kleidung, Bilder, selbst die Druckerschwärze in den Zeitungen. Etwas Schwarzes berühren hieß den Tod berühren. Ich wollte auch kein Wort hören, das mit dem Tod zu tun hat wie *Sarg* oder *Friedhof*. Wenn jemand zu mir sagte: ›Du siehst ja heute aus wie der Tod!‹, versetzte mich das unausweichlich in Angst. Alles, was irgendwie mit dem Tod zu tun hatte, führte auch zum Tod. Also vermied ich jede mehr oder weniger direkte Konfrontation mit allem, was damit zusammenhing. Bis zum Tod von Lady Di im August 1997. Das tragische, grausame Ende dieser jungen, strahlend schönen Frau hat mich traumatisiert. Der Damm, den ich um mich herum errichtet hatte, um mit meiner Angst fertig zu werden, war plötzlich gebrochen.

Wenn ich die Straßenseite wechselte, weil ich nicht an einem Bestattungsinstitut vorbeigehen wollte, ging das ja noch. Aber jetzt konnte ich wegen der dortigen Friedhöfe nicht mehr an den Metrostationen Père-Lachaise oder Denfert-Rochereau aussteigen. Ich weigerte mich, eine Straße zu überqueren, wenn ich dort einen schwarzen Mercedes wie den von Diana sah. Diese Angst akzeptieren hieß, dass mein Leben ein einziger Leidensweg werden musste und meine Angst vor dem Tod mich am Leben hindern würde. Einem geistigen Krebsgeschwür gleich, das seine Tentakel überallhin ausstreckt, nahm meine Angst jeden erdenklichen Weg und erstickte mich. Also habe ich mich zu einer kognitiven Verhaltenstherapie entschlossen. Ich wollte einfach nur etwas unternehmen, um mit meiner Angst leben zu können.

Die erste gute Neuigkeit: Mein Therapeut klärt mich darüber auf, dass ich kein seltsames Tier bin und dass andere Menschen unter der gleichen Angst leiden. Zweite gute Neuigkeit: Man kann etwas dagegen tun! Das gibt mir genug Vertrauen, um mit den Entspannungsübungen zu beginnen. Damit lerne ich, meine Mitte zu finden und im Notfall meine Panikattacken in den Griff zu bekommen. Im zweiten Schritt bittet mich mein Therapeut um eine Liste aller Situationen, vor denen ich Angst habe. Damit soll ich mich mit seiner Hilfe und in meinem eigenen Rhythmus konfrontieren lernen. Meine Liste reicht von »Bier bis zum Delirium Tremens trinken« bis zu »einen Friedhof betreten«.

Meine erste Übung, die mich fünf Monate gekostet hat, besteht darin, ungerührt die Todesanzeigen in der Zeitung zu lesen. Dafür waren viele Schritte notwendig: Erst las der Therapeut sie mir laut vor, dann habe ich gewagt, eine Zeitung an der entsprechenden Seite aufzuschlagen, anschließend habe ich die Anzeigen leise, danach selbst laut gelesen. Später musste ich meinen Namen auf die Seite schreiben und schließlich die Zeitung wegwerfen. Nach jedem Schritt, den ich geschafft hatte, erkannte ich in den darauf folgenden Tagen, dass nichts Schlimmes passierte. Über den Tod zu sprechen rief diesen nicht herbei. Ich konnte schreiben: ›Ich werde sterben‹, ohne tatsächlich zu sterben.

Die nächste Stufe meiner aufwühlenden Erfahrungen war ein gemeinsamer Friedhofsbesuch mit meinem Therapeuten. Ich sehe noch, wie ich an einem Wintertag am Portal des Friedhofs Montparnasse stehe. Ich schaue mich nicht um, sehe kein Grab, keinen Namen, ich weigere mich, die brei-

276

ten Wege zu verlassen. Ich habe Angst, dass ich auf den schmalen Pfaden ein Grab berühren könnte. Beim zweiten Mal konnte ich vor einer Gruft stehen bleiben und die Namen und Daten laut vorlesen. Als mein Therapeut mich bittet, das Laub von einem Grab zu entfernen, habe ich mich erst geweigert. Am Ende habe ich es dann natürlich gemacht. Erst nahm ich die Blätter einzeln fort, ohne das Grab zu berühren, dann mit beiden Händen.

Richtig begriffen habe ich es aber sicherlich durch die Menschen, die ich auf dem Friedhof beobachten konnte; sie durchquerten ihn auf dem Weg zur Arbeit oder legten Blumen auf ein Grab, Mütter schoben Kinderwagen, zwei Jugendliche aßen auf einer Bank ein Sandwich. Leben und Tod vermischten sich. Im Gespräch mit meinen Freunden entdeckte ich, dass viele von ihnen Friedhöfe als angenehme Orte der Ruhe empfinden, auf denen sie Kraft schöpfen und sich erholen können.

Heute, nach drei Jahren Therapie, kann ich sagen, dass ich meine Angst besiegt habe. Den Tod zu zähmen hat mir geholfen, das Leben mehr zu genießen. Vorher grübelte ich über die Vergangenheit nach und fürchtete mich vor der Zukunft, aber das lässt keine Zeit für die Gegenwart. Heute habe ich verstanden, dass wir loslassen müssen, um das Inakzeptable zu akzeptieren: Ich bin auf diese Welt gekommen, um sie eines Tages wieder zu verlassen.«

So führen Therapien manchmal nicht nur zu Heilung, sondern auch zu Weisheit. Oder wie Corneille seinen *Cid* sagen lässt: »Wer den Tod nicht scheut, fürchtet keine Drohung« (Le Cid, II, 1).

Die Dysmorphophobie – Körperbildstörung

Dieser Begriff, von griechisch *dysmorphia,* »Missgestalt«, bezieht sich auf die Ängste von Personen, die sich in übertriebener Weise mit ihrer körperlichen Erscheinung befassen. Meist zu Unrecht sind sie überzeugt, körperlich irgendwie entstellt zu sein. Manchmal sind sie auch der Meinung, schlecht zu riechen.

Dysmorphophobiker grübeln zwanghaft über ihre vermeintliche Hässlichkeit oder Reizlosigkeit nach. Sie verbringen viel Zeit mit dem Versuch, ihre angeblichen Entstellungen durch Schminke, Frisur oder eine komplizierte Auswahl besonders illusionstauglicher Kleidungsstücke zu vertuschen. In Gesellschaft ergreifen sie gelegentlich recht komplizierte Maßnahmen, um sich bei Tisch ihrem Nachbarn oder Gegenüber von ihrer »schönen« Seite zu zeigen. Besorgt überprüfen sie den ganzen Tag vor jedem Spiegel und jeder spiegelnden Glasscheibe ihr Aussehen. Andere wiederum verabscheuen ihr eigenes Bild so sehr, dass sie weder Fotos noch Spiegel zu Hause ertragen. Wenn sie überhaupt zum Frisör gehen, schauen sie keinesfalls in irgendeinen Spiegel. Auch bei dieser Störung gibt es nämlich zahlreiche Vermeidungsstrategien, je nachdem, worin der Komplex genau besteht: Die einen tragen keine eng anliegende Kleidung, keinen Badeanzug, andere zeigen sich nie nackt oder haben nur im Dunkeln Sex, wieder andere verlassen nie ungeschminkt das Haus.

So hatte mein Patient Louis keinen einzigen Spiegel im Haus, er stellte sich vor kein Schaufenster und setzte sich auch im Restaurant nicht vor einen Spiegel. Er kaufte seine Kleidung nur im Versandhaus, weil er die schwierigen Anproben vor irgendwelchen Spiegeln vermeiden wollte, und ließ sich nie fotografieren oder filmen. Er hasste sein Äußeres, vor allem sein Gesicht, das er abstoßend (was natürlich nicht stimmte), und seine Beine, die er zu kurz und zu krumm fand. Nur wenn er deprimiert war und sich selbst verletzen wollte, schaute er sich an. Dann saß er stundenlang wie gebannt in tiefer Kontemplation und betrachtete seine eigene »Scheußlichkeit«.

Louis zu heilen war nicht einfach. Einen solchen Patienten damit beruhigen zu wollen, dass sein Äußeres durchaus annehmbar sei, ist natürlich völlig unsinnig, es funktioniert nicht. Heutzutage behandelt man solche Patienten mit einer Verhaltenstherapie mit doppeltem Ziel: Einerseits sollen sie Toleranz gegenüber ihrer angeblichen Hässlichkeit entwickeln, andererseits wieder ein normales Leben aufnehmen.[19] Ist dieser Schritt geschafft, geht es darum, sie nach und nach wirklich mit sich selbst auszusöhnen. Denn abgesehen von ihrem negativen Körperbild fehlt ihnen häufig einiges an Selbstbewusstsein. Ich setzte Louis mehrere Sitzungen lang vor einen großen Spiegel, so dass er seinem eigenen Bild ausgesetzt war. Dann bat ich ihn, das nächste Schwimmbad aufzusuchen und nicht wie früher sein Handtuch erst im letzten Moment abzulegen und dann schnell ins Wasser zu springen, sondern das ganze Becken nur mit der Badehose bekleidet zu umrunden. Anschließend nahm er an einer von zwei Kolleginnen geleiteten Gruppentherapie teil, die sein Selbstwertgefühl stärken sollte. Es gelang ihm, ein sehr viel besseres Verhältnis zu sich selbst aufzubauen. Damals sagte er zu mir: »Ich mag mich nicht, aber ich ertrage mich. Das ist schon mal nicht schlecht.«

In besonders schwierigen Fällen oder wenn die Betroffenen keine Therapie machen können, werden serotoninerge Antidepressiva verschrieben. Diese wirken emotional beruhigend und regulierend auf das negative Selbstbild der Patienten. Forschungsergebnisse haben die Effizienz dieser Methode bestätigt.[20]

Die Angst vor impulsiven Handlungen

Diese Ängste stiften häufig sehr viel Verwirrung. Es ist die Angst davor, plötzlich und unkontrolliert etwas zu tun, das den eigenen Überzeugungen, Wertvorstellungen und Gefühlen widerspricht: Mütter befürchten, sie könnten ihr Baby aus dem Fenster werfen oder fallen lassen, andere haben Angst davor, einen nahestehenden Menschen plötzlich mit dem gerade in der Schublade entdeckten Messer zu erstechen, und wieder andere fürchten, sie könnten jemanden ungerechtfertigt beschimpfen, den sie eigentlich lieben und respektieren.

Die Angst vor einem Kontrollverlust bei sich selbst geht häufig mit einer Zwangsstörung einher. Doch sie kann auch unabhängig davon auftreten und gelegentlich kann jeder von uns einmal betroffen sein. Auslöser ist meist die ungünstige Konstellation von Übermüdung und einer möglichen Gelegenheit: Wir gehen mit dem Baby auf dem Arm am Fenster vorbei, ein Freund dreht uns den Rücken zu, während wir in der Küche stehen und mit einem großen Messer den Braten anschneiden.

Selbstverständlich werden diese Ängste nie Realität, ganz unabhängig davon, ob sie im Rahmen einer Zwangsstörung auftreten oder nur eine vorübergehende Erscheinung sind. Sie sind stets nichts anderes als Impulse, umso absurder, je unlogischer sie sind; der Gedanke, den Partner nach einem heftigen Streit, wenn man mit dem Messer in der Hand dasteht, erstechen zu können, hat eine gewisse Logik, auch wenn dies selbstverständlich nicht ratsam wäre. In einem konfliktreichen Kontext werfen uns solche aggressiven Gedanken viel weniger aus der Bahn, mögen sie auch noch so unverhältnismäßig sein, als wenn sie gerade dann auftauchen, wenn der Partner uns im Vorübergehen einen Kuss gegeben hat und zwischen uns alles in Ordnung ist.

Über die Therapie dieser Angst vor impulsiven Handlungen ist wenig bekannt, obwohl man davon ausgeht, dass der Betroffene irgendwann bereit sein muss, sich den gefürchteten Situationen zu stellen. Dann sollte er in Gegenwart eines geliebten Menschen ein Messer in die Hand nehmen und erfahren, dass er diesen trotz aller dann auftauchenden beängstigenden Gedanken nicht erstechen wird. Oder er stellt sich neben jemanden, der sich gerade über einen Abgrund beugt; auch hier wird er nicht zur Tat schreiten, selbst wenn er vor seinem inneren Auge sieht, wie er den anderen ins Nichts stößt. Davon sind zumindest die Therapeuten überzeugt, nicht, weil sie besonders risikofreudig wären, sondern ganz einfach deshalb, weil kein Psychiater der Welt jemals erlebt hätte, dass phobische Phantasien Wirklichkeit geworden wären.

Bei dieser Gelegenheit sollte ich auch daran erinnern, dass die Reaktionen der Phobiker und der Nicht-Phobiker sich angesichts echter Gefahren kaum voneinander unterscheiden. Im Gegensatz zu ihren Überzeugungen können Phobiker sich in einer realen und akuten Gefahr völlig normal und sogar mutig verhalten. Nur angesichts der *Möglichkeit* einer Gefahr sind sie deutlich weniger leistungsfähig …

Ängste und Phobien – Was schließen wir daraus?

Sollten Sie unter Telophobie – von griechisch *telos*, das Ende – leiden, dann kommen wir jetzt zum schwierigsten Teil dieses Buches. Wir werden diesen kurzen Rundumblick in die Welt der Ängste nicht mit einem »Loblied auf die Phobie« beenden. Im Gegensatz zu den normalen Ängsten, mit deren Hilfe sowohl der Einzelne als auch seine ganze Gattung auf Gefahren reagieren kann, haben übertriebene Ängste und Phobien keinerlei Nutzen. Für die Betroffenen bedeuten sie Leid und Einschränkung. Lange sah man in ihnen eine unwichtige oder anekdotische Störung, in Wahrheit sind sie oft hinderlich, wie neueste Forschungsergebnisse gezeigt haben.

Doch auch wenn die verschiedenen Formen krankhafter Angst, ihre Mechanismen und Behandlungsmöglichkeiten in diesem Buch recht genau beschrieben wurden, sollten wir darüber nicht vergessen, dass Phobiepatienten nicht nur Symptomträger sind, sondern auch leidende, menschliche Wesen mit einer Geschichte, in der die Angst ihren eigenen Platz hat. Die Heilung, die zwangsläufig dazu führt, dass die emotionalen, psychischen und verhaltensmäßigen Symptome verschwinden, führt gleichzeitig zu einer neuen Lebensweise, einer neuen Weltsicht. Auch das gehört zu den Aufgaben des Therapeuten, dass er dem Patienten dabei hilft, sich an dieses neue Gleichgewicht zu gewöhnen, denn überzogene Ängste führen zu vielen schlechten Angewohnheiten, die man nicht immer so einfach hinter sich lassen kann. Und dann treffen selbst in streng geführten, kodifizierten Therapien immer Menschen aufeinander, und es entsteht eine komplexe Chemie der Beziehungen. Eine solche therapeutische Beziehung gründet sich nicht auf starre, wissenschaftliche Grundlagen. Ihre Wirksamkeit ist immer wieder neu zu überprüfen.

In den letzten Jahren hat die Angstforschung große Fortschritte zu verzeichnen. Für ein besseres Verständnis sämtlicher Mechanismen ist jedoch noch viel Arbeit erforderlich. So ist es wichtig, Kindern, die für Phobien anfälliger sind, zu helfen, damit sie ihr Schicksal nicht bis ans Ende durchleiden müssen. Wir sollten besser verstehen lernen, was Menschen empfinden, die sich Horrorfilme anschauen oder auf Jahrmärkten in die Achter- oder Geisterbahn steigen und wonach sie suchen – zweifellos nach dem befriedigenden Gefühl, eine begrenzte und kontrollierte Angst zu beherrschen. Sind diese Angst-Auffrischungen in unserer vom Nullrisiko besessenen Zeit unerlässlich? Als eine Art Rückversicherung, dass unser gutes altes Alarmsystem – denn als ebendies dient ja die Angst – immer noch funktioniert? Wir könnten auch viel über die Angst lernen, wenn wir verstehen würden, was in den »Liebhabern«, den »Philos« vorgeht, den Arachnophilen und Akrophilen, jenen Menschen, die sich Vogelspinnen im Schlafzimmer halten oder sich rückhaltlos einer Kletterwand und dem Bungee-Seil anvertrauen. Gibt es da nicht Gemeinsamkeiten mit Arachnophoben oder Akrophoben? Zweifellos werden hier wie dort Gefühle durch den gleichen Stimulus aktiviert. Nur in ihren Strategien unterscheiden sie sich: hier Konfrontation, dort Vermeidung, hier Beherrschung, dort Verzicht. Dies alles zu verstehen könnte uns helfen, übertriebene Ängste und Phobien zu heilen.

Schlussbemerkung

>»Ich bin nicht sehr mutig, doch ich tue so, als
wäre ich es, was vielleicht aufs Gleiche
hinausläuft.«
>
> *Gustave Flaubert*

Wer von Angst spricht, spricht auch von Mut, einer Tugend,
die zu jeder Zeit an jedem Ort ganz allgemein am meisten
bewundert wird.

Bedeutet Angst zu haben, dass man nicht mutig ist? Ich
denke, das stimmt oft nicht. Meiner Ansicht nach kann man
seinen Mut nur in Gegenwart der Angst unter Beweis stellen. Deshalb habe ich große Hochachtung vor meinen Patienten, die allesamt sehr große Angst hatten und von deren
Erfahrungen ich in diesem Buch erzählt habe. Sie kämpfen
gegen diesen unsichtbaren, inneren Feind, der sie damit
mehr als irgendetwas sonst in Angst und Schrecken versetzt
und ihnen als »Vernunft« vorgaukelt, was in Wahrheit nur
Illusion ist. Zudem vollführen sie ein Schattenboxen: Wer
sieht diesen Feind denn, außer ihnen selbst? Wer sonst spürt
diese Angst? Wenn also, wie die Philosophen behaupten,
Mut zu beweisen bedeutet, dass man trotz der Angst handelt,
ja, dann sind sie wirklich mutig.[1]

Es ist dieser Mut, der es ihnen erlaubt, den Augenblick zu
erleben, der in der Psychotherapie der wahre Moment der
Gnade ist: den Moment, in dem sie spüren, dass sie wieder
vorwärtsgehen, wenn sie aufhören, vor der Angst zurückzu-
weichen oder zu stagnieren. In diesem Moment erringen sie
ihren ersten Sieg: Diesmal weichen sie endlich nicht mehr
zurück, sondern die Angst ist von ihrem Widerstand zer-
mürbt und vor ihm in die Knie gegangen. Sie wird wiederkehren, doch sie werden erneut widerstehen. Von nun an
werden sie zu Progredienten, wie sich die alten Philosophen

der Antike nennen ließen:[2] Menschen, die vorwärtsschreiten, ihren Alltag als Übungsfeld nutzen und für die das Leben wieder eine Gelegenheit ist, zu lernen und inneren Reichtum anzuhäufen, und nicht mehr nur ein Aneinanderreihen trister Vorsichtsmaßnahmen, von Verzichten und Ausweichmanövern. Von diesem Moment an wird alles anders; jetzt wird es möglich, mit ihren Ängsten Frieden zu schließen. Jetzt wird es möglich, einvernehmlich mit ihnen zu leben, ihnen sogar – warum nicht? – zuzuhören, jetzt, wo sie ihnen nicht mehr gehorchen müssen.

Und dann? Wenn sie von ihren übertriebenen Ängsten geheilt sind? Dann endet die Geschichte für den Therapeuten. Und für seinen Patienten beginnt eine andere, weitaus interessantere Geschichte. Denn *gegen* unsere Ängste zu kämpfen bedeutet natürlich in Wahrheit, *für* die Freiheit zu kämpfen. Und jedem steht es frei, mit dieser neuerworbenen Bewegungs- und Gedankenfreiheit zu tun, was ihm beliebt. Dann wird alles möglich, denn wie Montesquieu bemerkte: »Freiheit ist ein Gut, das alle anderen erst zu genießen erlaubt.«

Anmerkungen

Kapitel 1: Normale und pathologische Ängste

1 Curtis, G. C. u. a. (1998), »Specific fears and phobies«, *Psychological medicine*, Nr. 173: 212–217.
2 Kessler, R. C. u. a. (1994), »Lifetime and 12-month prevalence of DSM-III-R psychiatric disorders in the United States: results from the National Comorbidity Survey«, *Archives of General Psychiatry*, 51: 8–19.
3 Stein, D. J. (Hrsg.) (2004), »Clinical manual of anxiety disorders«, Arlington: American Psychiatric Publishing.
4 Crompton, G. K. u. a. (2000), »Maladies du système respiratoire«, in: Haslet, C. u. a., *Davidson. Médecine interne, principes et pratique*, Paris: Maloine, S. 326–353.
5 McLean, P. D., Guyot, R. (1990), *Les trios cerveaux de l'homme*, Paris: Laffont.

Kapitel 2 : Woher kommen Ängste und Phobien?

1 Van Rillaer, J. (2003), *Psychologie de la vie quotidienne*, Paris: Odile Jacob.
2 Van Rillaer, J. (2004), »Une légende moderne: ›les comportementalistes ne traitent que les symptômes‹«, *Journal de thérapie comportementale et cognitive*, 14: 3–7.
3 Grünbaum, A. (1988), *Die Grundlagen der Psychoanalyse – Eine philosophische Kritik*, Stuttgart: Reclam.
4 Laplanche, J.,Pontalis, J.-B. ([1967] 1972), *Das Vokabular der Psychoanalyse*, Frankfurt a. M.: Suhrkamp.
5 Gélineau, E. (1894), *Des peurs maladives ou phobies*, Paris, Société d'Éditions scientifiques.
6 Birraux, A. (1995), *Les phobies*, Paris: PUF.
7 Gorwood, P. (1998), »L'anxiété est-elle hériditaire?«, *L'encéphale*, 24: 252–255
8 Craske, M. G. (2003), »Disposition to fear and anxiety: negative affectivity«, in: Craske, M. G., *Origins of phobias and anxiety disorders*, Oxford: Elsevier, S. 33–50.
9 Friez, B. M. u. a. (2000), »Diabète sucré, troubles nutitrionnels et métaboliques«, in: Haslet, C. et al., *Davidson. Médecine interne, principes et pratique*, Paris: Maloine, S. 472–509.
10 Huizink, A. u. a. (2004), »Prenatal stress and risk for psychopathlogy:

specific effects or induction of general susceptibility?«, *Psychological Bulletin,* 130 (1): 115–142.

11 Bertenthal, B. I., Campos, J. J. (1984), »A reexamination of fear and its determinants on the visual cliff«, *Psychophysiology*, 21: 413–417.

12 Poulton, R. u. a. (1998), »Evidence for a non-associative model of the acquisition of the fear of heights«, *Behaviour Research and Therapy,* 36: 537–544.

13 Poulton, R., Hilne, B. J. (2002), »Low fear in childhood is associated with sporting prowess in adolescence and young adulthood«, *Behaviour Research and Therapy,* 40: 1191–1197.

14 Muris, P. u. a. (2000), »How serious are common childhood fears?« *Behaviour Research and Therapy*, 38: 217–228.

15 Brewin, C. R. u. a. (1993), »Psychopathology and early experience: a reappraisal of retrospective reports«, *Psychological Bulletin,* 113: 82–98.

16 Muris, P. u. a. (2001), »Children's nighttime fears: parent-child ratings of frequency, contents, origins, coping behaviours and severity«, *Behaviour Research and Therapy,* 39: 13–28.

17 Antony, M. M. u. a. (1997), »Heterogeneity among specific phobias types in DSM-IV«, *Behaviour Research and Therapy,* 35: 1089–1100.

18 Marks, I. (1977), »Phobias and obsessions. Clinical phenomena in search of a laboratory model«, in J. D. Maser und M. E. P. Seligman (Hrsg.), *Psychopathology: Experimental models,* San Francisco: Freeman.

19 Seligman, M. (1971), »Phobias and preparedness«, *Behavior Therapy*, 2: 307–320.

20 Cook, M. u. a. (1991), »Selective associations in the origins of phobic fears and their implications for behavior Therapy«, in P. Martin (Hrsg.), *Handbook of behavior therapy and psychological science,* New York: Pergamon Press.

21 Tomarken, A. J. u. a. (1989), »Fear relevant selective associations and covariations bias«, *Journal of Abnormal Psychology*, 98: 381–394.

22 Kendler, K. S. u. a. (1992), »The genetic epidemiology of phobias in women«, *Archives of General Psychiatry*, 49: 273–281.

23 Andrews, G. u. a. (2002), »The prevention of mental disorders in young people«, *Medical Journal of Australia*, 177: 97–100.

24 Suomi, S. J. (1997), »Early determinants of behaviour: evidence from primates studies«, *British Medical Bulletin*, 53: 170–184.

25 Brush, F. R. u. a. (1997), »Genetic selection for avoidance behaviour in the rat«, *Behavioural Genetic*, 9: 309–316.

26 Kagan, J. u. a. (1991), »Temperamental factors in human development«, *American Psychologist*, 46: 856–886.

27 Rosenbaum, J. F. u. a. (1991), »Behavioural inhibition in children: a possible precursor to panic disorder or social phobia«, *Journal of Clinical Psychiatry*, 52: 5–9.

28 Aron, E. (1999), *Ces gens qui ont peur d'avoir peur*, Montréal: Le Jour.
29 Rachman, S. J. (1983), »Fear and courage among military bomb disposal operators«, *Advances in Behaviour Research and Therapy*, 4: 99–165.
30 Reiss, S. u.a. (1986), »Anxiety sensitivity, anxiety frequency and the prediction of fearfulness«, *Behaviour Research and Therapy*, 24: 1–8.
31 Maller, R. G. u.a. (1992), »Anxiety sensitivity in 1984 and risk of panic attacks in 1987«, *Journal of Anxiety Disorders*, 6: 241–247.
32 Descartes, R. ([1649] 1996), *Die Leidenschaften der Seele*, Meiner: Hamburg.
33 Davey, G. C. L. (1997), »A conditioning model of phobias«, in: Ders. (Hrsg.), *Phobias. A handbook of theory, research and treatment,* Chichester: Wiley, S. 301–322.
34 Bouwer, C. u.a. (1997), »Association of panic disorder, with a history of traumatic suffocation«, *American Journal of Psychiatry*, 154: 1566–1570
35 Zitiert in LeDoux, J. (1998), *Das Netz der Gefühle,* München: Hanser.
36 Block, R. I. u.a. (1987), »Effects of a subanesthetic concentration of nitrous oxide on establishment, elicitation and semantic and phonemic elicitation of classically conditioned skin conductance responses«, *Pharmacology, Biochemistry and Behaviour,* 28: 7–14.
37 Pope, H. G. u.a. (1995), »Can memories of childhood sexual abuse be repressed?«, *Psychological Medicine,* 25: 121–126.
38 Van Rillaer, J. (1997), *Peurs, angoisses et phobies*, Paris: Bernet-Danilo.
39 De Jong, P. J. u.a. (1997), »Spider phobia in children«, *Behaviour Research and Therapy*, 35: 559–562.
40 Muris, P. u.a. (1996), »The role of parental fearfulness and modelling in children's fear«, *Behaviour Research and Therapy,* 34: 265–268.
41 Field, A. P. u.a. (2001), »Who's afraid of the big bad wolf: a prospective paradigm to test Rachman's indirect pathways in children«, *Behaviour Research and Therapy*, 39: 1259–1276.
42 Muris, P. u.a. (2004), »Fear of the beast: a prospective study on the effects of negative information on childhood fear«, *Behaviour Research and Therapy,* 41: 195–208.
43 Field, A. P. u.a. (2003), »Fear information and the development of fears during childhood: effects on implicit fear responses and behavioural avoidance«, *Behaviour Research and Therapy,* 41: 1277–1293.
44 Belmont, N. (1999), *Comment on fait peur aux enfants*, Paris: Mercure de France.
45 Carbone, C. (1991), *La peur du loup*, Paris: Gallimard.
46 Craske, M. G. (2003), *Origins of phobias and anxiety disorders*: *Why more women than men?,* Oxford: Elsevier.

287

47 MacGuire, M., Troisi, A. (1998), *Darwinian psychiatry*, Oxford: Oxford University Press.

48 Weinberg, M. K. u.a. (1999), »Gender differences in emotional expressivity and self regulation during infancy«, *Developmental Psychology,* 35: 175–188.

49 Brody, L. R., Hall J. A. (1993), »Gender and emotion«, in: M. Lewis und J. M. Haviland, *Handbook of emotions*, New York: Guilford Press, S. 447–460.

50 Kerr, M. u.a. (1994), »Stability of inhibition in a Swedish longitudinal sample«, *Child Development,* 65: 138–146.

51 Tronick, E. Z., Cohn, J. F. (1989), »Infant-mother face-to-face interaction: age and gender differences in coordination and occurrence of miscoordination«, *Child Development,* 60: 85–92.

52 McClure, E. B. (2000), »A meta-analytic review of sex-differences in facial expression processing and their development in infants, children and adolescents«, *Psychological Bulletin*, 3: 424–453.

53 Lindgren, A. (1949), *Pippi Langstrumpf*, Hamburg: Oetinger.

54 Chambless, D. L., Maso, J. (1986), »Sex, sex-role stereotyping and agoraphobia«, *Behaviour Research and Therapy,* 24: 231–235.

55 Arrindell, W. A. u.a. (2003), »Masculinity – femininity as a national characteristic and its relationship with national agoraphobic fear level«, *Behaviour Research and Therapy*, 41: 795–807.

Kapitel 3: Die Mechanismen von Ängsten und Phobien

1 Koster, E. H. W. u.a. (2003), »The paradoxical effects of suppressing anxious thoughts during imminent threat«, *Behaviour Research and Therapy*, 41: 1113–1120.

2 Feldner, M. T. u.a. (2003), »Emotional avoidance: an experimental test of individual differences and response suppression using biological challenge«, *Behaviour Research and Therapy*, 41: 403–411.

3 Rodriguez, B. I. u.a. (1995), »Does distraction interfer with fear reduction during exposure?«, *Behavior Therapy*, 26: 337–349.

4 Johnstone, K. A., Page, A. C. (2004), »Attention to phobic stimuli during exposure: the effect of distraction on anxiety reduction, self-efficacy and perceived control«, *Behaviour Research and Therapy*, 42: 249–275.

5 Öhman, A. u.a. (1994), »Unconscious anxiety: phobic responses to masked stimuli«, *Journal of Abnormal Psychology*, 103: 231–240.

6 Wells, A. u.a. (1997), »Social phobia: a cognitive approach«, in G. C. L. Davey, *Phobias. A handbook of theory, research and treatment,* Chichester: Wiley.

7 Tolin, D. F. u.a. (1999), »Visual avoidance in specific phobia«, *Behaviour Research and Therapy*, 37: 63–70.

8 Thorpe, S. J. u.a. (1998), »Selective attention to real phobia and safety stimulus«, *Behaviour Research and Therapy*, 36: 471–481.

9 Stopa, L., Clark, D. M. (2000), »Social phobia and interpretation of social events«, *Behaviour Research and Therapy*, 38: 273–283.

10 Winton, E. C. u.a. (1995), »Social anxiety, fear of negative evaluation and the detection of negative emotion in others«, *Behaviour Research and Therapy*, 33: 193–196.

11 Lavy, E. u.a. (1993), »Selective attention evidence by pictorial and linguistic stroop tasks«, *Behavior Therapy,* 24: 645–657.

12 Hope, D. A. u.a. (1990), »Social anxiety and the recall of interpersonal information«, *Journal of Cognitive Psychotherapy*, 4: 185–195.

13 Muris, P. u.a. (2003), »The emotional reasoning heuristic in children«, *Behaviour Research and Therapy*, 41: 261–272.

14 Arntz, A. u.a. (1995), »»If I feel anxious, there must be danger‹: ex-consequentia reasoning in inferring danger in anxiety disorder«, *Behaviour Research and Therapy*, 33: 917–925.

15 Lavy, E. u.a. (1993), »Attentional bias and spider phobia«, *Behaviour Research and Therapy*, 31: 17–24.

16 Rauch, S. L. u.a. (1995), »A positron emission tomographic study of simple phobic symptom provocation«, *Archives of General Psychiatry*, 52: 20–28.

17 Stein, M. B. u.a. (2002), »Increased amygdala activation to angry and contemptuous faces in generalized social phobia«, *Archives of General Psychiatry*, 59: 1027–1034.

18 Tzilfors, M. u.a. (2001), »Cerebral blood flow in subjects with social phobia during stressfull speaking tasks: a PET study«, *American Journal of Psychiatry*, 158: 1220–1226.

19 Williams, L. M. u.a. (2004), »Mapping in the time course of nonconscious and conscious perception of fear: an integration of central and peripheral measures«, *Human Brain Mapping,* 21: 64–74.

20 Furmark, T. u.a. (2002), »Common changes in cerebral blood flow in patients with social phobia treated with citalopram or cognitive-behavioural therapy«, *Archives of General Psychiatry*, 59: 425–433.

21 Gorman, J. M. (Hrsg.) (2004), *Fear and anxiety: the benefits of translational research*, Arlington: American Psychiatric Publishing.

Kapitel 4: Der Angst entgegentreten: erste Zugangswege

1 Ellis, A. ([1982] 2004), *Die rational-emotive Verhaltenstherapie*, Stuttgart: Klett-Cotta; Reihe: Leben Lernen, 2. Aufl.

2 De Joong, P. J. u.a. (2003), »Blushing may signify guilt: revealing effects of blushing in ambigous social situations«, *Motivation and Emotion*, 27: 225–249.

3 Süskind, P. (1987), *Die Taube*, Zürich: Diogenes Verlag.

4 Wenzel, A. u.a. (2004), »Autobiographical memories of anxiety-related experiences«, *Behaviour Research and Therapy*, 42: 329–341.
5 Lang, A. J. u.a. (2001), »Fear related state dependant memory«, *Cognition and Emotion*, 15: 695–703.
6 Janet, P. (1909), *Les névroses*, Paris, Flammarion.
7 Rihmer, Z. (2004), »Comorbidity between phobias and mood disorders«, in: M. Maj u.a. (Hrsg.), *Phobias*, Chichester: Wiley, S.103–105.
8 Bouman, T. K. (2003), »Intra- and interpersonal consequences of experimentally induced concealment«, *Behaviour Research and Therapy*, 41: 959–968.
9 DiLorenzo, T. M. u.a. (1999), »Long-term effects of aerobic exercise on psychological outcomes«, *Preventive Medicine*, 28: 75–85.
10 Thayer, R. E. (1996), »Rational mood substitution: exercise more and indulge less«, in: R. E. Thayer, *The origin of everyday moods*, Oxford: Oxford University Press, S. 157–168.
11 Broman-Fulks, J. J. u.a. (2004), »Effects of aerobic exercise on anxiety sensitivity«, *Behaviour Research and Therapy*, 42: 125–136.
12 Servan-Schreiber, D. (2004), *Die neue Medizin der Emotionen*, München: Kunstmann.
13 Cungi, C. (2000), *Faire face aux dépendances*, Paris: Retz.
14 Venturello, S. u.a. (2002), »Premorbid conditions and precipitating events in early-onset panic disorder«, *Comprehensive Psychiatry*, 43: 28–36.
15 Barlow, D. H. (2002), »Biological aspects of anxiety and panic«, in: D. H. Barlow, *Anxiety and its disorders*, New York: Guilford Press, S. 180–218.
16 André, C. u.a. (1998), *Le stress*, Toulouse: Privat.
17 Brown, K. W., Ryan, E. M. (2003), »The benefits of being present: mindfulness and its role in psychological well-being«, *Journal of Personality and Social Psychology*, 84: 822–848.
18 Mohlman, J. (2004), »Attention-training as an intervention for anxiety: review and rationale«, *Behaviour Therapist*, 27: 37–41.
19 Goleman, D. (2003), *Dialog mit dem Dalai Lama. Wie wir destruktive Emotionen überwinden können*, München, Wien: Hanser.
20 Segal, Z. V., Williams, L. M. G., Trasdale, J. D. (2002), *Mindfulness-based cognitive therapy for depression*, New York: Guilford Press.
21 Toneatto, T. A. (2002), »Metacognitive therapy for anxiety disorders: Buddhist psychology applied«, *Cognitive and Behavioral Practice*, 9: 72–78.

Kapitel 5: Wissenswertes zur Behandlung von Phobien

1 INSERM, Expertise collective (2004), *Psychothérapies. Trois approches évaluées*, Paris: Les Editions INSERM.

2 André, C. (2004), »Clinique et traitement des troubles anxieux: un état des lieux«, *La lettre des neurosciences*, 26: 19–21.

3 LeDoux, J. (2003), *Das Netz der Persönlichkeit,* Düsseldorf, Zürich: Walter.

4 Vgl. das Interview mit dem Neurobiologen Joseph LeDoux in *Sciences humaines*, Nr. 149, Mai 2004, S. 42–45.

5 Barlow, D. H. u.a. (2004), »Toward a unified treatment for emotional disorders«, *Behavior Therapy*, 35: 205–230.

6 Goldapple, K. u.a. (2004), »Modulation of cortical-limbic pathways in major depression: treatment-specific effects of cognitive-behavioral therapy«, *Archives of General Psychiatry,* 61: 34–41.

7 Nakatani, E. u.a. (2003), »Effects of behaviour therapy on regional cerebral blood flow in obsessive-compulsive disorder«, *Psychiatry Research,* 124: 113–120.

8 Paquette, V. u.a. (2003), »Change the mind and you change the brain: effects of cognitive-behavioral therapy on the neutral correlates of spider phobia«, *Neurolmage,* 18: 401–409.

9 Furmark, T. u.a. (2002), »Common changes in cerebral blood flow in patients with social phobia treated with citalopram or cognitive-behavioral therapy«, *Archives of General Psychiatry*, 59: 425–433.

10 Lecrubier, Y. u.a. (2002), »Efficacy of St. John's wort extract in major depression: a double-blind, placebo-controlled trial«, *American Journal of Psychiatry*, 159: 1361–1366.

11 Wong, A. H. C. u.a. (1998), »Herbal remedies in psychiatric practice«, *Archives of General Psychiatry*, 55: 1033–1044.

12 World Health Organization (WHO) (1993), *Treatment of mental disorders,* Washington DC: American Psychiatric Press.

13 Zitiert von Marc Chapez (2004), »Verteidigung der Vernunft«.

14. »Woody et tout le reste«, *L'Express*, 23. 10. 2003, S. 68–69.

15 Rodriguez, B. I. u.a. (1995), »Does distraction interfer with exposure?« *Behavior Therapy*, 26: 337–349.

16 Rothbaum, B. O. u.a. (1995), »Effectiveness of computer-generated (virtual reality) graded exposure in the treatment of acrophobia«, *American Journal of Psychiatry*, 152: 626–628.

17 Carlin, A. S. u.a. (1997), »Virtual reality and tactile augmentation in the treatment« of spider phobia«, *Behavior Research and Therapy,* 35: 153–158.

18 Mühlberger, A. u.a. (2001), »Repeated exposure of flight phobics to flight in virtual reality«, *Behavior and Therapy*, 39: 1033–1050.

19 Légeron, P. u.a. (2003), »Thérapie par réalité virtuelle dans la phobie sociale: étude préliminaire auprès de 36 patients«, *Journal de thérapie comportementale et cognitive*, 13: 113–127.

20 Anderson, P. u.a. (2003), »Virtual reality exposure in the treatment of social anxiety disorder«, *Cognitive and Behavioral Practice*, 10: 240–247.

21 Cottraux, J. (2001), *Les thérapies cognitives*, Paris: Retz.
22 Davidson, P. R., Parker, K. C. H. (2001), »Eye movement desensitization and processing (EMDR): meta-analysis«, *Journal of Consulting and Clinical Psychology*, 69: 305–316.
23 De Jongh, A. u.a. (1999), »Treatment of specific phobias with EMDR: Protocol, empirical status and conceptual issues«, *Journal of Anxiety Disorders,* 13: 69–85.
24 Teasdale, J. D. (1999), »EMDR and the anxiety disorders: clinical research implications and integrated psychotherapy treatment«, *Journal of Anxiety Disorders,* 13: 35–67.

Kapitel 6: Ängste und Phobien: Ein Gruppenporträt

1 *Diagnostisches und statistisches Manual psychischer Störungen DSM-IV*, Göttingen u.a.: Hogrefe 1996 (weitere überarb. Auflagen).

Kapitel 7: »Einfache« Ängste und Phobien: vor Tieren, vor dem Fliegen, vor Blut und vor Wasser

1 Magee, W. J. u.a. (1996), »Agoraphobia, simple phobia and social phobia in the National Comorbidity Survey«, *Archives of General Psychiatry*, 53: 159–168.
2 Fredrikson, M. u.a. (1996), »Gender and age differences in the prevalence of specific fears and phobias«, *Behaviour Research and Therapy*, 1996, 344: 33–39.
3 Chapman, T. F. u.a. (1993), »A comparison of treated and untreated simple phobias«, *American Journal of Psychiatry*, 150: 816–818.
4 Rachman, S. u.a. (1992), »Fearful distortions«, *Behaviour Research and Therapy*, 30: 583–589.
5 Fredrikson, M. u.a. (1995), »Functional neuroanatomy of visually elicited simple phobia fear«, *Psychophysiology*, 32: 43–48.
6 Weissel, I., Merckelbach, H. (1998), »Memory threat-relevant and threat-irrelevant cues in spider phobies«, *Cognition and Emotion*, 12: 93–104.
7 Davey, G. C. L. u.a. (1998), »A cross-cultural study of animal fears«, *Behaviour Research and Therapy*, 36: 735–750.
8 McNally, R. L. u.a. (1985), »The etiology and maintenance of severe animal phobias«, *Behaviour Research and Therapy*, 23: 431–435.
9 Simpère, F. (1998), *Vaincre la peur de l'eau*, Alleur: Marabout.
10 Rachman, S. J. (1997), »Claustrophobia«, in: Davey, G. C. L., *Phobias. A handbook of theory, research and treatment*, Chichester: Wiley, S. 163–181.
11 Melendez J., McCrank, E. (1993), »Anxiety-related reactions associa-

ted with magnetic resonance examinations«, *Journal of the American Medical Association*, 270: 745–747.

12 Aubenas F. (1994), »Le cauchemar de Paul, claustrophobe«, *Libération*, 6. Mai.

13 Van Gerween, L. J. u. a. (1997), »People who seek help for fear of flying: typology of flying phobias«, *Behavior Therapy*, 28: 237–251.

14 Zumbrunnen, R. (2002), *Pas de panique au volant*, Paris: Odile Jacob.

15 Kuch, K. (1997), »Accident phobias«, in: Davey, G. C. L., *Phobias. A handbook of theory, research and treatment*, Chichester: Wiley, S. 153–162.

16 Sabouraud, A. (2001), *Revivre après un choc*, Paris: Odile Jacob.

17 Arrindell, W. A. u. a. (1992), »Dissimulation and the sex difference in self-assessed fears«, *Behaviour Research and Therapy*, 30: 307–311.

18 Öst, L. G., Hellström, K. (1997), »Blood-injury phobia«, in: Davey, G. C. L., *Phobias. A handbook of theory, research and treatment,* Chichester: Wiley, S. 63–80.

19 Poulton, R. u. a. (1997), »Good teeth, bad teeth and fear of the dentist«, *Behaviour Research and Therapy*, 35: 327–334.

20 Berlin, I. u. a. (1997), »Phobic symptoms, particularly the fear of blood and injury, are associated with poor glycemic control in type I diabetic adults«, *Diabetes Care*, 20: 176–478.

21 Öst, L. G., Sterner, U. (1987), »Applied tension: a specific behavioral method for treatment of blood phobia«, *Behaviour Research and Therapy*, 25: 25–29.

22 Hellström, K. u. a. (1996), »One versus five sessionsof applied tension in the treatment of blood phobia«, *Behaviour Research and Therapy*, 34: 101–112.

23 Curtis G. C. u. a. (1998), »Specific fears and phobias: epidemiology and classification«, *British Journal of Psychiatry*, 173: 212–217.

24 Fredrikson M. u. a. (1998), »Gender and age differences in the prevalence of specific fears and phobias«, *Behaviour Research and Therapy*, 26: 241–244.

25 Wald, M. L. (2004), »Shark attacks: when a plane crash at sea is the least of your worries«, *New York Times*, 2. Mai, S. 5.

26 Der Film kam 2004 in die Kinos. Siehe dazu auch den Roman von J. K. Rowling »Der Gefangene von Askaban« (1999), Hamburg: Carlsen.

27 Informationen über ihre Website: www.pied-dans-eau.fr. Achtung: Es handelt sich hierbei nicht um eine Psychotherapie, sondern um bezahlte Kurse zur Gewöhnung ans Wasser, die sehr sachkundig durchgeführt werden.

28 Pantalon M. V., Lubetkin, B. S. (1995), »Use and effectiveness of self-help books in the practice of cognitive-behavioral therapy«, *Cognitive and Behavioral Practice*, 2: 213–228.

29 Gilroy L. J. u. a. (2000), »Controlled comparison of computer-aided

vicarious exposure versus live exposure in the treatment of spider phobia«, *Behavior Therapy*, 31: 733–744.

30 Kenwright M., Marks, I. M. (2004), »Computer-aided self-help for phobia/panic via internet at home: a pilot study«, *British Journal of Psychiatry*, 184: 448–449.

31 Öst, L. G. (1996), »Long-term effects of behavior therapy for specific phobia«, in: Mavissakalian, M. R., Prien, R. F. (Hrsg.), *Long-term treatments of anxiety disorders,* Washington DC: American Psychiatric Press, S. 121–170.

32 Öst, L. G., Salakovskis, P. M., Hellström, K. (1991), »One-session therapist directed exposure vs. self-exposure in the treatment of spider phobia«, *Behaviour Therapy*, 22: 407–422.

33 Öst, L. G., Hellström, K., Kaver, A. (1992), »One versus five sessions of exposure in the treatment of injection phobia«, *Behavior Therapy*, 22: 263–281.

34 Öst, L. G. (1996), »One-session group treatment of spider phobia«, *Behaviour Research and Therapy*, 34: 707–715.

35 Tsao, J. C. I., Craske, M. G. (2000), »Timing of treatment and return of fear: effects of massed, uniform-, and expanding-spaced exposure schedules«, *Behavior Therapy*, 31: 479–498.

36 Roy, S. u. a. (2003), »La thérapie par réalité virtuelle dans les troubles phobiques«, *Journal de thérapie comportementale et cognitive*, 13: 97–100.

Kapitel 8: Soziale Ängste und Phobien

1 Gilbert, P., Andrews, B. (1998), *Shame: Interpersonal behavior, psychopathology and culture*, Oxford: Oxford University Press.

2 Öhman, A. (1986), »Face the beast and fear the face: animal and social fears as prototyps for evolutionary analyses of emotions«, *Psychophysiology*, 23: 215–221.

3 Lewis, M. (1993), »Self-conscious emotions«, in: M. Lewis und J. M. Havilland (Hrsg.), *Handbook of emotions*, New York: Guilford Press, S. 563–573.

4 Siehe beispielsweise die 1924 gegründete Vereinigung »Toastmasters« mit ihren zahlreichen Websites.

5 Dictionnaire Vidal (2004), Paris: Éditions du Vidal.

6 Macqueron G., Roy, S. (2004), *La timidité: comment la surmonter*, Paris: Odile Jacob.

7 Fanget, F. (2000), *Affirmez-vous!*, Paris: Odile Jacob.

8 George, G., Vera, L. (1999), *La timidité chez l'enfant et l'adolescent*, Paris: Dunod.

9 Heiser, N. u. a. (2003), »Shyness: relationship to social phobia and other psychiatric disorders«, *Behaviour Research and Therapy*, 41: 209–221.

294

10 Pélissolo, A., André, C. u. a. (2000), »Social phobia in the community: relationship between diagnostic treshold and prevalence«, *European Psychiatry*, 15: 25–28.

11 Davidson J. R. u. a. (1994), »The boundary of social phobia: exploring the treshold«, *Archives of General Psychiatry*, 51: 975–983.

12 Witchen, H. U., Beloch, E. (1996), »The impact of social phobia on quality of life«, *International Clinical Psychopharmacology*, 11: 15–23.

13 Stein, M. B. u. a. (1996), »Public-speaking fears in a community sample«, *Archives of General Psychiatry*, 53: 169–174.

14 Pélissolo, A., André, C. u. a. (2002), »Personality dimensions in social phobics with or without depression«, *Acta Psychiatrica Scandinavica*, 105: 94–103.

15 Drummond, P. D. u. a. (2003), »The impact of verbal social feed-back about blushing on social discomfort and facial blood during embarassing tasks«, *Behaviour Research and Therapy*, 41: 413–425.

16 Hartemberg, P. (1910), *Les timides et la timidité*, Paris: Alcan.

17 Mogg, K. u. a. (2002), »Selective orienting of attention to masked threat faces in social anxiety«, *Behaviour Research and Therapy*, 40: 1403–1414.

18 Mogg, K., Philippot, P. (2004), »Selective attention to angry faces in clinical social phobia«, *Journal of Abnormal Psychology*, 113: 160–165.

19 Stein, M. B. u. a. (2002), »Increased amygdala activation to angry and contemptuous faces in generalized social phobia«, *Archives of General Psychiatry*, 59: 1027–1034.

20 Bögels, S. M, Bradley, B. P. (2002), »The casual role of self-awareness in blushing-anxious, socially-anxious and social phobics individuals«, *Behaviour Research and Therapy*, 40: 1367–1384.

21 Mansell, W. u. a. (2003), »Internal versus external attention in social anxiety: an investigation using a novel paradigm«, *Behaviour Research and Therapy*, 41: 555–572.

22 Hirsch, C. R. u. a. (2003), »Self-images play a causal role in social phobia«, *Research and Therapy*, 41: 909–921.

23 Cox, B. J. u. a. (2000), »Is self-criticism unique for depression? A comparison with social phobia«, *Journal of Affective Disorders*, 57: 223–228.

24 Cox, B. J. u. a. (2002), »Self-criticism in generalized social phobia and response to cognitive-behavioral treatment«, *Behavior Therapy*, 33: 470–491.

25 Rachman, S. u. a. (2000), »Post-event processing in social anxiety«, *Behaviour Research and Therapy*, 38: 611–617.

26 Abbott, M. J., Rapee, R. M. (2004), »Post-event ruminations and negative self-appraisal in social phobia before and after treatment«, *Journal of Abnormal Psychology*, 113: 136–144.

27 Kachin, K. E. u.a. (2001), »An interpersonal problem approach to the division of social phobia subtypes«, *Behavior Therapy*, 32: 479–501.

28 Erwin, B. A. u.a. (2003), »Anger experience and expression in social anxiety disorder«, *Behavior Therapy*, 34: 331–350.

29 Lincoln, T. M. u.a. (2003), »Effectiveness of an empirically supported treatment for social phobia in the field«, *Behaviour Research and Therapy*, 41: 1251–1269.

30 Hemberg, R. G., Becker, R. E. (2002), *Cognitive-behavioral group therapy for social phobia: Basic mechanisms and clinical strategies*, New York: Guilford Press.

31 Wells, A., Papageorgiou, C. F. (2001), »Brief cognitive therapy for social phobia: a case series«, *Behaviour Research and Therapy*, 39: 713–720.

32 Voncken, M. J. u.a. (2003), »Interpretation and judgmental biases in social phobia«, *Behaviour Research and Therapy*, 41: 1481–1488.

33 Christensen, P. N. u.a. (2003), »Social anxiety and interpersonal perception: a social relations model analysis«, *Behaviour Research and Therapy*, 41: 1355–1371.

Kapitel 9: Die Angst vor der Angst:
Angstattacken, Panikanfälle und Agoraphobie

1 Norton G. R. u.a.(1986), »Factors associated with panic attacks in non clinical subjects«, *Behavior Therapy,* 17: 239–252.

2 Pollack M. H. u.a. (2002), »Phenomenology of panic disorder«, in: D. J. Stein und E. Hollander (Hrsg.), *Textbook of anxiety disorders,* Washington DC: American Psychiatric Publishing, S. 237–246.

3 Rees C. S. u.a. (1998), »Medical utilisation and costs in panic disorder«, *Journal of Anxiety Disorders,* 12: 421–435.

4 Ehlers, A. (1995), »A one-year prospective study of panic attacks«, *Journal of Abnormal Psychology,* 104: 164–172.

5 Leroy, P. (1997), *Voyage au bout de l'angoisse,* Paris: Anne Carrière.

6 Weissmann, M. M. u.a. (1997), »The cross-national epidemiology of panic disorder«, *Archives of General Psychiatry,* 54: 305–309.

7 Maser, J. D. u.a. (2004), »Defining a case for psychiatric epidemiology: treshold, non-criterion symptoms and category *versus* spectrum«, in Maj, M. u.a. (Hrsg.), *Phobias,* World Psychiatric Association, Chichester: Wiley, S. 85–88.

8 Brown, T. A. u.a. (2001), »Current and lifetime comorbidity of the DSM-IV anxiety and mood disorders in a large clinical sample«, *Journal of Abnormal Psychology,* 110: 179–192.

9 Candilis, P. J. u.a. (1999), »Quality of life in patients with panic disorder«, *Journal of Nervous and Mental Disease,* 187: 429–434.

10 Leon, A. C., Portera, L., Weissman, M. M. (1995), »The social cost of anxiety disorders«, *British Journal of Psychiatry,* 166: 19–22.

11 Roy-Birne, P. P. u.a. (2003), »Unemployment and emergency room visits predict poor treatment outcome in primary care panic disorder«, *Journal of Clinical Psychiatry,* 64: 383–389.

12 Clark, D. M. (1986), »A cognitive approach to panic«, *Behaviour Research and Therapy,* 24: 461–470.

13 Servant, D., Parquet P. J. (2000), »Etude sur le diagnostic et la prise en charge du trouble panique en psychiatrie«, *L'Encéphale,* 26: 33–37.

14 Boulenger, J. P. (Hrsg.) (1987), *L'attaque de panique: un nouveau concept?,* Paris: Goureau.

15 Ströhle, A. u.a. (2003), »Induced panic attacks shift gamma-aminobutyric acid type A receptor modulatory neuroactive steroid composition in patients with panic disorder: preliminary results«, *Archives of General Psychiatry,* 60: 161–168.

16 Kroeze, S. u.a. (2000), »Imaginal provocation of panic in patients with panic disorder«, *Behavior Therapy,* 33: 149–162.

17 Schmidt, N. B. u.a. (2003), »Effects of cognitive behavioral treatment on physical health status in patients with panic disorder«, *Behavior Therapy,* 34: 49–63.

18 Van der Does u.a. (2000), »Heartbeat perception in panic disorder: a re-analysis«, *Behaviour Research and Therapy,* 38: 47–62.

19 Papp, L. A. u.a. (1997), »Respiratory psychophysiology of panic disorder: 3 respiratory challenges in 98 subjects«, *American Journal of Psychiatry*, 154: 1557–1565.

20 Rachman, S. u.a. (1987), »Experimental analysis of panic III: claustrophobic subjects«, *Behaviour Research and Therapy*, 26: 41–52.

21 Coryell, W. u.a. (2001), »Aberrant respiratory sensitivity to CO_2 as a trait of familial panic disorder«, *Biological Psychiatry*, 49: 582–587.

22 Perna, G. u.a. (2002), »Respiration in children at risk for panic disorder«, *Archives of General Psychiatry,* 59: 185–186.

23 Wilhelm, F. H. u.a. (2001), »Characteristics of sighing in panic disorder«, *Biological Psychiatry,* 49: 606–614.

24 Abelson, J. L. u.a. (2001), »Persistant respiratory irregularity in patients with panic disorder and generalized anxiety disorder«, *Biological Psychiatry*, 49: 588–595.

25 Toren, P. u.a. (1999), »The prevalence of mitral valve prolapse in children with anxiety disorders«, *Journal of Psychiatric Research,* 33: 357–361.

26 Jacob, R. G. u.a. (1996), »Panic, agoraphobia and vestibular dysfunction«, *American Journal of Psychiatry,* 153: 503–512.

27 Schmidt, N. B. u.a. (2003), »Effects of cognitive behavioral treatment on physical health status in patients with panic disorder«, *Behavior Therapy,* 34: 49–63.

28 Zusammenfassend: Spiegel, D. A., Hofmann, S. G. (2002), »Psycho-

therapy for panic disorder«, in: D. J. Stein und E. Hollander (Hrsg.), *Textbook of anxiety disorders*, Washington DC: American Psychiatric Publishing, S. 273–288.

29 Schmidt, N. B., Trakowski, J. (2004), »Interoceptive assessment and exposure in panic disorder. A descriptive study«, *Cognitive and Behavioral Practice*, 11: 81–92.

30 Broocks, A. u. a. (1997), »Exercise avoidance and impaired endurance capacity in patients with panic disorder«, *Neuropsychobiology*, 36: 182–187.

31 Hays, K. F. (1999), *Working it out: Using exercise in psychotherapy*, Washington DC: American Psychiatric Publishing.

Kapitel 10: Und viele weitere Ängste ...

1 Gil, R. (2000), *Neuropsychologie*, Paris: Masson, S. 256 f.

2 Sidiki, S. S. u. a. (2003), »Fear of the dark in children: is stationary night blindness the cause?«, *British Medical Journal*, 326: 211 f.

3 Heinrichs, N. u. a. (2001), »Cognitive-behavioral treatment for social phobia in Parkinson's disease«, *Cognitive and Behavioral Practice*, 8: 328–335.

4 Schneier, F. R. u. a. (2001), »Characteristics of social phobia among persons with essential tremor«, *Journal of Clinical Psychiatry*, 62: 367–372.

5 Schmidt, A. J. M. (2003), »Does mental kinesiophobia exist?«, *Behaviour Research and Therapy*, 41: 1243–1249.

6 Jugon, J. C. (1998), *Phobies sociales au Japon*, Paris: ESF.

7 McKee, D. (1994), *Isabella Blubberbauch*, Hamburg: Carlsen.

8 Brandt, T. (1996), »Phobic postural vertigo«, *Neurology*, 46: 1515–1519.

9 Larson, G. (1986), *It came from the farside*, London: Futura Publications.

10 Hofberg, K. u. a. (2000), »Tokophobia: an unreasoning dread of childbirth«, *British Journal of Psychiatry*, 76: 83–85.

11 Poudat, F. X. (2004), *Mieux vivre sa sexualité*, Paris: Odile Jacob.

12 Tsao, S. D., McKay, D. (2004), »Behavioral avoidance tests and disgust in contamination fears: distinctions from trait anxiety«, *Behaviour Research and Therapy*, 42: 207–216.

13 Rangell, L. (1952), »The analysis of a doll phobia«, *International Journal of Psycho-Analysis*, 33: 43–53.

14 Sauteraud, A. (2000), *Je ne peux pas m'arrêter de laver, vérifier, compter*, Paris: Odile Jacob.

15 Lejoyeux, M. (2002), *Vaincre sa peur de la maladie*, Paris: La Martinière.

16 Asmundson, N. (2001), *Health anxiety. Clinical and research perspectives on hypochondriasis*, New York: Wiley.

17 McCabe, R. u. a. (2004), »Challenges in the assessment and treatment of health anxiety«, *Cognitive and Behavioral Practice,* 11: 102–123.
18 Ich danke der jungen Frau, die mir erlaubt hat, ihren Bericht zu verwenden, sowie der Zeitschrift *Psychologies*, in der er ursprünglich veröffentlicht wurde und die mir gestattet hat, ihn in mein Buch aufzunehmen. *Psychologies,* 2003, 224: 132–134.
19 Phillips, K. A. (1998), *The broken mirror: Understanding and treating the body dysmorphic disorder,* Oxford: Oxford University Press.
20 Phillips, K. A. u. a. (1998), »Efficacy and safety of fluvoxamine in body dysmorphic disorder«, *Journal of Clinical Psychiatry,* 59: 165–171.

Schlussbemerkung

1 Lacroix, M. (2003), *Le courage réinventé,* Paris: Flammarion.
2 Jollien, A. (2003), *Die Kunst, Mensch zu sein,* Zürich: Pendo.